21 TAGE

zum perfekten

STYLE

DK | Penguin Random House

Gestaltung Claude-Olivier Four
Lektorat Gaëlle Lassée, Kate Mascaro,
Fanny Morgensztern, Nadja Belhadj

Für die deutsche Ausgabe:
Programmleitung Monika Schlitzer
Projektbetreuung Katharina May
Herstellungsleitung Dorothee Whittaker
Herstellungskoordination Arnika Marx
Herstellung Stephanie Sarlos

Titel der französischen Originalausgabe:
#Beauty Challenge: 21 jours pour être au top

Übersetzung Gisa Roudil-d'Ajoux-Hillebrand u.a.
Redaktion und Satz lesezeichen Verlagsdienste, Köln

ISBN 978-3-8310-3326-3

Druck und Bindung Toppan Leefung, China

Besuchen Sie uns im Internet
www.dorlingkindersley.de

21 TAGE zum perfekten STYLE

CHRISTEL VATASSO
PASCAL LOPERENA

DK

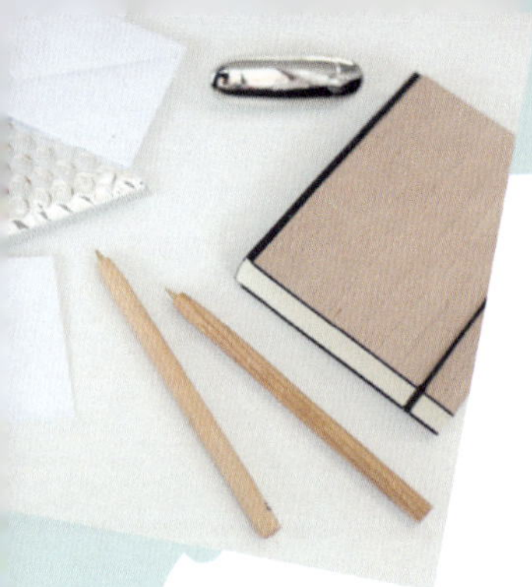

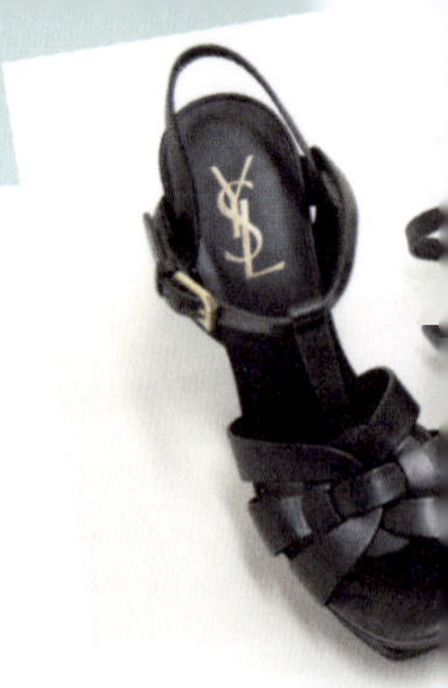

INHALT

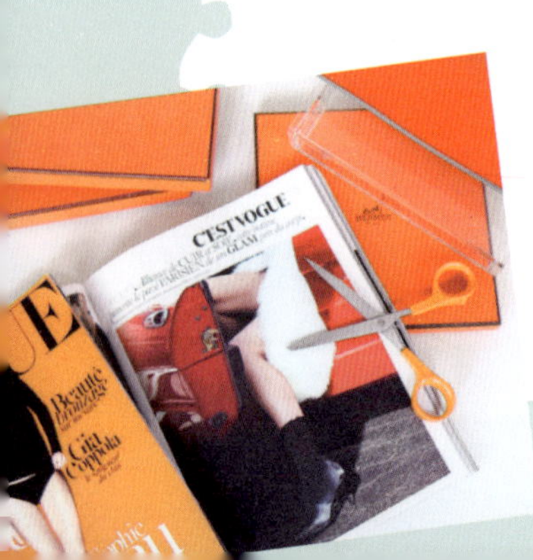

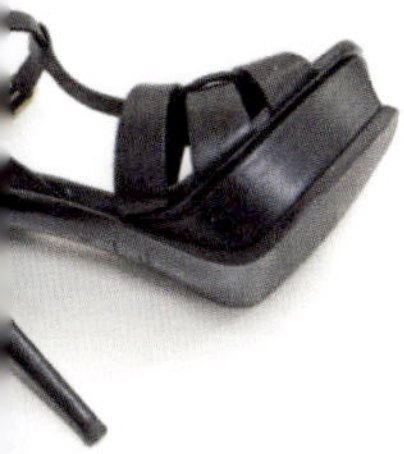

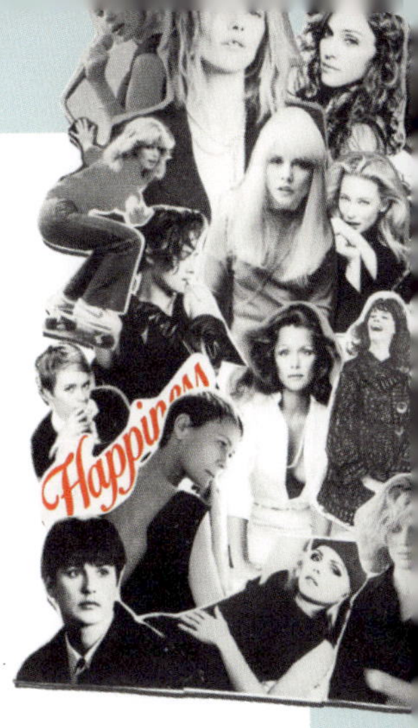

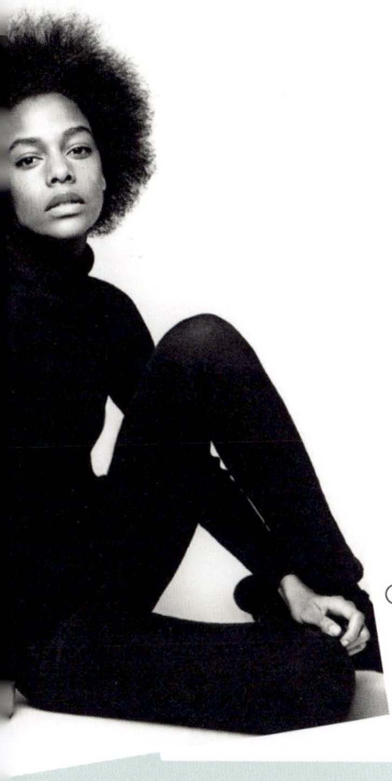

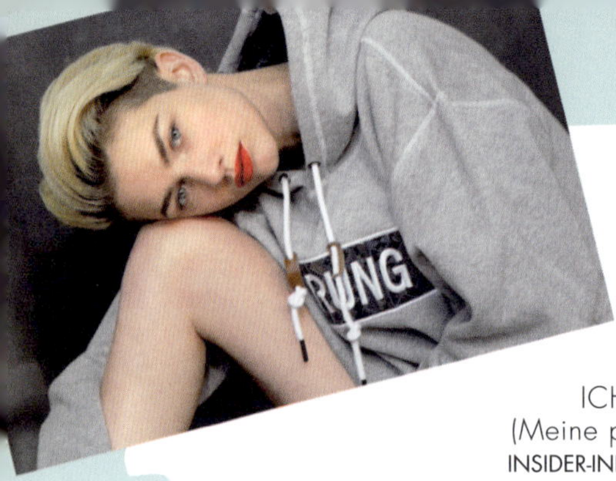

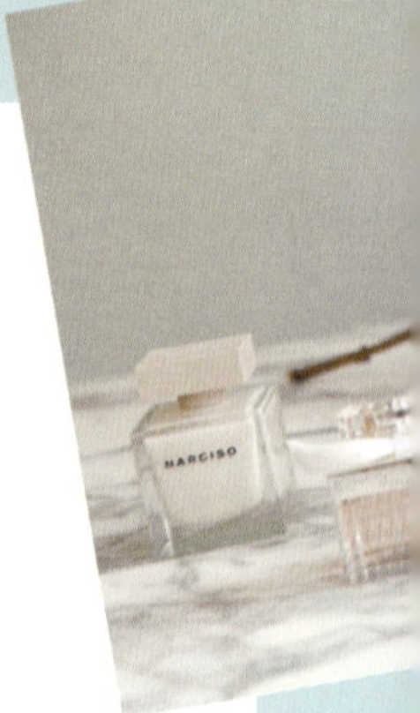

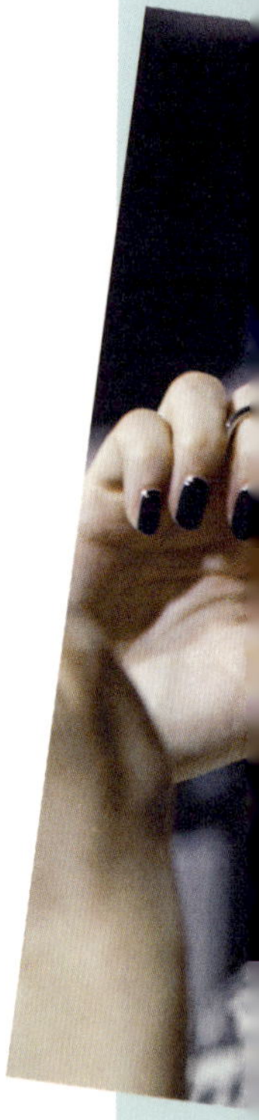

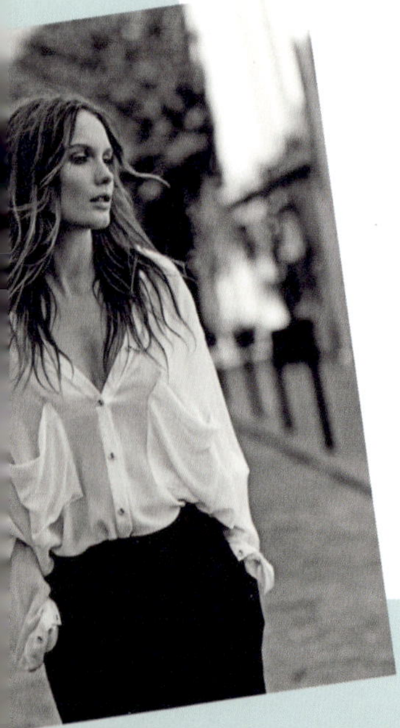

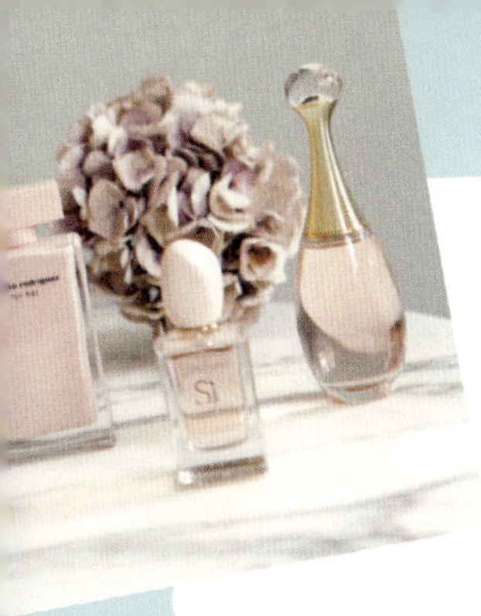

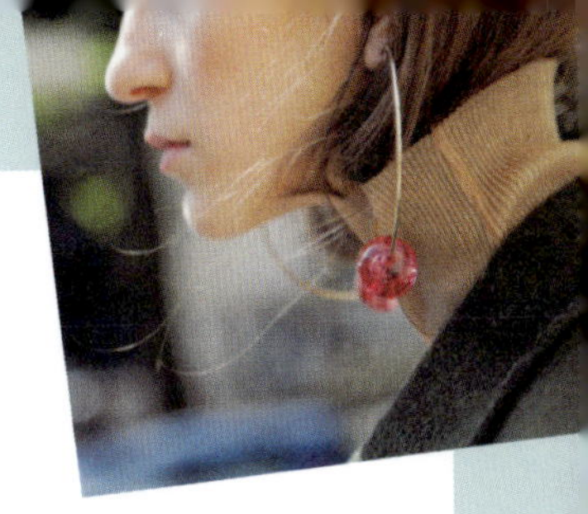

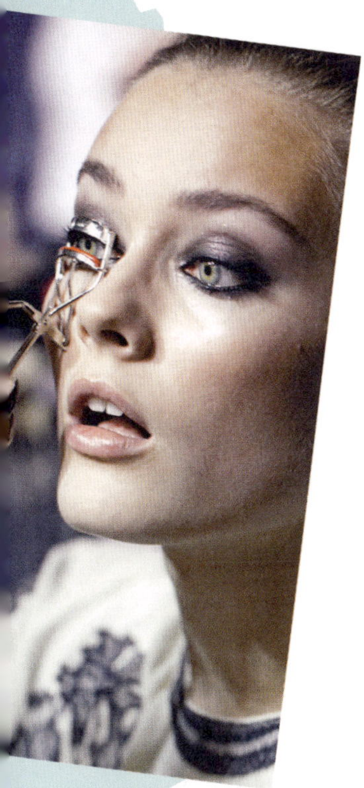

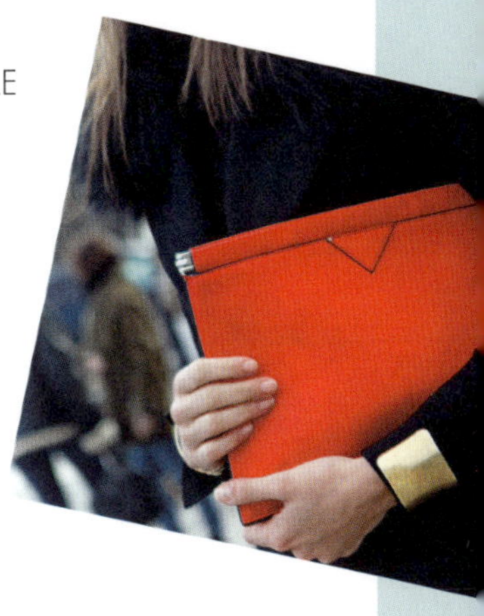

21 TAGE IM **LEBEN** EINER **FRAU**

Ich weiß gar nicht mehr, wie meine Suche nach Schönheit, der Freude an schönen Dingen, gut aussehenden Menschen, die Sehnsucht nach wahrhaftigen Gefühlen – halt einfach nach Lebenslust begonnen hat.

Was ist Schönheit eigentlich? Was macht sie aus? Ist es unser Blickwinkel, oder gibt es eine objektive Definition des Schönen? Victor Hugo schrieb dazu: »Form ist Inhalt, der die Oberfläche erreicht.« Jenseits aller Oberflächlichkeit ist die Suche nach Schönheit für mich vorrangig eine Sinnsuche mittels Form- und Gefühlsästhetik, eine nie enden wollende Aufgabe. Das Auge muss reisen, wie die göttliche Diana Vreeland in ihrem Dokumentarfilm *The Eye Has To Travel* gesagt hat: Auf alles neugierig zu sein, anderen so viel Aufmerksamkeit zu schenken wie sich selbst, eigene Vorstellungen und Selbstvertrauen zu haben, sich weiterzuentwickeln, Erfüllung zu finden und sich frei zu entfalten – ist nicht das der Sinn des Lebens? Wir wissen alle, dass es Perfektion nicht gibt, aber das Beste zu geben, seine Träume zu leben, ist eines der Ziele unserer Existenz.

Ich sehe mich selbst noch, wie ich 13-jährig in den Zeitschriften meiner Mutter blätterte. Ein Foto von Eileen Ford, Gründerin der ersten Modelagentur, vor mehreren Telefonen sitzend, interessierte mich besonders, und ich fragte: »Mama, was ist das für ein Beruf, in dem man Models auswählt?« Wie überrascht war ich, als ich Jahre später einen Anruf von Ford Models NYC erhielt mit der Bitte, für sie eine Niederlassung in Paris zu eröffnen. Das war sicherlich Schicksal!

Über einen gemeinsamen Freund, Patrick Lemire von der renommierten Agentur Marilyn, der seine Karriere den Models gewidmet hat, habe ich vor einigen Jahren Pascal Loperena kennengelernt. Als Artdirector und Fotograf teilt Pascal meine Leidenschaft für Mode, wodurch sich unsere Zusammenarbeit bei Ford ergab. Zu dieser Zeit schlug unsere Freundin Gaëlle uns ein Buchprojekt vor nach dem Vorbild von Eileen Ford, die in den 1970er-Jahren mehrere Bücher über Mode, Schönheit und Stil schrieb. Pascal und ich waren sofort Feuer und Flamme.

Uns war natürlich bekannt, dass unsere Branche im Verdacht steht, für Neurosen und Komplexe verantwortlich zu sein, daher

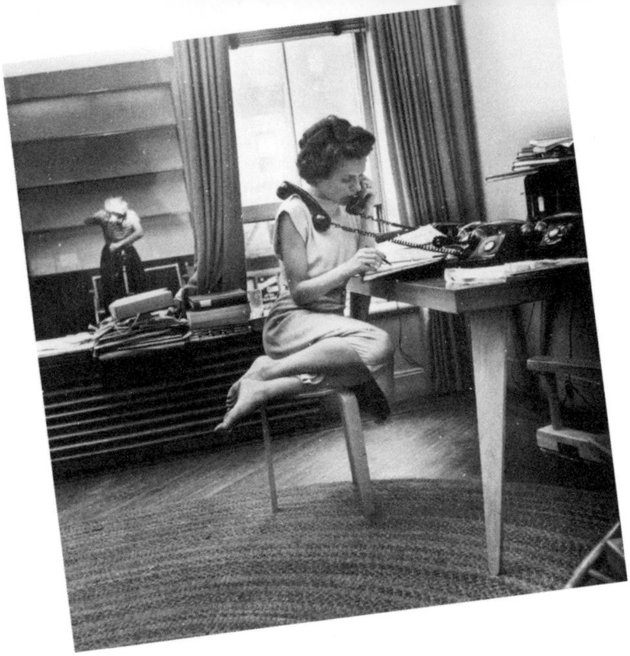

Eileen Ford in New York, 1948

WAS IST SCHÖNHEIT EIGENTLICH? WAS MACHT SIE AUS? IST ES UNSER BLICKWINKEL, ODER GIBT ES EINE OBJEKTIVE DEFINITION DES SCHÖNEN?

wollten wir Frauen ermutigen, ihre eigenen Antworten auf Stil- und Schönheitsfragen zu finden. Mode ist kein starres Regelwerk, dem man bis ins letzte Detail folgen muss, sie soll vielmehr als Anregung und Angebot für den eigenen Stil dienen. Man muss nicht perfekt sein, kann jedoch das Beste aus sich machen. Einen gut gebauten Körper, glänzende Haare, eine glatte Haut zu haben, sich attraktiv zu finden und gut zu riechen, passende Kleidung zu besitzen, und das Ganze in einer Wohlfühlumgebung, ist ein gar nicht so unerfüllbarer Traum.

Im Laufe unseres Berufslebens war unser Ziel immer, die uns umgebene Schönheit zu suchen und zu verfeinern. Andere in Höchstform zu sehen, ist eine Augenweide, und da wir nun einmal das Glück haben, mit den schönsten Models der Welt umzugehen, wollten wir unbedingt einen Leitfaden entwickeln, der Frauen auf ihrem Weg zu Wohlbefinden *und* Schönheit begleitet. Anhand unserer Erfahrungen und unserer zahlreichen Kontakte in diesem faszinierenden Umfeld haben wir hier unsere besten Ratschläge zusammengestellt.

EIN LEITFADEN FÜR MEHR **SELBSTERKENNTNIS** UND **EIGENLIEBE**

21 Tage, um selbstbewusst und schön zu sein, sich innerlich und äußerlich zu verändern, sich weiterzuentwickeln, sich zu finden und sich mitzuteilen. Warum gerade 21 Tage? Weil man eine Gewohnheit innerhalb von drei Wochen verändern kann. Die Vorstellung, dass wir uns ändern können, hat mich schon immer fasziniert, und ich habe festgestellt, dass es funktioniert: Alles ist zu jeder Zeit möglich. So viel Vorbereitungszeit gibt man auch den Models vor der Modenschau: um auf 8-cm-Absätzen laufen zu lernen, einige Zentimeter am Taillenumfang abzunehmen, Frisur und Look aufzupeppen und sich präsentieren zu können. Wir haben also eine Art Kalender oder Tagebuch gestaltet; jedes Kapitel entspricht einem Tag und einem erreichbaren Ziel.

Da es mir vergönnt war, in den vergangenen Jahren viele leidenschaftliche Designerinnen, Moderedakteurinnen und Bloggerinnen zu treffen, wollte ich sie ebenfalls hier zu Wort kommen lassen und ihre fachkundigen Ratschläge in einer Art proustschem Fragebogen sammeln. Lassen Sie sich auf diese inspirierenden, sehr unterschiedlichen Persönlichkeien ein. Sie verfügen über viel Erfahrung im Bereich Mode und Schönheit und sind uns im Grunde recht ähnlich. Alle waren einverstanden und haben für Sie unsere Fragen beantwortet.

Nun tauchen Sie ein in dieses Buch, in dem Sie Ihre Wünsche, Vorstellungen und Fortschritte auf dem Weg zum »Besserbefinden« dokumentieren können. Als typisches Mädchen, das ich nun einmal bin, mag ich seit jeher diese Hefte und Bücher, in die ich reinschreibe, ausgeschnittene Bilder, Fotos und Artikel einklebe. Und so wollten wir eine Chronik schaffen, die Sie, liebe Leserin, Tag für Tag mitgestalten. Sie sind der Mittelpunkt des Buchs und Mitglied einer Community rund um das Thema Schönheit. Posten Sie über den gesamten Zeitraum Ihre Fortschritte und Ihren Einsatz auf Instagram und Pinterest.

Los geht's! Setzen Sie sich Ziele und verfolgen Sie sie, sofort. Stürzen Sie sich in das Abenteuer »Selbstoptimierung«!

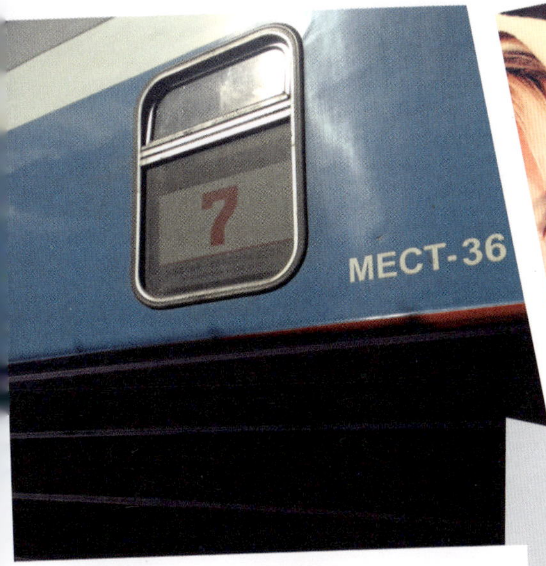

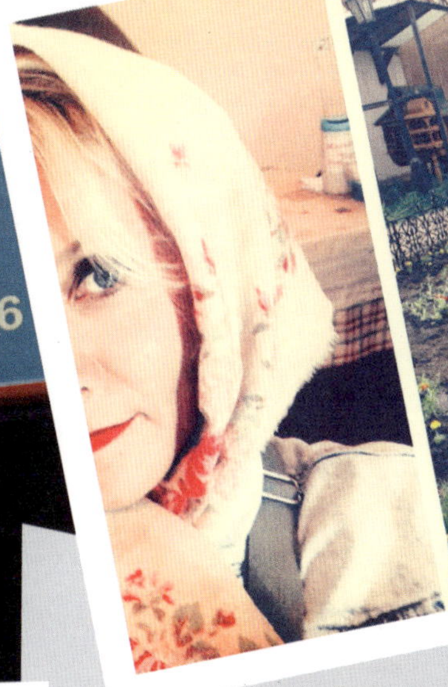

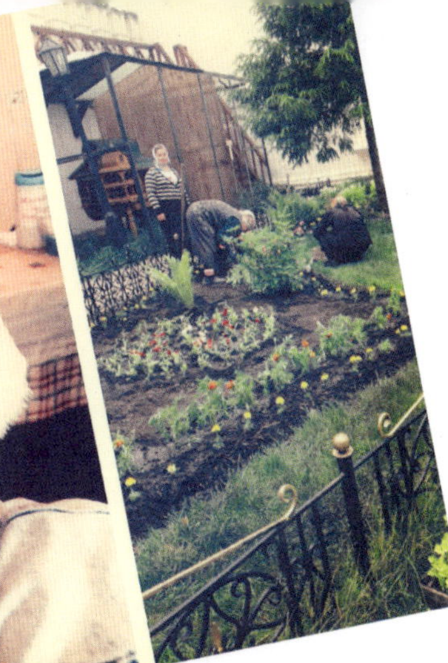

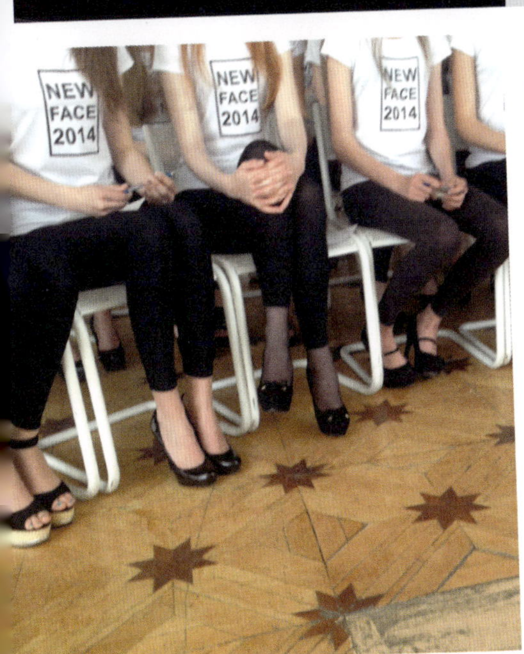

CHRISTELS ANEKDOTE

Ich war immer gern unterwegs, um junge Mädchen mit Modelpotenzial auszusuchen. Auf einer geradezu magischen Reise mit der transsibirischen Eisenbahn traf ich eine 80-jährige Babuschka, die seit ihrer Kindheit Wärterin der Kapelle Paraskewa-Pjatniza in Krasnojarsk war. Sie hat mir aus ihrem Leben erzählt und mir dabei viele Ratschläge gegeben. Einige Stunden später stand ich vor etwa 100 Menschen aus den umliegenden Dörfern, die gespannt auf meine Tipps für eine Modelkarriere warteten. Einmal in Paris oder New York gewesen, verwandeln sich die ausgewählten Mädchen sehr rasch, fast wie von Zauberhand.

Tag

01

MEINE

Bestands-aufnahme

WO STEHE ICH?

ZIEHEN SIE **BILANZ**

»Es gibt keine zweite Chance
für den ersten Eindruck.«

Sprichwort

Der erste Eindruck: Wir unterschätzen häufig die erste – und manchmal letzte – Gelegenheit, uns im besten Licht zu zeigen, wenn wir neue Menschen kennenlernen.

Daran arbeiten wir, wenn wir den Look eines Models optimieren. Sie wären überrascht zu sehen, wie unvollkommen diese Frauen zunächst sind. Nur äußerst selten stellt sich ein makelloses Mädchen in einer Modelagentur vor. Perfektion, so sie denn überhaupt existiert, ist ein schwer erreichbares und ehrgeiziges – und wirklich erstrebenswertes? – Ziel. Der Weg dorthin bedeutet oft tägliche und regelmäßige Teamarbeit des Models und seiner Agenten. Daher möchte ich meine Erfahrung mit Ihnen teilen, damit Sie und ich gemeinsam die beste »Version« Ihres Selbst finden.

Sie sollen sich keinesfalls in jemand anderen verwandeln, sondern ganz im Gegenteil: sich selbst erkennen und erfahren.

In diesem ersten Kapitel finden wir heraus, wer wir heute sind, bevor wir überlegen, was wir gern verändern möchten. Die eigenen Unvollkommenheiten und Schwächen zu benennen, ist der Beginn unseres Abenteuers. Zunächst sollten Sie einen objektiven Blick auf sich selbst werfen.

Schreiben Sie die Ausgangspunkte für Ihre Veränderungen auf. Mit diesen Informationen wissen Sie jederzeit, wie weit Sie auf Ihrem Weg schon gegangen sind und welche Fortschritte Sie bereits gemacht haben. Ziehen Sie eine ehrliche Anfangsbilanz: Es geht darum, eigene Fehler klar zu benennen, ohne sich selbst zu belügen. Umso besser kann man sie korrigieren.

Oft lassen sich Modelagenturen von kleinen Schwindeleien täuschen – einige Zentimeter weniger Hüftumfang bei dem einen Mädchen, einige mehr bei der Größe eines anderen … Mit diesen Mogeleien kann man sich vielleicht selbst trösten, sie rächen sich aber sofort, wenn die Mädchen, die dem Anforderungsprofil nicht ganz entsprechen, beim Casting dann auf Bewerberinnen mit den »richtigen« Maßen treffen.

Verstehen Sie das richtig: Sie sollen nicht be- oder gar verurteilt, Ihre Fehler nicht bloßgestellt werden. Wir wollen Sie nur kennenlernen. Alles, was Sie in dieses Buch schreiben, bleibt UNSER GEHEIMNIS. Ihre Erfolge können Sie gern posten.

ZEIT, **ZUR TAT** ZU SCHREITEN!

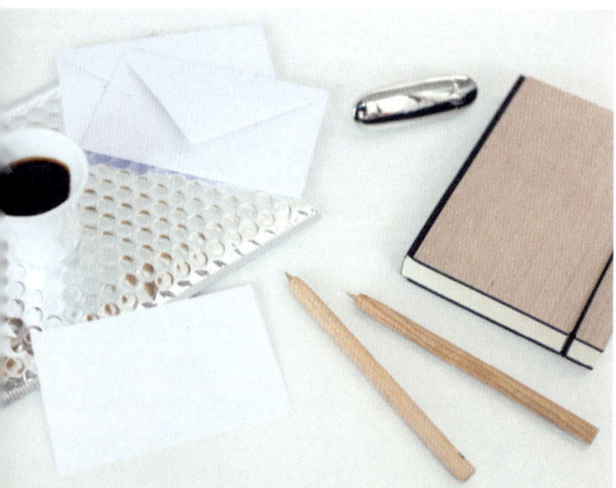

Besonders Mutige nehmen ihre Maße wie die Profis mit einem Maßband. Viele Models werden ganz blass, wenn sie ein solches Maßband nur sehen: Das Maßnehmen ist ein sehr intimer Moment der Wahrheit. Manchmal brechen junge Mädchen, die sich bei uns vorstellen, in Tränen aus oder wehren sich.

Sollten Sie das Maßband fürchten, können Sie sich auch vor einem Spiegel fotografieren. Die Idee dahinter ist einfach: Ihr Aussehen am ersten Tag der Challenge soll visuell protokolliert werden.

Machen Sie:
- ein Ganzkörperfoto
- ein Dreiviertelfoto des Oberkörpers
- ein Porträt ohne Make-up, Haare zurückgekämmt
- ein Porträt mit Tages-Make-up

Hier ist schlichte Kleidung angeraten, etwa eine Jeans mit einem weißen oder schwarzen anliegenden Oberteil, damit Ihre Figur zu erkennen ist. Ich persönlich ziehe Fotos der Maßbandtortur sogar vor.

Dann gibt es da noch die Referenzkleidungsmethode: Ziehen Sie typgerechte Lieblingskleidung an, die zu Ihrem Idealgewicht passt oder einmal gepasst hat. Auf den Knopf genau wissen Sie nun, ob Sie sich vielleicht etwas haben gehen lassen.

Sich von Kopf bis Fuß zu betrachten, ist ein erster Schritt, aber die Reflexion geschieht im Kopf. Was also tun, um zu mehr Wohlbefinden zu gelangen? Wir haben nur dieses eine Leben, und achtsam mit sich und seiner Umgebung umzugehen, trägt definitiv dazu bei, dieses besser zu nutzen und zu würdigen. Glück ist nicht das Erreichen eines absoluten Ziels, sondern vielmehr ein Weg, eine Richtung, eine Art zu leben. Das Bestmögliche zu erreichen, anspruchsvoll und ehrgeizig zu sein und auf Weiterentwicklung bedacht zu sein, und zwar jeden Tag aufs Neue, sind einige der Etappen auf dem Weg zur Schönheit.

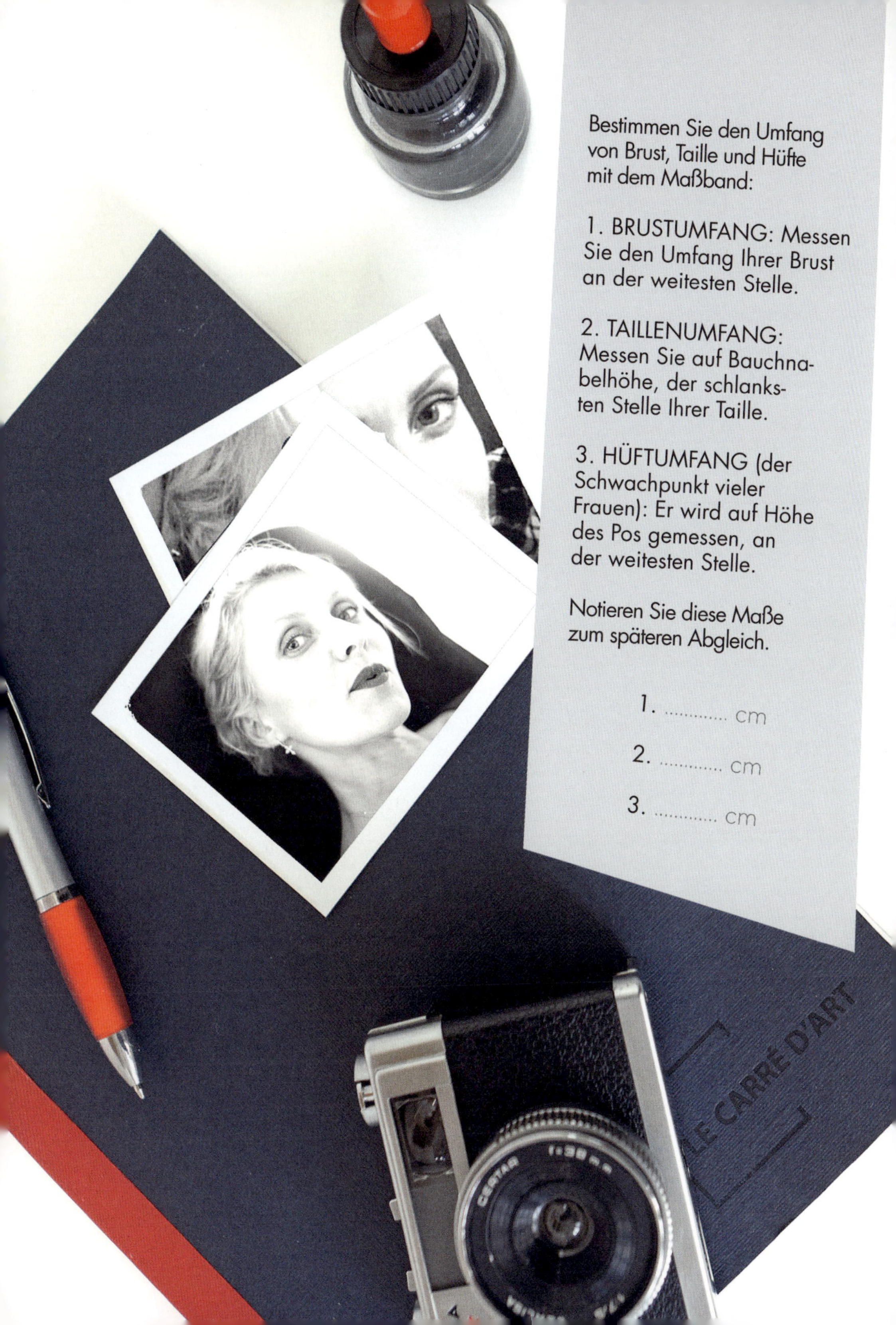

Bestimmen Sie den Umfang von Brust, Taille und Hüfte mit dem Maßband:

1. BRUSTUMFANG: Messen Sie den Umfang Ihrer Brust an der weitesten Stelle.

2. TAILLENUMFANG: Messen Sie auf Bauchnabelhöhe, der schlanksten Stelle Ihrer Taille.

3. HÜFTUMFANG (der Schwachpunkt vieler Frauen): Er wird auf Höhe des Pos gemessen, an der weitesten Stelle.

Notieren Sie diese Maße zum späteren Abgleich.

1. .... cm

2. .... cm

3. .... cm

DIE STUNDE DER **WOHLWOLLENDEN BILANZ**

Nach Ihrer Körperanalyse folgen hier nun einige Ratschläge, damit Sie auch im Kopf Bilanz ziehen können. Wie soll man sich schön fühlen, wenn man niedergeschlagen ist? Wie alt sind Sie? Was haben Sie bisher geleistet? Welche beruflichen und privaten Ziele haben Sie? Sind Sie glücklich?

Der Sinn dieser Übung soll kein Schuldbekenntnis, keine Beichte sein. Erfahren Sie, wo Sie stehen. Beschreiben Sie Ihre derzeitige Situation und die Umstände, die Sie anstreben. Identifizieren Sie ehrlich Ihre Probleme und Blockaden, damit Sie daraus konstruktive Schlussfolgerungen ziehen können. Machen Sie sich gedanklich frei, denn den eigenen Weg und eigene Wünsche zu akzeptieren, ist ein erster Schritt zu mehr Wohlbefinden, Selbstwertgefühl und Selbstvertrauen.

Entledigen Sie sich aller Dinge, die Ihnen in Ihrer Umgebung nicht gefallen. Finden Sie heraus, welche Details Ihnen in Ihrem Alltag missfallen, schreiben Sie sie nieder und ändern Sie sie. Entrümpeln Sie und analysieren Sie Ihre wahren Bedürfnisse, formulieren Sie Ihre Ideen aus und legen Sie alte Überzeugungen und Verhaltensweisen ab, die Sie am Fortschritt hindern.

Diese Arbeit wird Ihnen hoffentlich helfen, den Rohdiamanten in Ihnen zu entdecken und jeden Tag ein wenig mehr zu strahlen. Wie in der Fotografie ist auch im Leben alles eine Frage von Licht und Blickwinkel. Sind Sie bereit, sich innerhalb von 21 Tagen für immer zu verändern?

»DOCH WENN DU ÜBERHAUPT NICHTS ZU ERSCHAFFEN HAST, ERSCHAFFST DU DICH VIELLEICHT SELBST.«

CARL-GUSTAV JUNG

TAG

01

Checkliste

Heute	In 21 Tagen

POSTEN SIE EIN FOTO, WIE SIE HEUTE AUSSEHEN, AUF

beautychallenge21

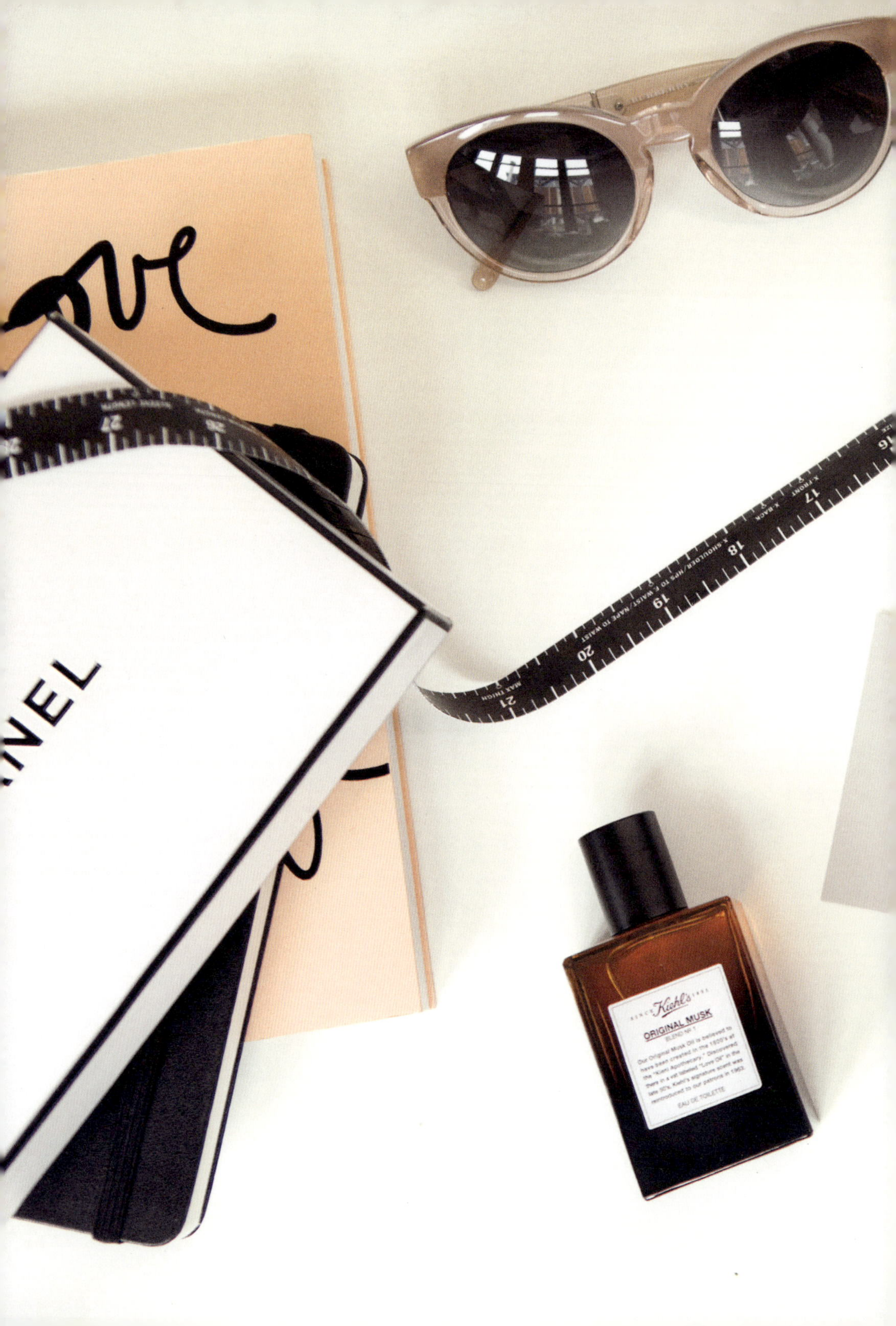
Kiehl's
ORIGINAL MUSK

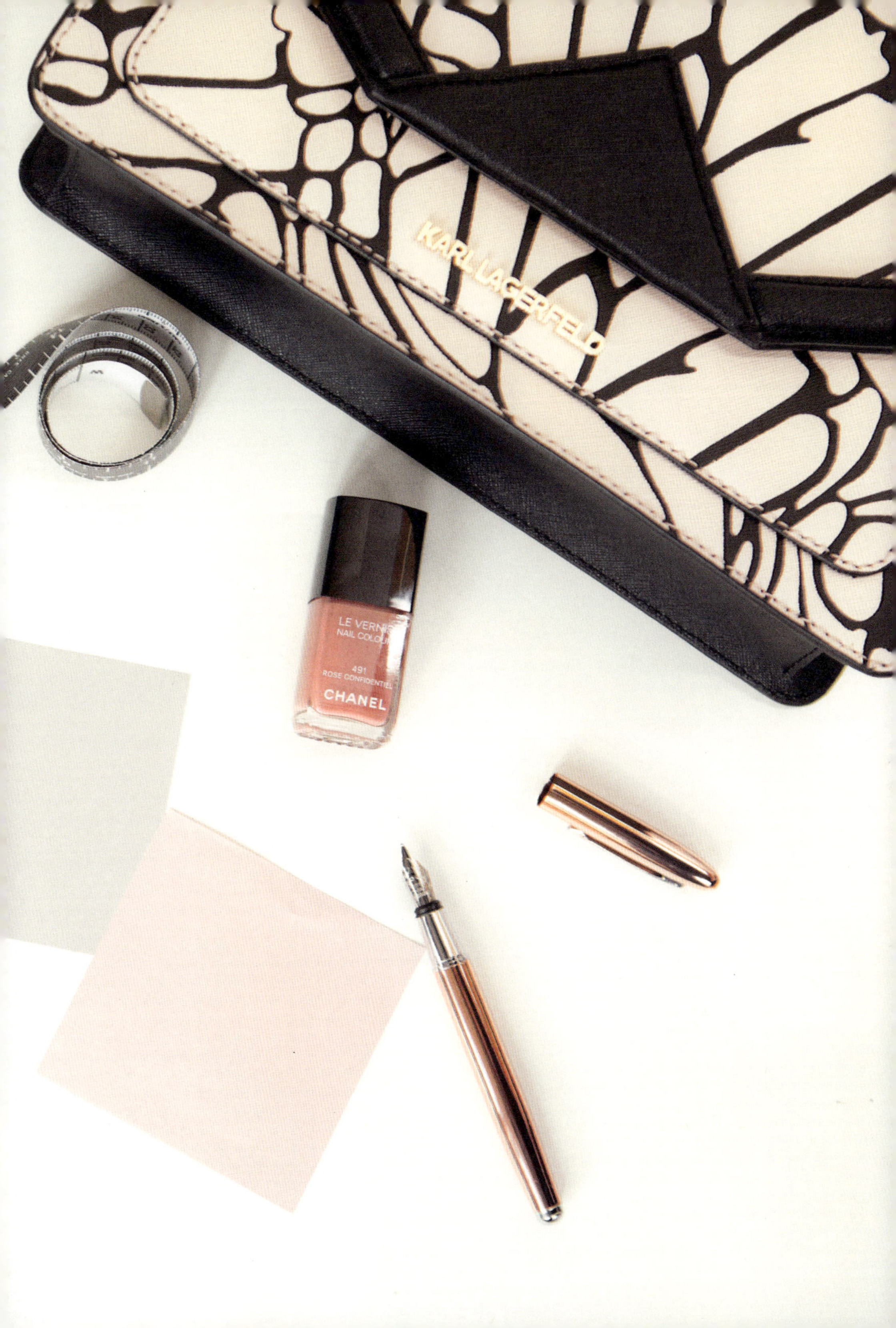
KARL LAGERFELD
LE VERNIS
NAIL COLOUR
491
ROSE CONFIDENTIEL
CHANEL

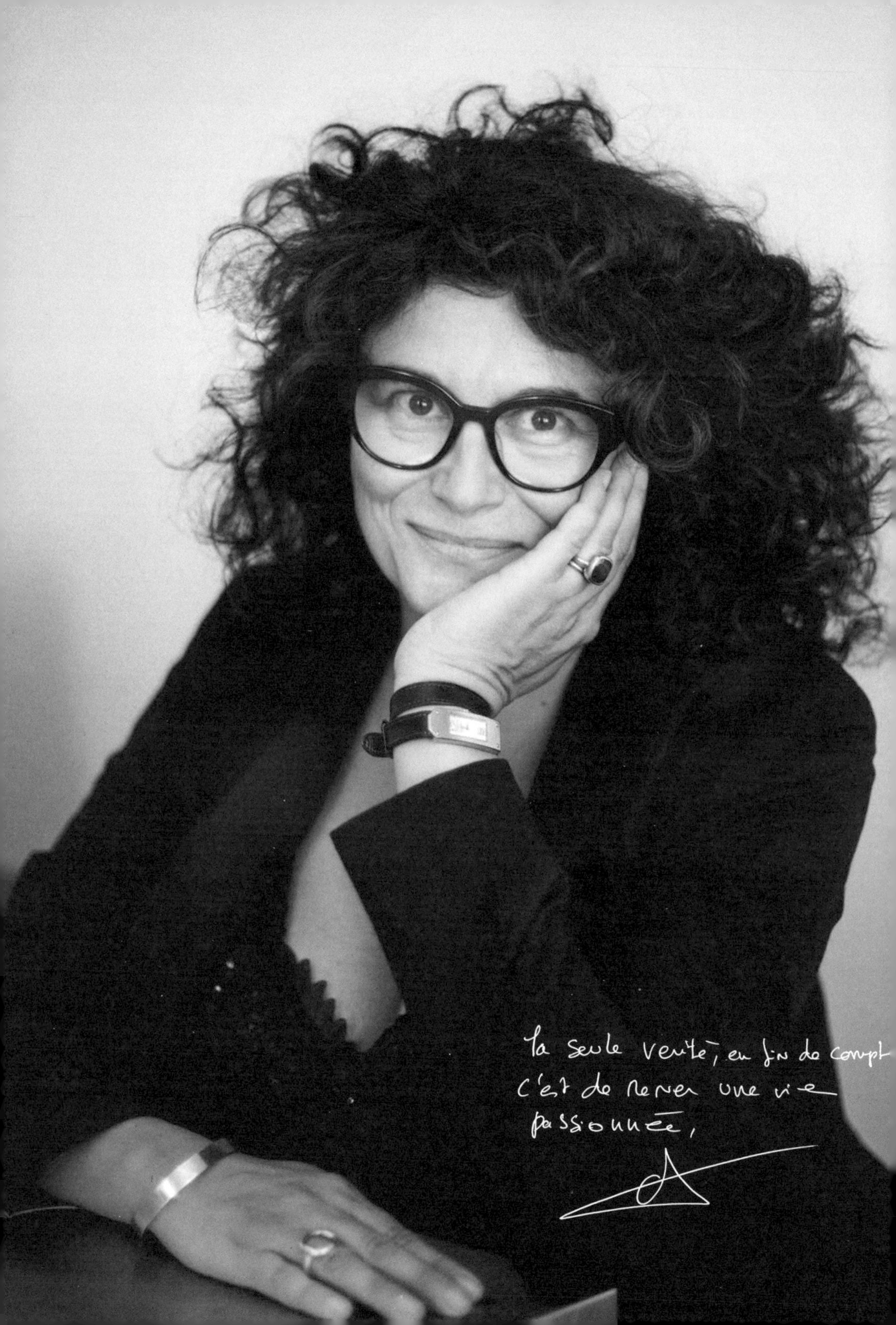
la seule vérité, en fin de compt
c'est de rever une vie
passionnée,

Nathalie Cros-Coitton

ALTER: 54 Jahre
BERUF: Leiterin der Modelagentur *Women*
ERSTER JOB: Model
IHR LIEBLINGSFOTO: Ein Porträt in *Façade,* auf dem ich ein Lederbustier trug – so um 1980
STERNZEICHEN: Löwe
BESONDERE KENNZEICHEN: Haare und Brille
SIE KÖNNEN NICHT LEBEN OHNE ... Handy und Schokolade
WAS GENIESSEN SIE BESONDERS? Das bleibt mein Geheimnis (lacht).
3 WICHTIGE TEILE AUS IHRER GARDEROBE: Eine sehr schöne Chloé-Tasche, mein Chaumet-Ehering und das Teil, das ich von Vêtements noch nicht besitze
3 UNVERZICHTBARE KOSMETIKA: Fluide de Beauté von Carita, mein Lippenstift Rouge G von Guerlain und mein Shampoo von Leonor Greyl
IHR PARFUM: Mein Eau de Fleurs de Cédrat von Guerlain und mein Eau de Cologne von Nicolaï
IHRE VORBILDER: Alle ungenannten Frauen, die sich weltweit für ihre Rechte, ihre Kinder und ihre Würde einsetzen
IHRE BETTLEKTÜRE: Alles von Pablo Neruda
IHR GLÜCKSBRINGER: Glück stellt sich ein oder nicht, man kann es nicht herumtragen. Ich habe allerdings eine Dose mit kleinen Erinnerungsstücken von wichtigen Augenblicken in meinem Leben.
MEHR ODER WENIGER? Beides, abwechselnd
IHRE DEVISE: Aufgeben? Niemals!!!
EIN RAT AN DIE LESERINNEN: Haare und Haut pflegen, das passende Make-up finden, mit der Mode spielen und sie sich zu eigen machen. Man selbst bleiben und etwas wagen.

Sind Sie auch der Ansicht, dass man nur ein Mal einen guten prägenden Eindruck hinterlassen kann? Natürlich sollte man gleich beim ersten Mal einen guten Eindruck hinterlassen, doch wenn man pfiffig ist, kann man so einiges wiedergutmachen.
Worauf achten Sie, wenn Sie ein Model zum ersten Mal treffen? Zunächst achte ich auf die allgemeine äußere Erscheinung und die Aura. Die Frau kann durchaus Makel haben, wichtig sind beim ersten Kontakt Haltung und Ausstrahlung. Danach betrachte ich Haarschnitt und -farbe und Haut.
Welches Model hat im Laufe Ihrer Karriere den besten Eindruck hinterlassen und warum? Das ist für mich schwierig zu beantworten, denn ich habe während meines Berufslebens mehrere solcher Models getroffen. Als ich angefangen habe, waren da Stephanie Seymour, Linda Evangelista, Christy Turlington und Yasmin Lebon. Ich habe all diese Supermodels der 1990er-Jahre getroffen, weil ich 1985 angefangen habe.
Wie bekommt man den typischen Modelgang hin? Gerade Haltung, Blick geradeaus. Keine Scheu zu haben ist das Wichtigste.
Gibt es Perfektion? Ich suche sie immer noch.
3 Tipps für Frauen, wie ein guter Eindruck gelingt: Mein Vater gab mir als Kind etwas sehr Wichtiges mit: »Man muss stets schöne Haare und schöne Schuhe haben, wenn dann in der Mitte etwas nicht so ganz stimmt, ist das nicht schlimm.« Ich persönlich würde noch eine schicke Handtasche hinzufügen.

Zitat links: Meine einzige Wahrheit ist letztendlich, ein leidenschaftliches Leben zu führen.

TAG

02

DIE

Frauen

MEINER FAMILIE

WOHER KOMME ICH?

AUFBAUENDE **ERINNERUNGEN**

Schwesterlichkeit: Die Bindung unter Frauen, die fühlen, dass sie einander ähnlich und zugetan sind, vergleichbare Dinge erlebt haben, einfach weil sie dem weiblichen Geschlecht angehören – **wie Schwestern!**

Seit Urzeiten verabreden sich Frauen gern untereinander, plaudern, tauschen Neuigkeiten aus, lachen miteinander und geben sich gegenseitig Ratschläge: Was für ein Glück! Bei einer Tasse Tee oder Kaffee Geheimnisse austauschen, Freundinnen, die sich gemeinsam ausgehfein machen, Mütter, die sich über ihre Kinder austauschen, zusammen Horoskope lesen oder Psychotests in Zeitschriften machen – all das ist typisch Frau.

Mir gefällt das wenig gebräuchliche Wort »Schwesterlichkeit«, im Englischen *sisterhood*, im Sinne von Frauensolidarität als Äquivalent zu Brüderlichkeit.

Der Historiker Fernand Braudel sagt: »Um zu wissen, wohin man geht, darf man nicht vergessen, woher man kommt.«

Wir alle sind mit Frauen aufgewachsen, und der Kontakt mit ihnen hat unsere Persönlichkeit mit geformt. Schon in frühester Kindheit beobachten wir die weiblichen Archetypen in unserer Umgebung und ahmen sie nach.

In diesem Kapitel geht es um unsere frühen Erinnerungen: Wer sind die Frauen, die uns in unserer Kindheit wesentlich beeinflusst haben? Frauen, die uns auf unserem Weg ins Erwachsenenleben begleitet haben, unsere Mutter, eine Großmutter, eine Tante, eine Lehrerin, aber auch unsere Freundinnen sowie jene Frauen, deren Schönheit, Auftreten, Ideen oder Tatkraft wir bewundern. Ob wir nun die Persönlichkeit der Frauen unseres näheren und weiteren Umfelds mögen oder nicht, sie beeinflussen uns ein Leben lang.

Ich erinnere mich an meine beiden Großmütter und beobachte gern Frauen, die älter sind als ich. Sie weisen mir den Weg und geben mir Halt. Wichtig ist, jeden Lebensabschnitt Revue passieren zu lassen und dann die Zukunft zu planen. Als ich jünger war, wusste ich genau, wie ich mit 30 sein wollte – und wie stolz war ich, als ich es erreicht hatte. Bald werde ich 45, und dank meiner Vorbilder weiß ich genau, wer ich dann sein will … und da gibt es noch viel zu tun!

Ich bewunderte Großmutter Marie-Andrées Sanftheit, ihre Vanillecremes, ihre Eleganz, ihre Vornehmheit, ihre schönen weißen Haare und ihre pudrigen Parfums.

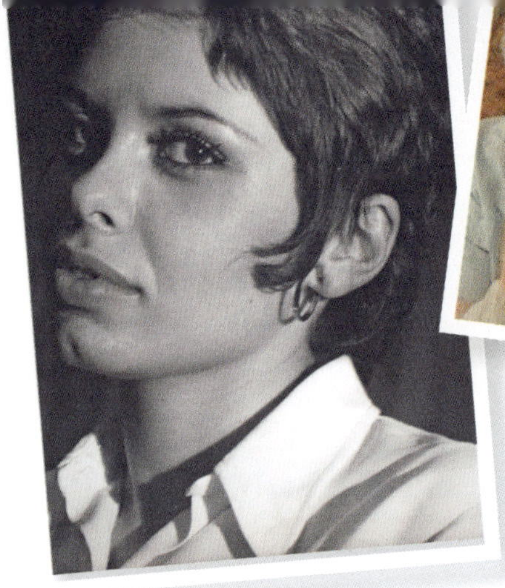

Christels Mutter

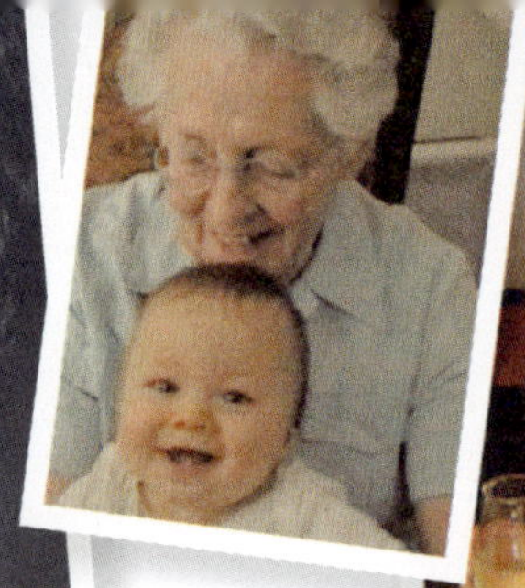

Marie-Andrée und ihr Urenkel Kimo

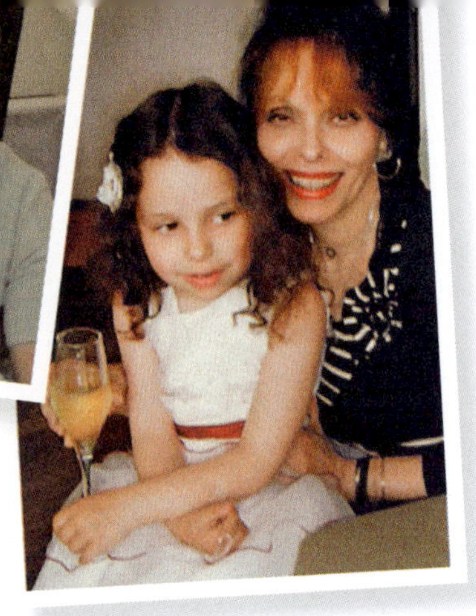

Christels Mutter und ihre Enkelin Lilo

Bis zu ihrem Lebensende mit 93 Jahren trat sie mir stets frisch frisiert und hübsch gekleidet gegenüber, wenn ich sie im Altenheim besuchte. Ein Vergnügen, sie so zu sehen, das gab mir Hoffnung und Kraft.

Mir gefällt der Gedanke von Françoise Giroud, dass »sich zu pflegen« eine Pflicht sei, eine Form der Höflichkeit den Mitmenschen gegenüber. In einem Interview mit *ELLE* erinnerte Cécilia Sarkozy an eine Devise ihrer russischen Großmutter: »Respekt und Haltung«. Eine nützliche Lebensweisheit, wenn das Leben rau ist.

Von Jeannine, meiner anderen, noch lebenden Großmutter, habe ich meine blauen Augen geerbt. Sie stammt aus dem Arbeitermilieu und hat sich immer tapfer geschlagen, auch in schwierigen Zeiten. Als wir uns im Badezimmer für Großvaters Beerdigung fertig machten, sagte sie: »Genieße jeden einzelnen Augenblick, mein kleiner Liebling, das Leben geht so schnell vorbei.« Ich denke noch oft daran.

Die Beziehungen zwischen Frauen sind von Bindung und Weitergabe geprägt. Jeannine hat meiner Mutter das Buch *Kleine Schule des Glücks* von Marcelle Auclair[1] geschenkt, das mittlerweile in meinen Besitz übergegangen ist und das ich wiederum an meine Tochter weiterreichen werde. Ein Buch voller »Rezepte« fürs Leben.

Auf die Frage »Was haben Sie Ihren Töchtern mitgegeben?« hat Fanny Ardant einmal in einem Interview geantwortet: »Einen freien Geist, glaube ich; eine leidenschaftliche Persönlichkeit zu sein. Ein Kind muss lernen, dass das Leben voller Risiken ist, die man aber eingehen muss. Ich habe ihnen immer gesagt: ›Wähle, wofür du geradestehen willst‹ und ›Verfolge deine Ziele leidenschaftlich. Weder Geld noch Erfolg zählen, sondern morgens aufzustehen im Bewusstsein, dass du mit niemandem tauschen möchtest‹. Ich habe sie nie getrieben, glücklich zu sein, sondern stark. Wenn man stark ist, übersteht man jedes Unglück.«

Meine Mutter hat mich natürlich sehr inspiriert: Sie ist eine Art Betty Boop, mit schwarzen, kurzen Haaren. (Wollte ich deshalb immer lange Haare haben?)

Ich erinnere mich noch gut an die 1980er-Jahre: Sie war supermodisch und trug Pfennigabsätze, Miniröcke aus Leder und roten Lippenstift, während die Mütter meiner Klassenkameradinnen sehr klassisch gekleidet waren und flache Schuhe trugen. Damals fand ich sie *zu* modisch – und heute habe ich denselben Stil.

---

[1] Französische Schriftstellerin, neben Jean Prouvost Mitbegründerin der Zeitschrift *Marie Claire*

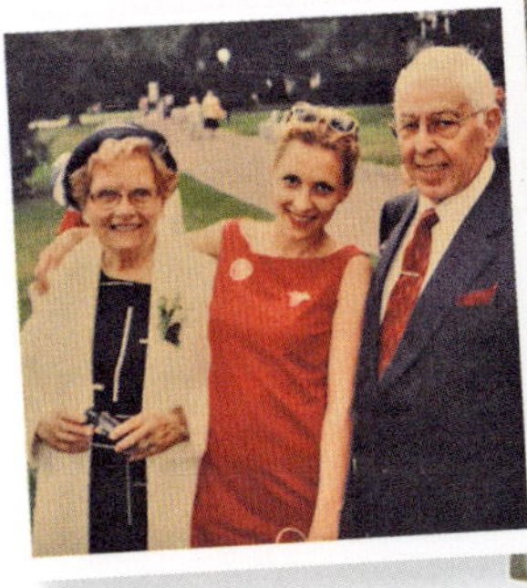

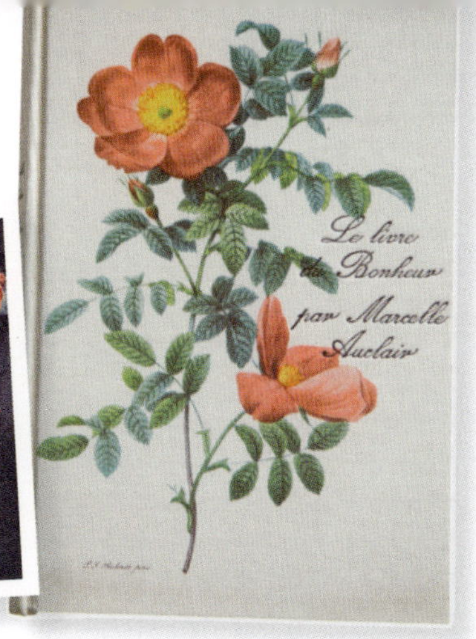

Christel und ihre Großeltern
Raymond und Jeannine

PHASE DER **ORIENTIERUNG**

Wie wichtig es doch ist, sich mit Freundinnen über das Leben, Männer, Kinder und Klamotten austauschen zu können! Glücklicherweise habe ich meine beiden Freundinnen bereits in meiner Jugend kennengelernt: Karyn, genauso klein wie ich, meine Herzensschwester, die mich immer fasziniert hat mit ihrer Gründlichkeit und Treue. Und Sara, groß, energisch, mit der man hervorragend diskutieren kann.

Das sind zwei Frauen, die ganz anders sind als ich. Ihnen zuzuhören und sie zu beobachten, gibt mir Kraft.

Es macht Spaß, anderen etwas abzugucken und auf Familienfotos aus verschiedenen Epochen nach Besonderheiten Ausschau zu halten, um seinen eigenen Stil zu finden. Und nun sehen Sie sich in Ihrem vergangenen und gegenwärtigen Umfeld um. Es kann sich um eine flüchtige, aber eindrucksvolle Begegnung auf dem Büroflur oder auch um eine Vorfahrin mit einem extravaganten Stil handeln – beides zählt, ob kurzzeitiges oder lebenslanges Vorbild.

Versenken Sie sich in Ihre Fotoalben, schwelgen Sie in Erinnerungen und finden Sie wie ich heraus, welche Frauen wichtig für Sie waren oder es heute sind. Und wer die Frauen sind, die Sie beeinflusst haben oder die Sie bewundern.

Wem sind Sie ähnlich? Wem wollen Sie keinesfalls nacheifern? Denn auch das ist wichtig: Vorbilder, Stile und Persönlichkeiten überhaupt nicht zu mögen. Das stärkt uns in unseren eigenen Werten und in der Vorstellung, die wir von uns selbst haben. Bedenken Sie auch Ihren Erbteil von den männlichen Familienmitgliedern. Die unvergleichliche Schauspielerin Céline Sallette hat in einem Interview mit *Marie Claire* gestanden: »Die Weiblichkeit in unserer Familie kommt von meines Vaters Seite, und sie ist sehr bäuerlich und erdverbunden.«

TAG

02

INSPIRATIONSBAUM

Nichts ist wichtiger als Orientierung, um im Leben voranzukommen! Kleben Sie hier Fotos von Frauen – und Männern! – ein, die Sie inspiriert haben. Wo ordnen Sie sich selbst ein?

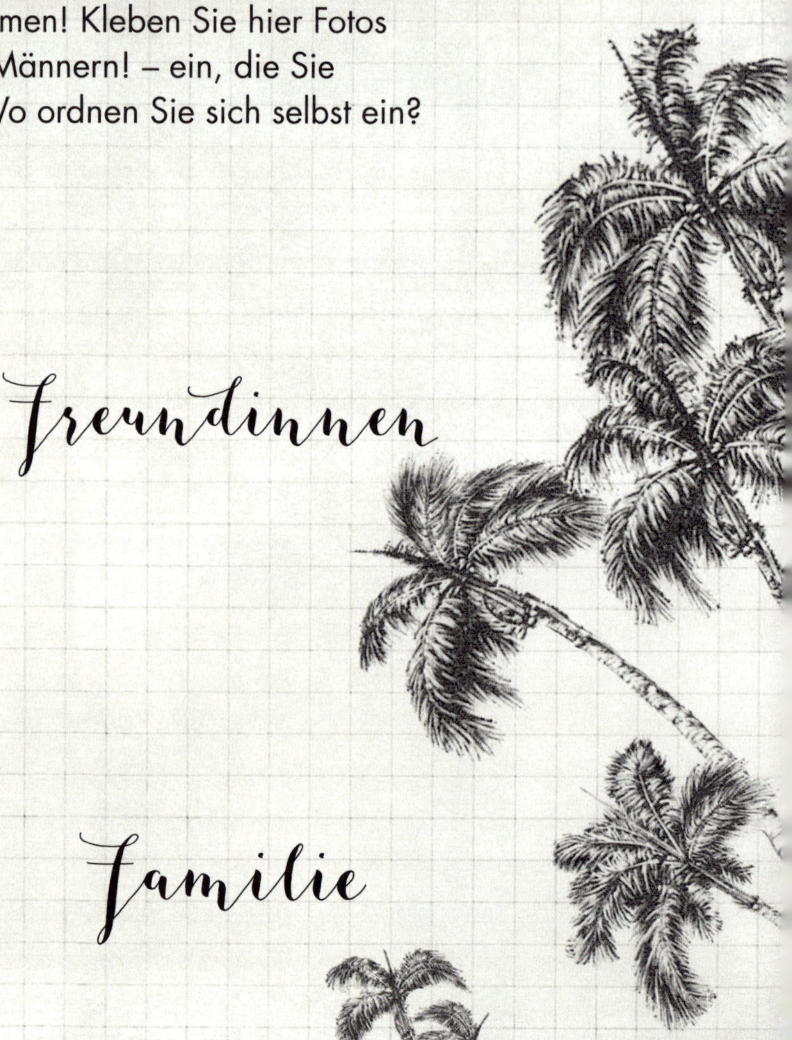

Helfer

Bekannte

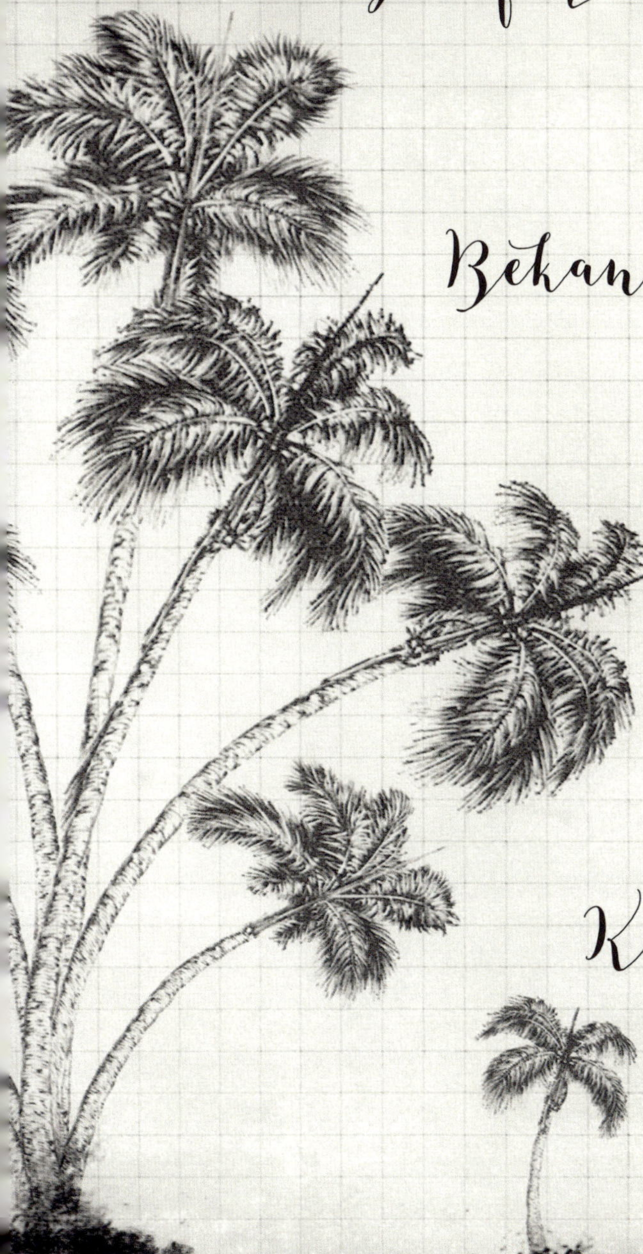

Kollegen

POSTEN SIE IHREN BAUM AUF
beautychallenge21

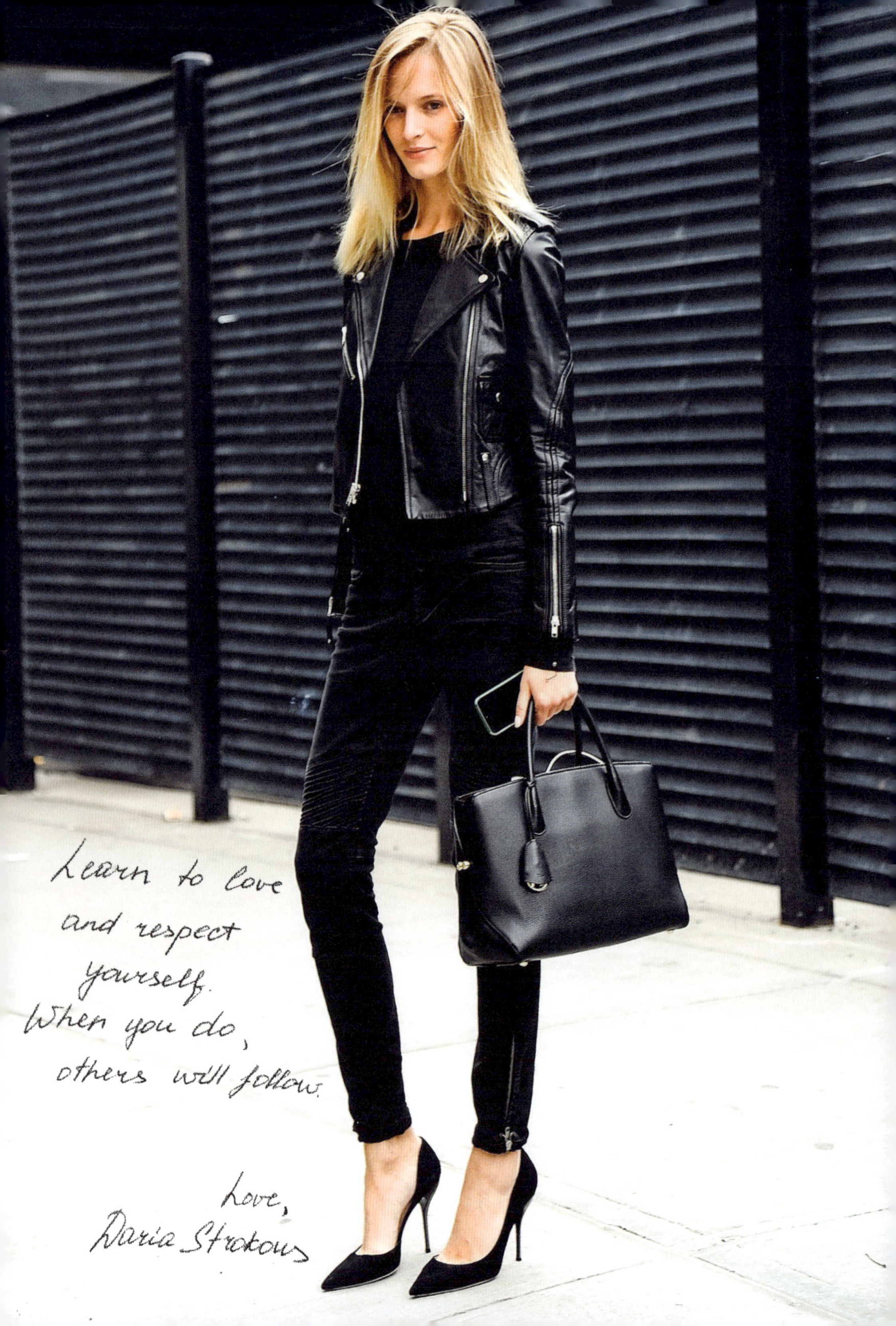
Learn to love
and respect
yourself.
When you do,
others will follow.
Love,
Daria Strokous

Daria Strokous

ALTER: 26 Jahre
BERUF: Model
ERSTER JOB: Die Modenschau von Prada für Frühjahr/Sommer 2008
IHR LIEBLINGSFOTO: Ein Kindheitsfoto mit meinem Vater
STERNZEICHEN: Waage
BESONDERE KENNZEICHEN: Meine blaugoldfarbenen Augen
SIE KÖNNEN NICHT LEBEN OHNE ...Nachtisch!
WAS GENIESSEN SIE BESONDERS: Viele Bonbons, Schokolade und Eis vor dem Fernseher
3 WICHTIGE TEILE AUS IHRER GARDEROBE: Lederjacke, Overknees und Minirock
3 UNVERZICHTBARE KOSMETIKA: Die Feuchtigkeitscreme Biologique Recherche, Homéoplasmine (Nasensalbe) und Kokosöl
IHR PARFUM: Ich habe kein bestimmtes Parfum, ich verwende Parfums mit Sandelholznote.
IHRE VORBILDER: Audrey Hepburn
IHRE BETTLEKTÜRE: Aktuell *Mythology 101* von Kathleen Sears
IHR GLÜCKSBRINGER: Ich trage stets ein geflochtenes Armband, das meine Schwester mir aus Tibet mitgebracht hat.
MEHR ODER WENIGER: Weniger
IHRE DEVISE: Für alle Probleme gibt es eine Lösung.
EIN RAT AN DIE LESERINNEN: Zu lernen, sich selbst zu lieben und zu achten, dann tun es andere auch.

Welche Frau hat Sie in Ihrer Kindheit inspiriert? Meine Großmutter Nina. Sie war zu allen Gelegenheiten perfekt, Make-up und Haare stets tadellos, die Lippen rot geschminkt. Und immer optimistisch. Eine echte Lady.
Wer ist Ihre Lieblingsheldin im Film? Catherine Tramell (dargestellt von Sharon Stone in *Basic Instinct)*
Blondie, Patti Smith oder doch eher Cher? Cher, ein Paradebeispiel für eine selbstbewusste Frau, die dies auch zeigt. Außerdem kleide ich mich (und tanze) gern wie ein Popstar oder eine Discoqueen!
Wem sähen Sie gern ähnlich? Wenn ich ausgehe, Michelle Pfeiffer in *Scarface*
Was haben Ihre Freunde Ihnen mitgegeben? Unsere Erfahrungen prägen uns. Man sollte darum die Menschen in seinem Umfeld nicht vorverurteilen. Mit der Zeit versteht man sie vielleicht besser.
Soll man seinen Vorbildern nacheifern? Ich denke, Vorbilder nehmen einen erhöhten Platz ein, darum sollte man sehr darauf achten, wem man eine solche Stellung einräumt.

Zitat links: Lerne, dich sich selbst zu lieben und zu achten, dann tun andere es auch.
Alles Liebe, Daria Strokous

TAG

03

DAS EIGENE

Moodboard

MEINE VORSTELLUNGEN

WAS IST EIGENTLICH EIN **MOODBOARD?**

Ein *Moodboard*, wörtlich übersetzt Stimmungstafel, ist ein Arbeits- und Präsentationsmittel, auf das sich Designer, Grafiker und Fotografen bei der Entwicklung und Vermittlung ihrer Projekte stützen.

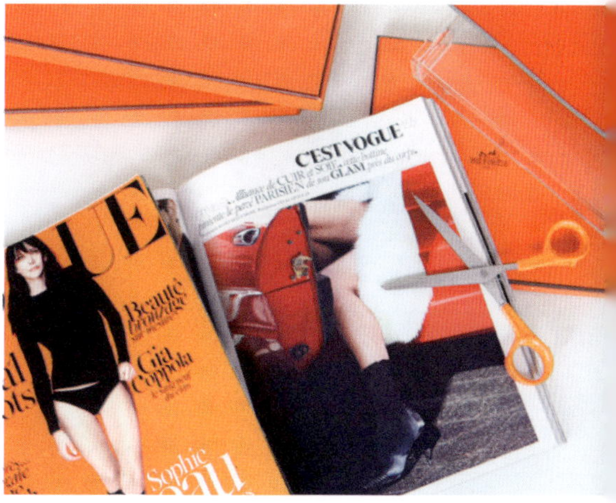

Bereits in frühester Kindheit entsteht unser ideales Selbstbild. Zunächst geschieht dies durch den Kontakt mit den Frauen unseres Umfelds (siehe *Tag 2: Die Frauen meiner Familie),* später dann auch durch Romanfiguren und Berühmtheiten wie Schauspielerinnen, Sängerinnen und Models.

Welcher Frauentyp möchte man sein? Wem möchte man nacheifern? Aktuell wissen wir, wer wir sind – falls wir ganz ehrlich mit uns sind. Mit dem *Moodboard* wollen wir nun definieren, wie und wer wir gern wären.

Das *Moodboard* ist eine – materielle oder digitale – Tafel, auf der Visuelles, wie Farben, Worte, Bilder und Materialen, zu einer »Geschichte« zusammengestellt wird und so eine Thematik umreißt.

Ich habe diese visuellen Zusammenstellungen immer gemocht, sie erinnern mitunter an künstlerische Collagen, beispielsweise an die Reiseaufzeichnungen des Fotografen Peter Beard. Als ich noch bei *Numéro Magazine* arbeitete, war ich völlig fasziniert von diesen Bildtafeln.

In den 1990er-Jahren – dem goldenen Zeitalter der Topmodels –, habe ich in meinem Jugendzimmer meine ersten Collagen entworfen und mir so auf meine Weise die sehr distanzierten Hochglanzfotos zu eigen gemacht, indem ich mit ihnen spielte. Das war wohl meine Art, in die mir zu dieser Zeit noch verschlossene, unnahbare Welt der Mode einzudringen.

MEINE **TIPPS** FÜR IHR EIGENES **MOODBOARD**

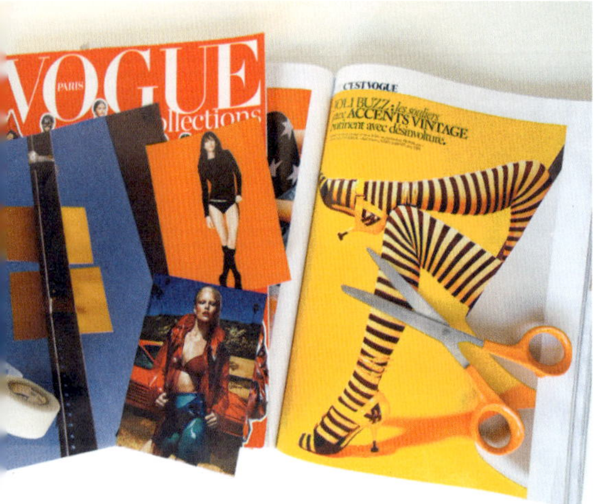

Sie werden sehen, dass es ein ausgesprochen nützliches Hilfsmittel ist, eine Art Spielplatz für Ihre Einfälle, mit dem Sie die modische Frau in sich entdecken können.

Jetzt ist der entscheidende Moment gekommen, Kleber, Schere, Lieblingsfotos und -bilder hervorzuholen.

Im ersten Schritt werden Bilder gesammelt, und hier ermutige ich Sie, einfach zu träumen: Welche Frauen, Models, Schauspielerinnen, Künstlerinnen, Schriftstellerinnen oder vielleicht auch Politikerinnen faszinieren Sie am meisten, wem möchten Sie am ehesten nacheifern? Kurzum, wer sind Ihre Vorbilder?

Nur keine Scheu, entspannen Sie sich! Niemand hört uns zu, wir sind unter uns.

Ich sehe mich noch als kleines Mädchen auf dem Speicher in Großmutters Zeitschriften blättern. Die ersten Ausgaben von *ELLE*, die Zeichnungen in *Petit Écho de la Mode* und altmodisch und ordentlich gekleidete Mannequins haben mich schon in jungen Jahren fasziniert.

Jeanne Moreau war eine der Ersten, die so eine eigenartige, durchaus angenehme Anziehungskraft auf mich ausübte. Alles an ihr faszinierte mich: ihr wunderschönes blondes Haar natürlich, ihre raue Stimme, ihr Auftreten – eine Mischung aus weiblichem Stolz und Sinnlichkeit. Diese Zuneigung vertiefte sich einige Jahre später noch, als ich sie zum ersten Mal persönlich traf und sie mir auf meine Frage »Was ist Ihr Geheimnis?« Folgendes auf einen Zettel (siehe *rechte Seite)* schrieb: »Ein Rat. Welcher? Lieben Sie sich selbst!«

Mein zweites Idol war Renée Simonsen, eins der ersten Supermodels und Verlobte des Duran-Duran-Gitarristen John Taylor. So stellte ich mir die perfekte Frau vor, so wollte ich sein. Mit ihrem dichten blonden Haar war Renée der Inbegriff des gesunden amerikanischen Girls – obwohl sie eigentlich Dänin ist: überwältigende Kurven, lange, schlanke Beine, eine äußerst schlanke Taille, relativ kleine runde Brüste, ein harmonisches Gesicht, das vielleicht eine Spur hager wirkt,

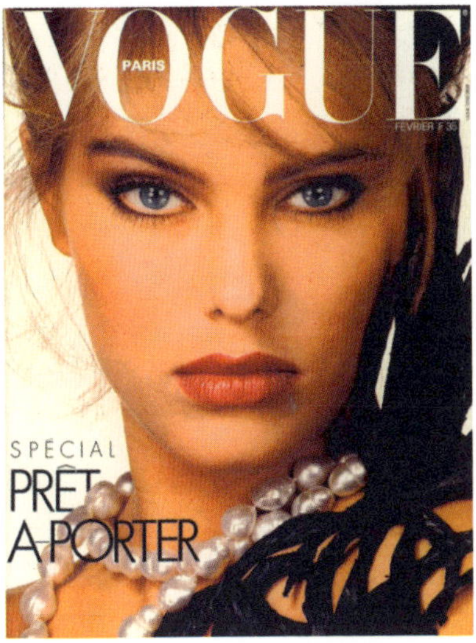

Renée Simonsen

jedoch mit vollen Lippen und großen blauen Augen alle Zweifel zerstreut.

Mit diesen beiden extremen Frauenbildern bin ich aufgewachsen: auf der einen Seite die wie in Stein gemeißelte, fast überirdische Perfektion des Models, auf der anderen Seite die Schauspielerin mit all ihren Schwächen, die ihrer körperlichen wie geistigen Präsenz und Ausstrahlung jedoch nichts anhaben können.

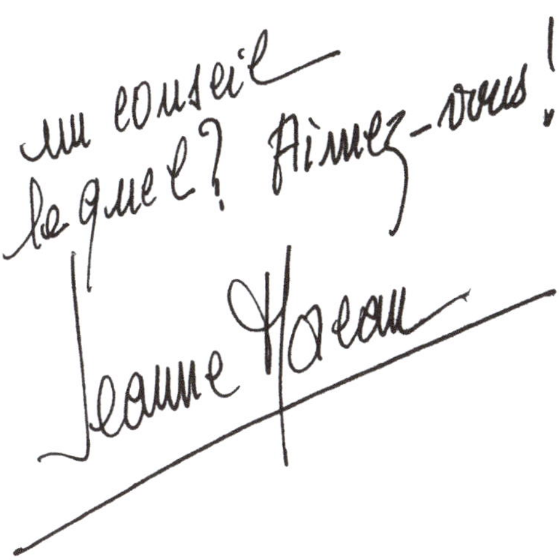

AUF EIN **MOODBOARD** PASSEN ZUM BEISPIEL …

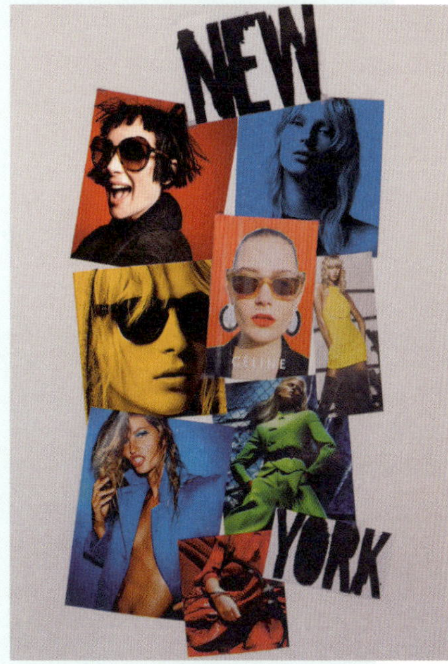

- Bilder von Persönlichkeiten, die Sie **inspirieren** (SchauspielerInnen, Models, andere Promis …),
- **stimmungsvolle** Fotos von Orten und Gegenständen,
- **Worte, Zitate**,
- **Materialien** (Papier, Stoffe …),
- **Farben**,
- **Zeichnungen** (auch eigene),
- **alles, was Ihnen gefällt und Sie berührt.**

»MAN WIRD NICHT ALS FRAU GEBOREN, MAN WIRD ES.«

SIMONE DE BEAUVOIR

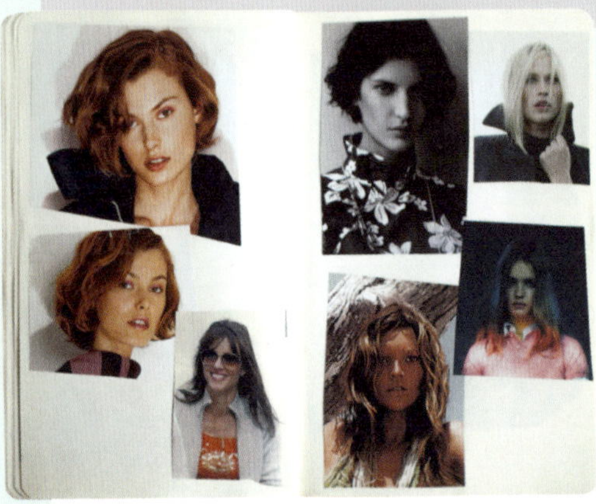

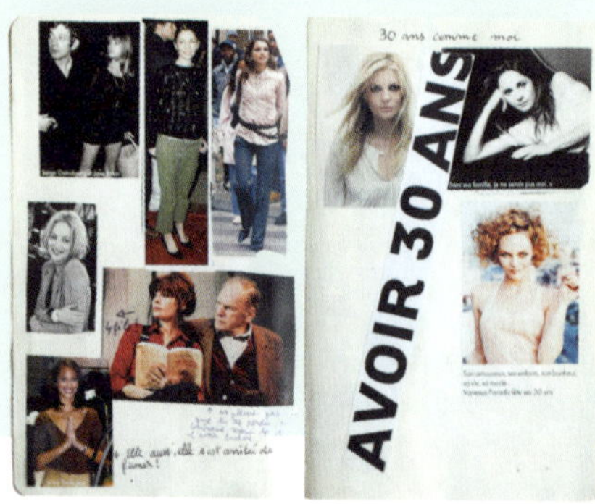

WIE FINDET MAN **SOLCHE BILDER?**

Ob Sie nun alles Mögliche sammeln und aufheben oder schon immer gern etwas aus Zeitschriften ausgeschnitten haben, keine Panik! Heute findet man alles im Internet wieder. Persönlich empfehle ich Ihnen die Seite www.pinterest.com., sie ist sehr hilfreich, wenn man ein *Moodboard* erstellen möchte. Die Recherche erfolgt über einige Schlüsselbegriffe (Farben, Namen von Models, Fotografen usw.). Außerdem findet man dort oft qualitativ hochwertigere Fotos als zum Beispiel bei der Google-Bildersuche. Sie können es auch auf www.tumblr.com versuchen.

Nun sind Sie an der Reihe, die **NAMEN DER FRAUEN** aufzuzählen, die Sie bewundern.

Beginnen wir nun mit der Recherchearbeit zur Veranschaulichung Ihres idealen Frauenbildes, das Sie dann auf Ihrem magischen *Moodboard* weiter ausarbeiten.

In diesem Stadium der kreativen Arbeit dürfen Sie sich auf keinen Fall selbst beschränken. Blättern Sie Ihre Lieblingsbücher und -zeitschriften durch, sammeln Sie alles, was Ihnen durch den Kopf geht, Fotos, Zeichnungen, aber auch Worte und Zitate. Wenn Sie Ihr Bildmaterial zusammengestellt haben, verschaffen Sie sich einen Überblick, indem Sie es zunächst ungeordnet vor sich legen. Ich selbst arbeite gern mit Papierbildern, das ist konkreter.

Nun müssen die Bilder sortiert werden: Manche gehörten irgendwie zusammen, andere erscheinen mittlerweile belanglos. Behalten Sie nicht mehr als etwa zehn besonders aussagekräftige Bilder, die Ihnen hundertprozentig gefallen.

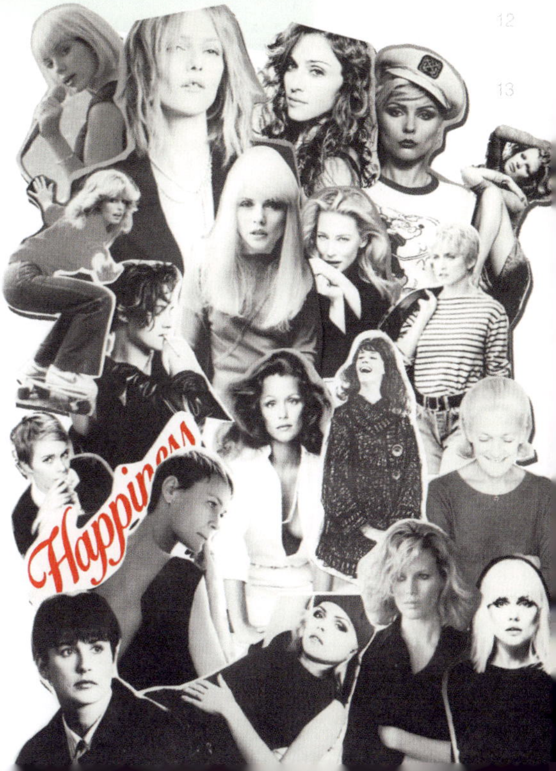

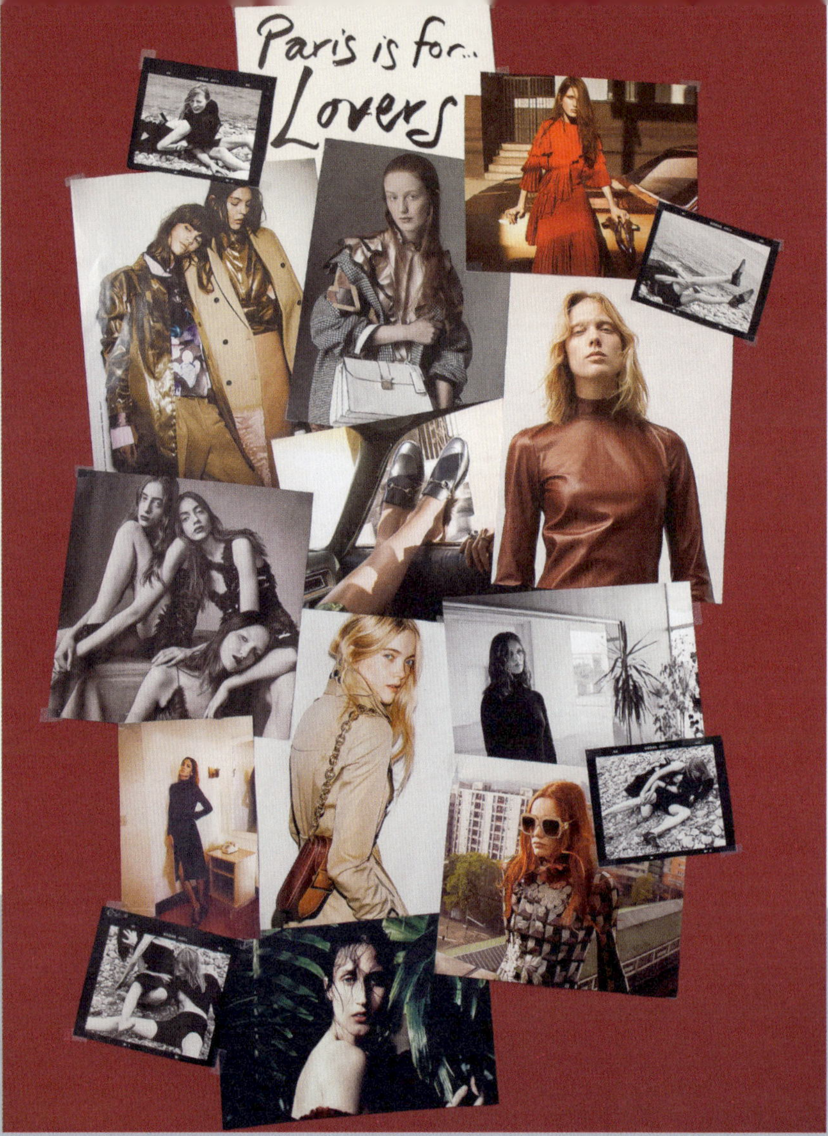

Jetzt wird das *Moodboard* erstellt. Wenn Sie sich für die Papierversion entscheiden, kleben Sie Ihre Bilder auf bordeauxfarbenen Bristolkarton – wie ich es hier gemacht habe – oder irgendetwas anderes. Die Anordnung ist unwichtig, Sie können nach Lust und Laune kleben, auch darüberzeichnen oder mit dem Filzstift Schlüsselbegriffe dazuschreiben. Wenn Sie Ihr *Moodboard* lieber im Internet anlegen möchten, schauen Sie auf meinem Pinterest-Account nach, wie ich es angelegt habe.

Wenn Sie die Identität Ihres weiblichen Ideals nicht teilen möchten, halten Sie sie geheim – kein Problem.

MINUTIÖSES
PORTRÄT

Notieren Sie hier die **EIGENSCHAFTEN** Ihrer **IDEALFRAU;** sie dienen als Schlüsselbegriffe.

....

....

....

....

....

....

....

....

....

....

....

Mittlerweile haben Sie sicher eine klarere Vorstellung von der Frau, die Sie inspiriert und die Sie gern sein würden. Sie können ihre Eigenschaften klar benennen und sogar eine Art Phantombild dieser Frau anfertigen: ihr Gesicht, ihr Outfit, ihre Haltung …

Meine Idealfrau ist unbedingt blond, hat rote Lippen und blaue Augen, sie trägt stets Schuhe mit Absätzen – und dazu trotzdem durchaus auch Herrenhemden und -jacken. Und wie sieht Ihre Idealfrau aus?

Sie können stolz auf sich sein, denn auch wenn diese Arbeit ein wenig abstrakt scheinen mag, ist sie doch ein wichtiger Baustein für das weitere Vorgehen. Sie haben nämlich soeben die Basis *Ihres Stils* festgelegt. Meine Freundinnen behaupten, dass es sehr schwierig ist, einen eigenen Stil zu finden!

POSTEN SIE IHR *MOODBOARD!*
 # beautychallenge21

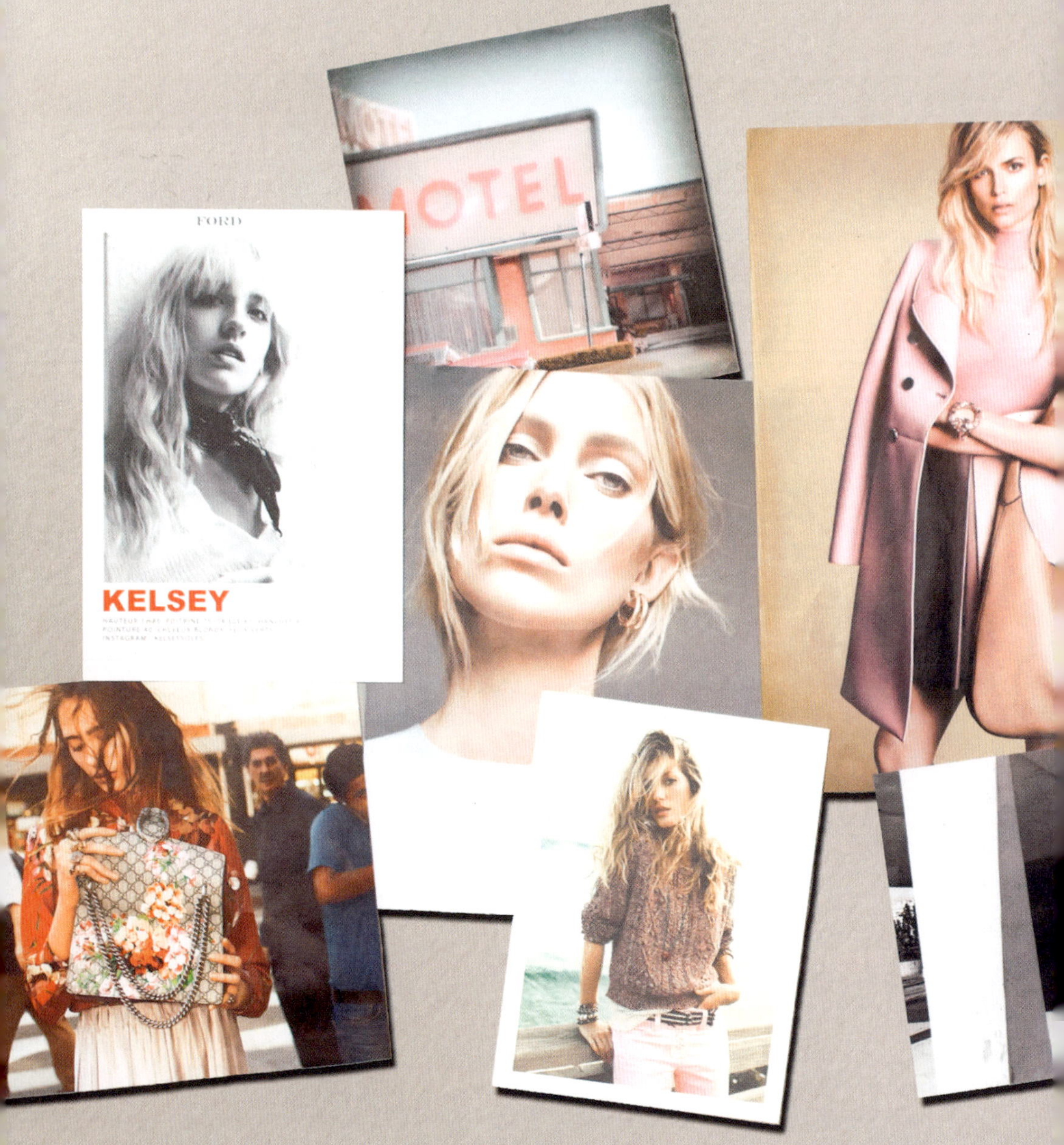
MOTEL
FORD
KELSEY

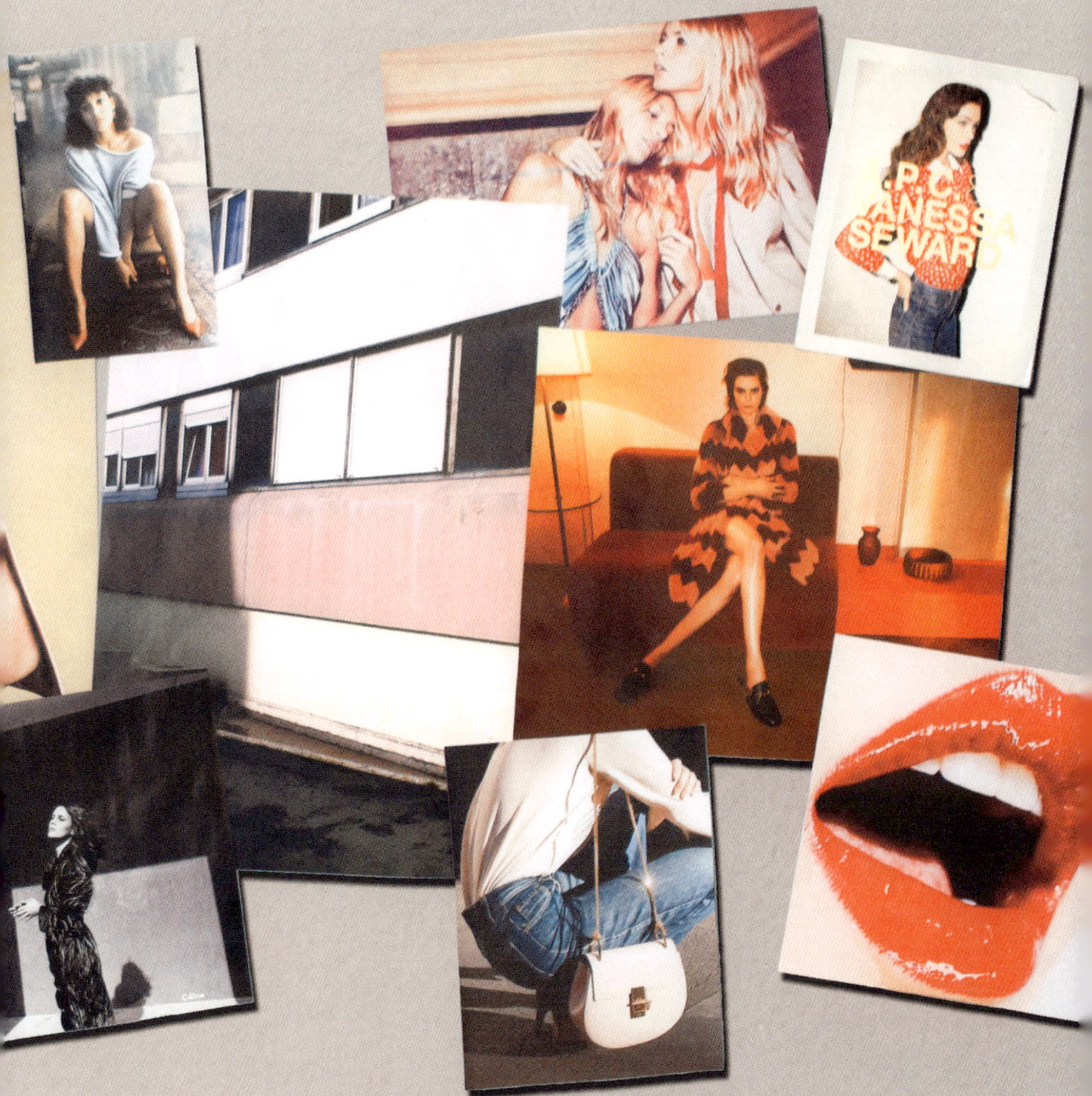
SEWARD

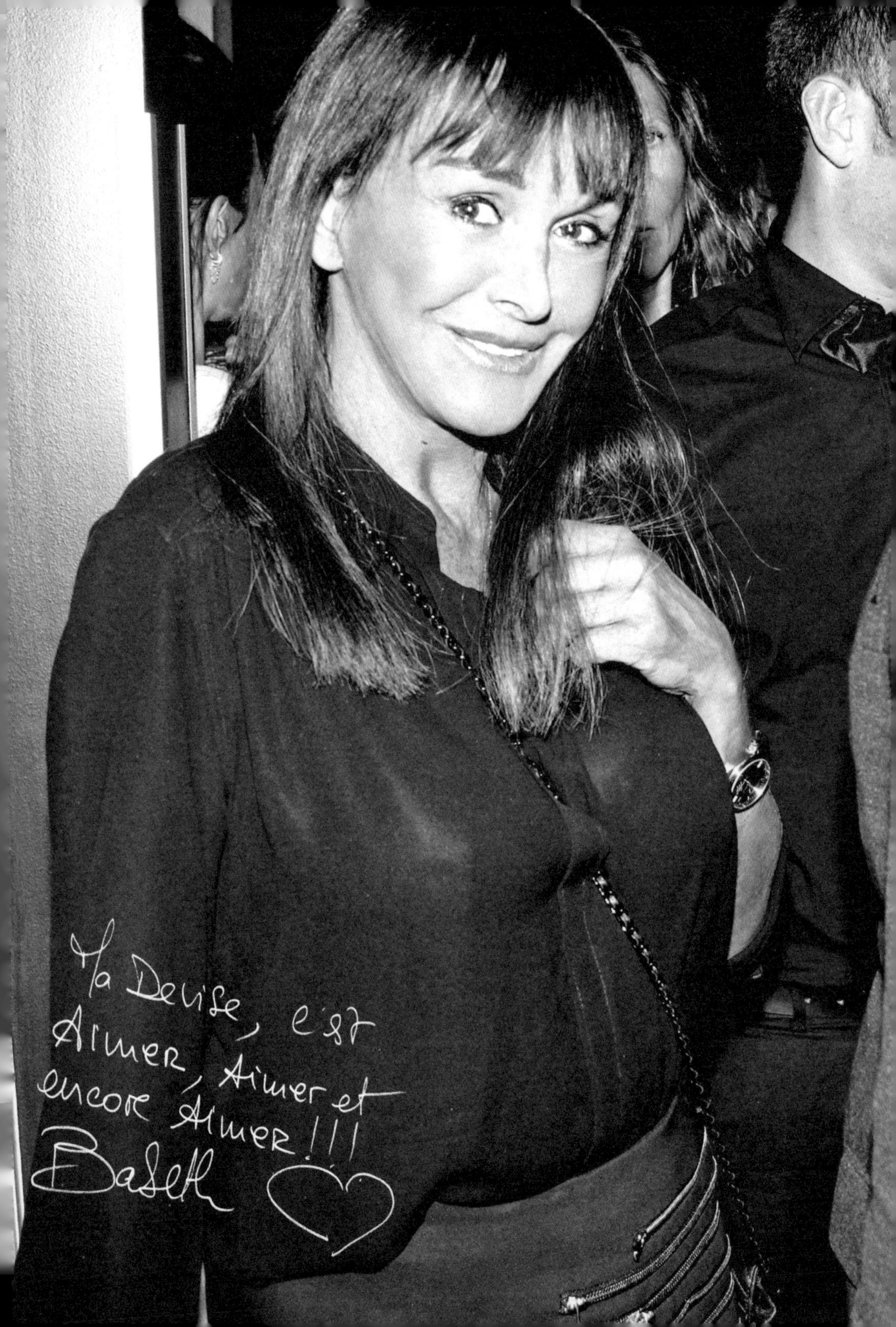
Ma Devise, c'est
Aimer, Aimer et
encore Aimer!!!
Babeth

Babeth Djian

ALTER: 25 Jahre!!
BERUF: Leiterin der Redaktionen *Numéro Magazine* und *Numéro Homme*
ERSTER JOB: Mitbegründerin der Zeitschrift *Jill* (http://www.jillmag.fr)
IHR LIEBLINGSFOTO: Mein Porträt auf Coney Island 1990 von Peter Lindbergh
BESONDERE KENNZEICHEN: Mein Lachen
STERNZEICHEN: Krebs, Aszendent Löwe
SIE KÖNNEN NICHT LEBEN OHNE … Liebe
WAS GENIESSEN SIE BESONDERS? Ich schlemme gern.
3 WICHTIGE TEILE AUS IHRER GARDEROBE: Schwarz, Schwarz und nochmals Schwarz
3 UNVERZICHTBARE KOSMETIKA: Mein Lächeln
IHR PARFUM: Orangenblüten, ich bin in Marokko geboren.
IHRE VORBILDER: Meine Freunde
IHRE BETTLEKTÜRE: *La puissance de la joie* von Frédéric Lenoir
IHR GLÜCKSBRINGER: Meine Schlange
MEHR ODER WENIGER: Mehr! Weniger kenne ich nicht.
IHRE DEVISE (Zitat links): Lieben, lieben und nochmals lieben!
EIN RAT AN DIE LESERINNEN: Jeden Augenblick auskosten, im Hier und Jetzt leben.

***Moodboard*-Befürworterin oder-gegnerin?** Weder noch, ich arbeite ausschließlich intuitiv.
***Moodboard* auf Papier oder digital?** Papier oder digital, egal, es ist nichts weiter als ein Arbeitsmittel.
Ein Rat für die Erstellung des *Moodboards*? Folgen Sie Ihrem Herzen.
Wo nehmen Sie Ihre Ideen her (Kino, Musik, zeitgenössische Kunst usw.)? Alles inspiriert mich, sogar ein schlechter Film.
Bewahren Sie Ihre *Moodboards* auf? Ich bewahre rein gar nichts auf.
Wer sind Ihre Modevorbilder? Mein Freund fürs Leben, Jean Paul Gaultier. Durch ihn habe ich den ersten Preis im Studio Berçot geholt und in diesem Beruf angefangen. Die alte und die neue Generation, alphabetisch geordnet: Haider Ackermann, Alber Elbaz, Demna Gvasalia, Bouchra Jarrar, Karl Lagerfeld, Rick Owens, Hedi Slimane … und das sind sicherlich noch nicht alle!
Für oder gegen visuelle Reizüberflutung? Weder noch, ich liebe Bilder!

TAG

04

DIE AUSWAHL DER

Basics

UNBEDINGT NOTWENDIGES

WAS GENAU SIND **BASICS?**

Basics **beziehungsweise Must-haves sind unbedingt notwendige Kleidungsstücke, die Stil und Funktion miteinander verbinden. Marken und Labels deklinieren sie zu jeder Saison etwas anders, in neuen Farben und Materialien, mit einem anderen Detail oder in einer neuen Länge.**

Trotz seines Namens ist ein Basiskleidungsstück nicht zwangsläufig ein schlichtes, günstiges Kleidungsstück, sondern einfach nur ein unumgängliches Teil Ihrer Garderobe, der Dreh- und Angelpunkt Ihres Outfits.

Die Engländer sprechen von Musthaves. Das ist ein gut gewählter Begriff, weil man ein Basic tatsächlich unbedingt besitzen muss. Es ist ein regelrechtes Chamäleon in Ihrer Garderobe, etwas, das man sowohl tagsüber als auch abends, im Urlaub und im Büro tragen kann.

Das Basic ist nicht einzigartig. Auch wenn es leicht zu erkennen ist, so ist es doch fast unmöglich, eine vollständige Basics-Liste zu machen. Außerdem stellt sich hier eine kulturelle Frage: Eine New Yorkerin definiert Basics sicher anders als eine Pariserin oder eine Londonerin. Hauptsache, Sie finden für sich passende Basics.

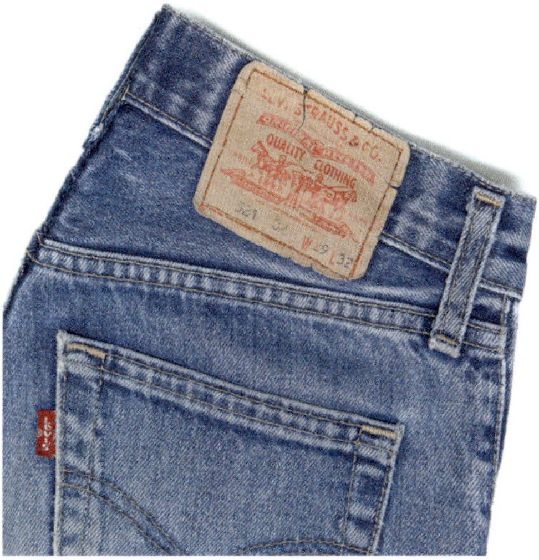

WELCHE **BASICS** PASSEN ZU IHNEN?

So finden Sie es heraus!

1 ICH MÖCHTE ES **IMMER WIEDER** KAUFEN, WENN ES NICHT MEHR ANSEHNLICH IST

Das ist sicherlich das beste Kriterium. Betrübt müssen wir beispielsweise feststellen, dass unsere Lieblingsjeans nicht mehr vorzeigbar ist. Verzichten wollen wir trotzdem nicht auf das gute Stück. Da hilft nur, das gleiche Modell neu zu kaufen.

2 DARIN BEKOMME ICH VIELE **KOMPLIMENTE**

Sie wissen bestimmt, wovon ich spreche! Bei mir ist es ein durchgeknöpftes, tailliertes 50er-Jahre-Kleid aus Baumwolle mit Hemdkragen, das ich in mindestens sechs verschiedenen Farben besitze. Stellen Sie sich das vor. Ich bin überzeugt, dass Sie in einigen Kleidungsstücken mehr Komplimente erhalten als in anderen. Wenn ich Komplimente sage, meine ich vor allem Blicke von Männern, aber auch Frauen. Sie wissen schon, hier ein kurzer Blick oder auch ein längerer, zustimmendes oder sogar bewunderndes Lächeln, sei es aus Ihrem Umfeld oder von Unbekannten, von wohlmeinenden Menschen, denen Sie in Ihrem Outfit gefallen, vielleicht in dem Bleistiftrock und der fließenden Bluse, die Ihnen so gut stehen.

3 ICH FÜHLE MICH **SEHR WOHL** DARIN

Stil geht leider mitunter auf Kosten der Bequemlichkeit, aber darüber sprechen wir später (siehe *Tag 14: In meinen Kleidern fühle mich wohl),* doch es ist natürlich undenkbar, ausschließlich unbequeme Kleidung und Accessoires zu tragen!

Männer sehen Weiblichkeit fast nie unter dem Aspekt der Bequemlichkeit. Aus diesem Grund konnte auch nur eine Frau, Coco Chanel, ihre Geschlechtsgenossinnen von ihren Korsetts befreien. In einem perfekt auf Sie zugeschnittenen Kleidungsstück wirken Sie genauso vorteilhaft wie in einem aufsehenerregenden, aber unbequemen Outfit.

Bequem heißt keinesfalls nachlässig, es geht nur darum, eins mit einer Jacke zu sein, deren Schnitt für Sie vorteilhaft ist und nicht dick macht, oder mit den Pumps mit 10-cm-Absätzen, die den ganzen Tag über bequem sind. Ich mag zum Beispiel keine Jogginganzüge oder formlose Hosen, in denen man nach nichts aussieht, das finde ich nachlässig. Oder um es mit Karl Lagerfeld zu sagen: „Wer eine Jogginghose trägt, hat die Kontrolle über sein Leben verloren."

Wenn ein Kleidungsstück Ihrer Meinung nach wie für Sie gemacht ist, dann ist es auch ein Must-have.

»JEDER KANN
SICH FÜR EINEN
ABEND SCHICK
UND GLAMOURÖS
ANZIEHEN, ABER
MICH FASZINIERT
PRIMÄR, WIE DIE
LEUTE SICH IM
ALLTAG KLEIDEN.«

ALEXANDER WANG

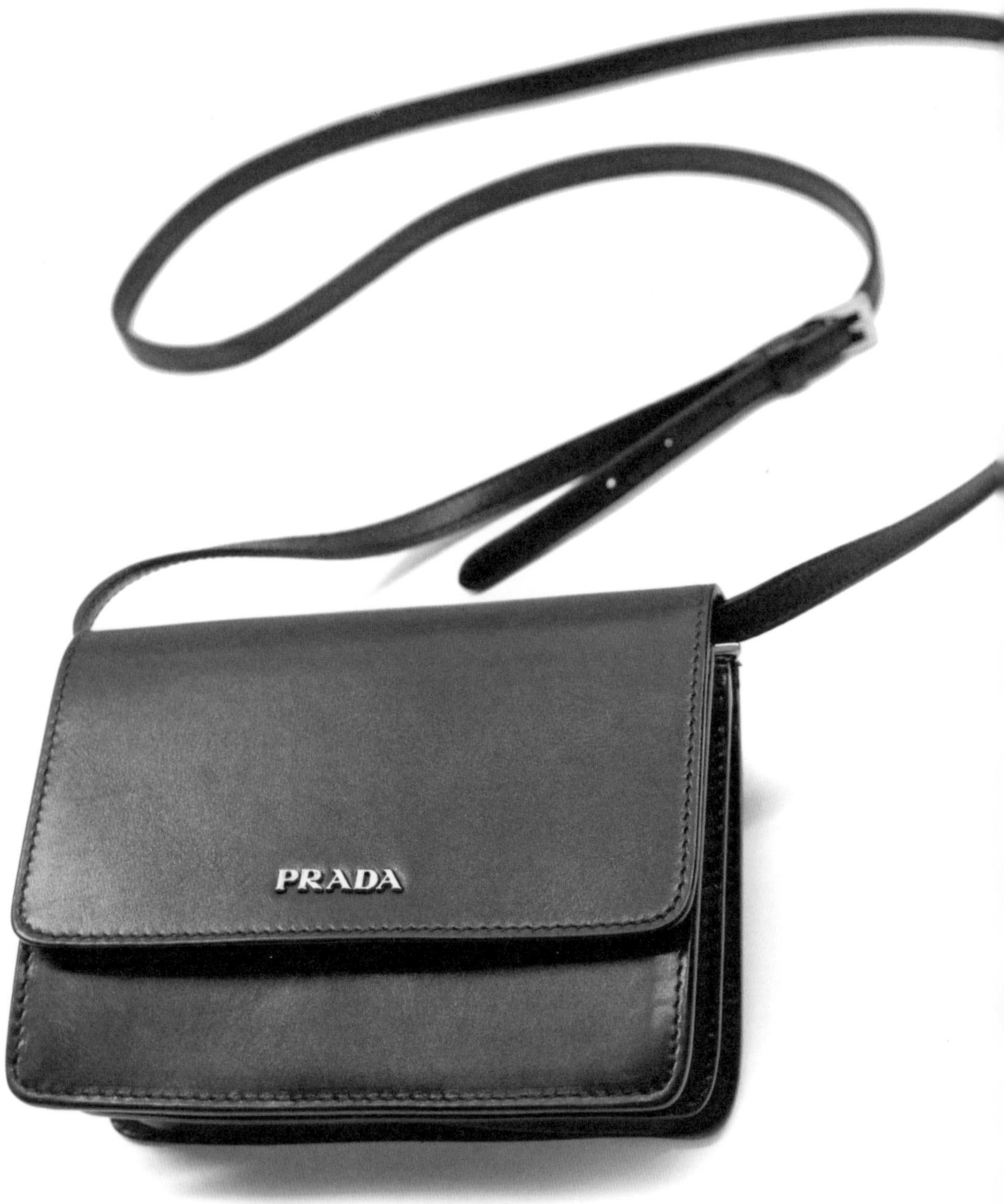
PRADA

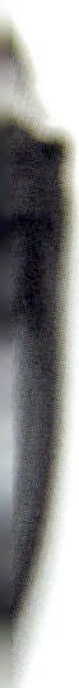

4 ES **PASST FARBLICH** ZU FAST ALLEM

Um noch einmal Coco Chanel zu zitieren: „Die schönste Farbe der Welt ist die, die Ihnen steht."

Und ich wiederhole es nochmals, es gibt kein universelles Rezept, sondern nur persönliche Antworten auf Modefragen. Normalerweise würde man erwarten, dass ein Basic eine neutrale Farbe hat, nicht wahr? Aber wenn Rosa nun einmal Ihre Farbe ist, dann wählen Sie Rosa!

Ganz allgemein gilt, dass Weiß, Grau, Marine, Jeansblau und Schwarz die fünf Säulen jeglicher Kleidung sind (siehe *Tag 5: Eine übersichtliche Garderobe)*. Basics kommen manchmal in klassischen Mustern wie dem rot-weißen Vichy-Karo, den blau-weißen Marinestreifen und dem Schottenkaro daher, meist jedoch als »Color Block« ohne Muster, das unendlich mit Kleidungsstücken in lebhafteren und komplementären Farben kombiniert werden kann.

Für Perfektionistinnen bietet sich an, Basics in nur einer einzigen Farbe zu besitzen, dann können Sie sich fast im Dunkeln anziehen, ohne danebenzugreifen. Im angelsächsischen Sprachraum gibt es den Begriff »Matchy-matchy«, das ist eine regelrechte Wissenschaft für Ton-in-Ton-Kleidung.

5 ES IST **MODEUNABHÄNGIG** UND ZEITLOS

Kurzum, das perfekte Basic überdauert alles. Es ist ein hochwertiges, nicht zwangsläufig teures, jedoch haltbares Kleidungsstück wie eine Jeans oder auch ein kostbares, gut verarbeitetes Luxusteil wie die Handtasche Kelly von Hermès.

Wichtig ist, aus welchem Material ein Basic besteht. Wählen Sie vorzugsweise etwas Natürliches, etwa schönen Baumwollstoff, dickes Leder, achtfädigen Kaschmir oder einen matten Seidenstoff.

Auch der Schnitt ist wichtig, eher einfach, ohne Firlefanz, zweckmäßig. Ideal ist ein Basic-Schnitt, wenn Frauen jeden Alters ihn tragen können.

Manchmal bewerben die großen Modeunternehmen beispielsweise ihre neue Handtasche als Must-have. Denken Sie nur an die berühmten It-bags vor einigen Jahren! Ich würde sagen: »Wait and see«, in zehn bis 15 Jahren wissen wir mehr …

IN KÜRZE:
BASICS SIND KLEIDUNGSSTÜCKE,

- die ich **immer wieder kaufen** würde,
- in denen ich **Komplimente** bekomme,
- in denen ich mich **absolut wohlfühle,**
- die **farblich** zu fast allem **passen,**
- die **modeunabhängig** und zeitlos sind.

CHRISTELS
BASICS-LISTE

Sie werden feststellen, dass meine Basics eine Mischung aus preiswert und schick sind. Ich bin nicht »markenverrückt«, aber mit der Zeit habe ich in einige schöne Stücke investiert. Wenn Sie sie sich leisten können, ist das eine Investition fürs Leben!

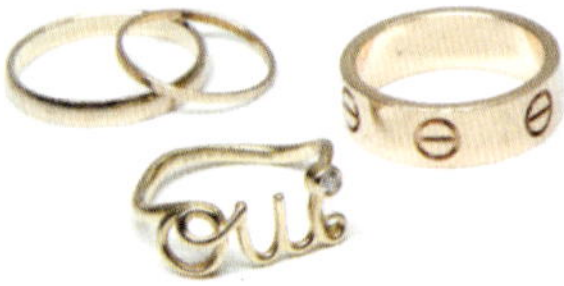

Accessoires

- Fliegerbrille (Aviator Ray-Ban)
- Große Sonnenbrille, Gläser nur leicht getönt (Isabel Marant oder auf Märkten)
- Dunkle Brille, Azetatgestell (Persol)
- Runde Herrenuhr mit Lederarmband (Patek Philippe oder die meines Mannes)
- Ringe, Armbänder und feine Ketten aus Gold (egal woher, aber einfach und minimalistisch und aus reinem Gold)
- Naturledergürtel mit Metallschnalle (Chloé oder Vintage-Style)
- Shopper (Vuitton oder aus Stoff)
- Minaudière (Olympia Le-Tan oder & Other Stories)
- Halstuch (Hermès oder Bandana, Vintage-Style)

Oberteile

- Cremefarbene, fließende Bluse (aus Seide von Equipment, aus Viskose von Zara)
- Weißes Baumwoll-T-Shirt mit rundem Ausschnitt (Prada oder Fruit of the Loom)
- Seidentop mit schmalen Trägern und Spitze (La Perla oder Etam)
- Weißes Männerhemd aus Baumwolle mit sehr feinen blauen Streifen (Dior Homme oder Uniqlo)
- Grau-meliertes Baumwoll-Sweatshirt (A.P.C. oder Asos)
- Marineblauer Kaschmirpulli mit V-Ausschnitt (Hermès oder Monoprix)
- Matrosenshirt aus Baumwolle (Isabel Marant Étoile oder Agnès B.)

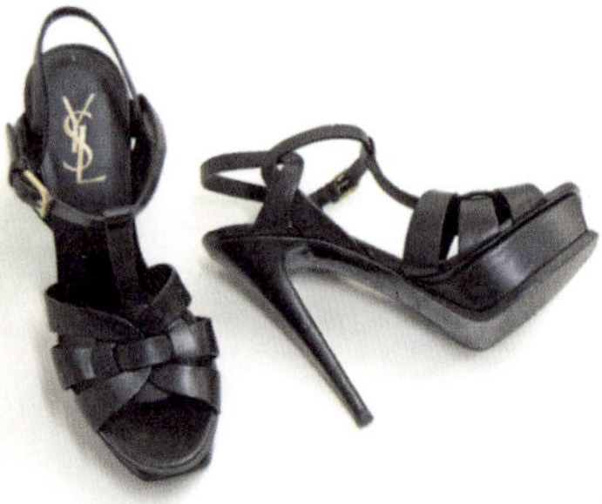

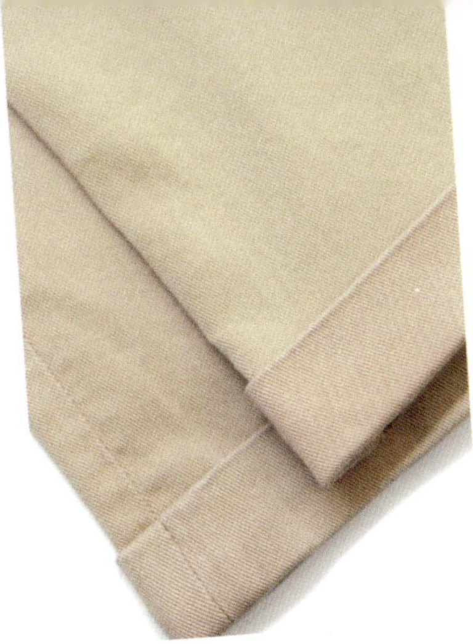

Röcke, Kleider

- Schwarzes Cocktailkleid (Victoria Beckham oder Zara)
- Hemdblusenkleid aus Baumwolle (A.P.C. oder Vintage-Style)
- Jeansrock (A.P.C. oder Levi's)

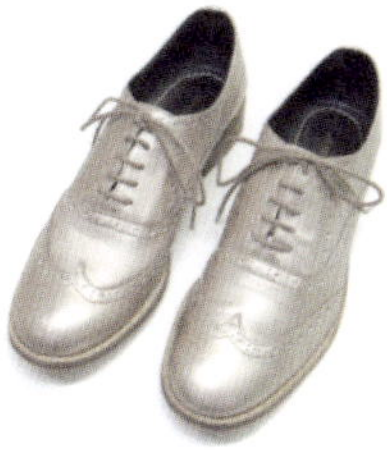

Schuhe

- Spitze Pumps mit 7-cm-Absatz, weit ausgeschnitten (Gianvito Rossi oder Asos)
- High Heels (Saint Laurent Tribute und sonst nichts)
- Derbys (Church's oder André)
- Ballerinas (Repetto oder Zara)
- Hohe Stoffsneakers (Converse und sonst nichts)

Außerdem

- Jumpsuit (Onesie) aus Baumwolle (A.P.C. oder Asos)
- Jeans-Shorts (Vintage-Style oder selbst abgeschnitten)

Hosen

- Bluejeans, gerader Schnitt, hohe Taille (Chloé oder Levi's)
- Hellgraue Skinny-Jeans (Cheap Monday oder H&M)
- Herrenbundfaltenhose aus Baumwoll- oder Wollstoff (Haider Ackermann oder Uniqlo)
- Chinohose aus Twill (Ralph Lauren oder Zara)

Jacken, Mäntel

- Herrenmantel aus festem, dickem Wollstoff, gerade geschnitten (Jil Sander oder Cos)
- Fließender, marineblauer Blazer (Pallas oder J. Crew)
- Lederjacke, körpernahe Form (Acne Studios oder Vintage-Style)
- Tabakfarbener Trenchcoat (Burberry oder Vintage-Style)

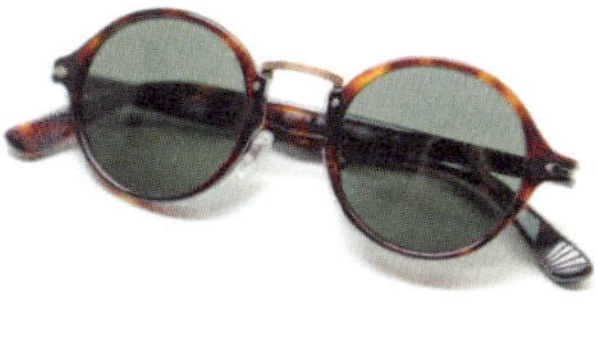

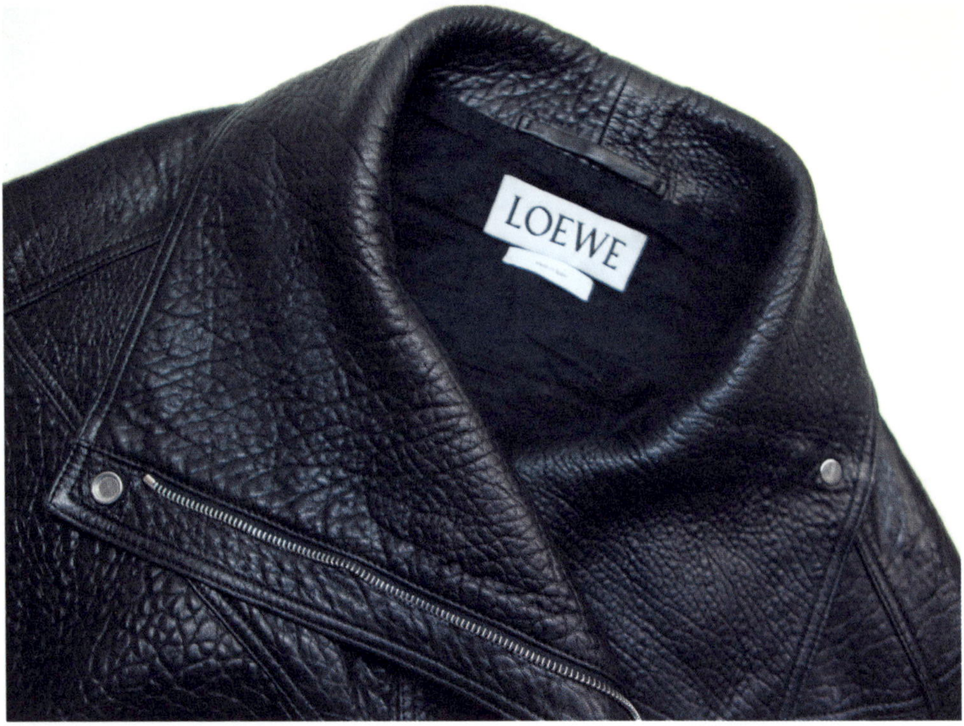

Kleiner Trick: Machen Sie es wie ich, fotografieren Sie Ihre Basics mit einer Polaroidkamera oder einem Smartphone. Bewahren Sie die Fotos auf oder kleben Sie sie in Ihren Kleiderschrank. So geraten sie nie in Vergessenheit.

TAG

04

Erstellen Sie nun Ihre eigene Liste!

POSTEN SIE FOTOS IHRER LIEBLINGSBASICS AUF

beautychallenge21

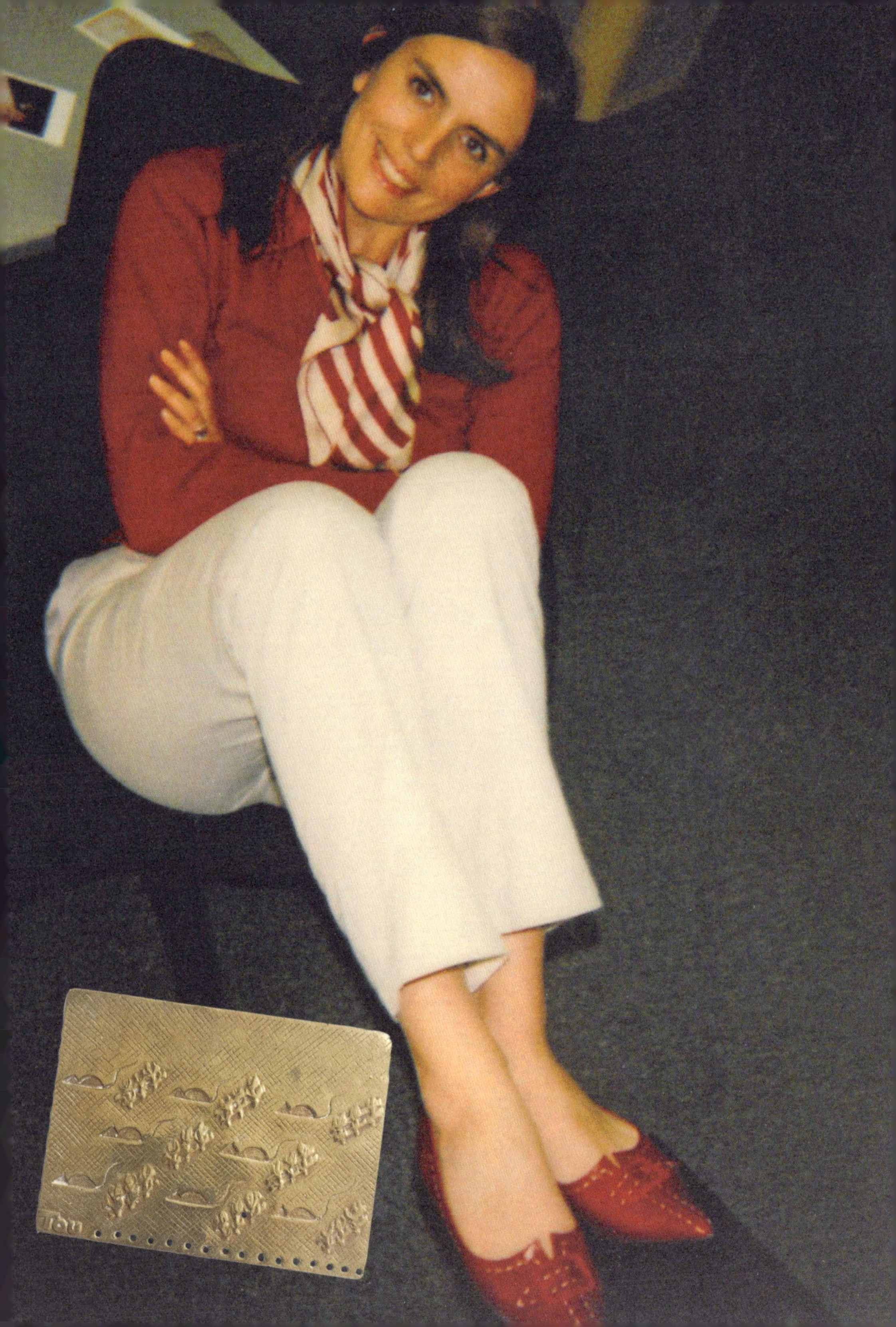

Priscille d'Orgeval

ALTER: 51 Jahre
BERUF: Modestylistin und -redakteurin
ERSTER JOB: Assistentin von Nicole Crassat[1]
IHR LIEBLINGSFOTO: Ein Männerporträt von August Sander
STERNZEICHEN: Zwillinge
BESONDERE KENNZEICHEN: Ich radele durch die Stadt.
SIE KÖNNEN NICHT LEBEN OHNE ... Tee
WAS GENIESSEN SIE BESONDERS? Am Seineufer an den Bouquinisten vorbeizuradeln
3 WICHTIGE TEILE AUS IHRER GARDEROBE: Ein altes Smokinghemd, eine A.P.C.-Jeans, Derbys von Church's
3 UNVERZICHTBARE KOSMETIKA: Eau Florale von Santa Maria Novella, Shampooing Crème Moelle de Bambou von Leonor Greyl und Eight Hour Cream von Elizabeth Arden
IHR PARFUM: Im Winter L'Heure Bleue von Guerlain und im Sommer Eau de Cologne Zagara von Santa Maria Novella
IHRE VORBILDER: Diane Keaton und Jerry Hall
IHRE BETTLEKTÜRE: *Snoopy* und Kochbücher
IHR GLÜCKSBRINGER: Zwölf feine Gold- und Silberarmreife, die ich seit 30 Jahren trage.
MEHR ODER WENIGER? Weder *less* noch *more, just enough for me.*
IHRE DEVISE: Lächeln, immer nur lächeln!
EIN RAT AN DIE LESERINNEN: Haben Sie Spaß!

Preiswerte oder schicke Basics? Preiswert
Lieber Männerhemd oder T-Shirt? Männerhemd
Lieber Jeans oder Bundfaltenhose? Jeans
Lieber Pumps oder Derbys? Derbys
Mit oder ohne Sonnenbrille? Mit
Niemals ohne ... Halstuch
Ihre Farbe? Himmelblau
Wo kaufen Sie Ihre Basics? Bei A.P.C., Uniqlo oder auf dem Flohmarkt

---

[1] Sehr angesehene Modestylistin. Sie hat viele Jahre bei der Zeitschrift *ELLE* gearbeitet und junge Modeschöpfer unterstützt, die berühmt geworden sind, z. B. Azzedine Alaïa und Jean Paul Gaultier.

TAG

05

EINE ÜBERSICHTLICHE

Garderobe

UND ORDNUNG IM KLEIDERSCHRANK

ICH TRENNE MICH FRÖHLICH VON ALLEM **ÜBERFLÜSSIGEN**

»Wie alle Frauen habe ich einen vollen Kleiderschrank und doch nie etwas anzuziehen. Letztendlich schlüpfe ich dann in meine Jeans.«

Cameron Diaz

Kommen wir nun zum eigentlichen Thema! Sie werden schon gemerkt haben, dass mit diesem Buch keine Illusionen verkauft werden sollen, sondern eine Verbindung zwischen Ihrer Realität und Ihren Modeträumen hergestellt werden soll. Ja, auch ein solcher Spagat ist durchaus möglich, man muss bloß mit den Grundlagen anfangen. Daher sollten Sie heute einmal Ihr »Ankleidezimmer« durchforsten.

So manche unter Ihnen wird sich nun sagen: »Aber ich besitze doch gar kein Ankleidezimmer, sondern nur einen zu kleinen Schrank, in den ich meine Klamotten stopfe. « Ich versichere Ihnen, ich auch nicht, und ich kenne auch nur wenige Frauen aus der Modebranche, die ein Ankleidezimmer ihr Eigen nennen.

Muss man sich deshalb aber gleich von der Idee verabschieden, ein Ankleidezimmer wie Carrie Bradshaw in *Sex and the City* zu besitzen?

Dieses mysteriöse Zimmer, eine regelrechte Höhle des Ali Baba der Mode, ist in Wirklichkeit nur ein symbolischer Ort für eine Frau. Das Ankleidezimmer ist so etwas wie das Boudoir im 18. Jahrhundert, das der Marquis de Sade in seinem Werk *Die Philosophie im Boudoir* sehr anschaulich beschrieben hat: ein Ort ganz bestimmter Gewohnheiten und mit Möbeln, Frisierkommode, Spiegel und Schubladen voller kleiner Geheimnisse, die wir gern für uns behalten möchten.

Ob Sie nun nur über einen einfachen Kleiderschrank oder tatsächlich über ein Ankleidezimmer verfügen, das Unterfangen bleibt dasselbe: sich einen Ort ausschließlich für sich selbst zu schaffen, so klein er auch sein mag.

Es versteht sich von selbst, dass diejenigen unter Ihnen, die nicht einmal über eine eigene Ecke im Kleiderschrank und eine Schublade ganz für sich allein verfügen, im Familienleben dringend neue Regeln aufstellen sollten! Ich schätze das Zusammenleben mit meinem Partner und meinen drei Kindern sehr, aber alles hat seine Grenzen. Mir gefällt die Idee, mein eigenes Reich zu haben, sonst hätte ich Schwierigkeiten, mein Frausein zu bewahren.

NUN SIND **SIE** DRAN!

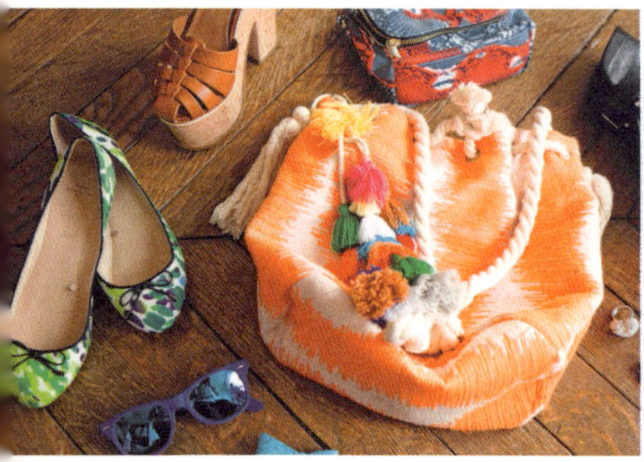

1 **AUSRÄUMEN:** HÄUTUNG

Meine Methode, mein »Ankleidezimmer« auszumisten, ist recht einfach, und es gibt nur diese eine: ausräumen, aussortieren, wieder einräumen. Ich weiß, es ist mitunter schmerzhaft, alte, liebgewonnene Kleidungsstücke wegzugeben. Aber seien wir ehrlich, wie oft stehen Sie morgens vor dem Kleiderschrank und verzweifeln: *Ich habe nichts mehr anzuziehen!*

Gut, letztendlich findet man immer ein passendes Kleidungsstück, aber nach dem endlosen Suchen ist man genervt und hat viel Zeit verloren.

Das gilt es zu vermeiden: Morgens sind wir noch nicht ganz wach. Und dann sollen wir schon in der Lage sein, Oberteil und Schuhe zu finden, die zur Hose passen, und das Ganze in einem Sammelsurium von Klamotten, von denen wir manchmal nicht mal mehr wissen, ob sie frisch gewaschen und gebügelt sind oder nicht: *Mission impossible!*

Heute nehmen wir uns daher die Zeit und die Muße, Tabula rasa zu machen mit unseren schlechten Angewohnheiten, um dem »Chaos im Ankleidezimmer« den Garaus zu machen.

Räumen Sie Ihren Kleiderschrank aus. Jawohl, ausräumen! Und zwar vollständig! Legen Sie alle Kleidungsstücke und Accessoires auf Ihr Bett. Keine Bange, wir sehen sie alle durch.

2 **AUFFRISCHUNG:** VERJÜNGUNG, INDIVIDUELLE GESTALTUNG

Bevor wir nun sortieren, werfen wir erst einmal einen Blick auf die leeren Schränke. Wir möbeln sie etwas auf und verwandeln sie in einen angenehmen Wohlfühlort. Es ist an der Zeit, unser »Ankleidezimmer« kostengünstig zu erneuern.

Investieren Sie in Holzbügel – die Kleidung bleibt besser in Form als auf Plastik- oder Metallbügeln –, in zueinander passende Schachteln unterschiedlicher Größe, verkleiden Sie die Schrankwände mit Stoff oder Papier oder streichen Sie sie in eben der wundervollen Farbe, die Ihr Partner fürs Wohnzimmer abgelehnt hat.

Kurzum, dieser Ort gehört Ihnen ganz allein: Ergreifen Sie von ihm Besitz, tun Sie sich etwas Gutes, beduften Sie ihn beispielsweise mit ätherischen Ölen oder pinnen Sie Ihre Lieblingsbilder oder Ihr *Moodboard* hinein. Persönlich haben mir die Spind-Innenwände voller Bilder und kleinen Notizen von Schülerinnen in amerikanischen Filmen immer besonders gut gefallen. Operation Renovierung »Ankleidezimmer«: *Mission completed!*

»DAS SCHÖNSTE KLEIDUNGSSTÜCK EINER FRAU SIND DIE ARME DES MANNES, DEN SIE LIEBT. ABER FÜR DIEJENIGEN, DIE DIESES GLÜCK NICHT HABEN, BIN ICH DA.«

YVES SAINT LAURENT

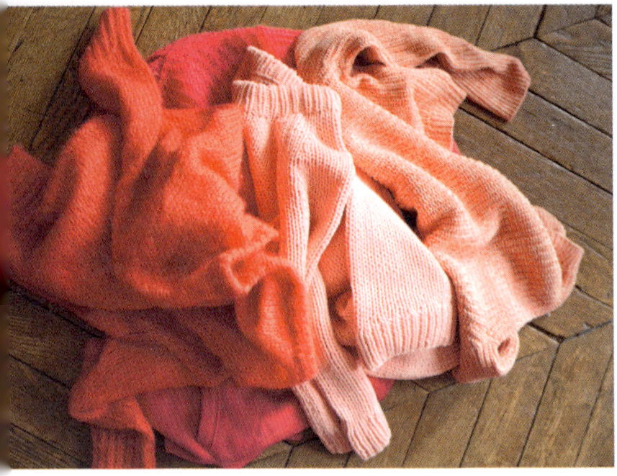

Ähnlich wie Karl Lagerfeld sind große Stylisten und Designer ihrem Look meistens sehr treu, bis hin zu einer Art Uniform mit hohem Wiedererkennungwert. Genau das ist unsere Absicht!

Aber wir sind noch nicht fertig, jetzt sortieren wir nämlich die Kleidungsstücke aus, die zum »Aufpimpen« zu alt sind oder schon längere Zeit zu klein. Mal ehrlich, seit wann haben Sie die Hose in Größe 34 nicht mehr getragen? Seit Sommer 2005? Okay, weg damit! Eine weitere Altersregel lautet: Was Sie in den letzten drei Jahren nicht angezogen haben, werden Sie im folgenden Jahr höchstwahrscheinlich auch nicht tragen.

Ähnlich bitter ist das Schicksal der Jacke, die zwar schick ist und günstig im Ausverkauf gekauft wurde, aber zu klein – mit der Idee: »Im Frühjahr mache ich auf jeden Fall eine Diät …« Ab in den Altkleidersack damit! Und sollten Sie wirklich bis zum nächsten Frühjahr abgenommen haben, haben Sie sich damit wahrlich eine neue Jacke in Ihrer Größe verdient.

Einzige Ausnahme von diesen Regeln macht das wunderschöne Teil, das Ihrer Meinung nach ganz bald wieder modern ist. Erfahrungsgemäß kommt das zwar fast nie vor, aber *eine* Ausnahme dürfen Sie machen.

3 OPERATION **WENIGER IST MEHR:** PLANUNG UND ENTSORGUNG

Sortieren wir nun unsere Garderobe, damit wir einen besseren Überblick haben.

Dafür ordnen wir zunächst alle Kleidungsstücke nach Farbtönen, dann machen wir das Gleiche mit den Accessoires.

Dabei bilden logischerweise die dominanten Farben die höchsten Stapel. Ich habe einen Menge Zeug in Rosa – meine absolute Lieblingsfarbe –, einiges in Jeansblau, Weiß, Marineblau, Grau und Schwarz: Bis hierhin ist alles gut. Merkwürdig, dass dieser grüne Pulli sich nirgendwo eingliedern mag!

Sie merken gewiss schon, worauf ich hinauswill. Außer, wenn er als knalliges Accessoire ein etwas eintöniges Outfit aufpeppen soll, ist es nun Zeit, diesen »Alien« aus Ihrer Garderobe zu entfernen. Diese unmöglichen Teile, an denen man irrigerweise mitunter besonders hängt, sind in Wahrheit doch nur Unruhestifter, die den Blick aufs Wesentliche verstellen.

Es steht Ihnen frei, sie zu verschenken, zu spenden oder zu verkaufen; Hauptsache, sie kommen weg! Man kann es nicht oft genug sagen: *Weniger ist mehr.*

Unser Ziel besteht darin, nur die Stücke zu behalten, die zueinander passen. Und schon sind wir viel stilsicherer und sparen obendrein Geld und Zeit!

4 **AUS ALT MACH NEU:** PFLEGE UND REPARATUR

Sie denken, jetzt sei der Moment gekommen, alles schön ordentlich wieder einzuräumen … Oh, nein, das wäre nun doch zu einfach.

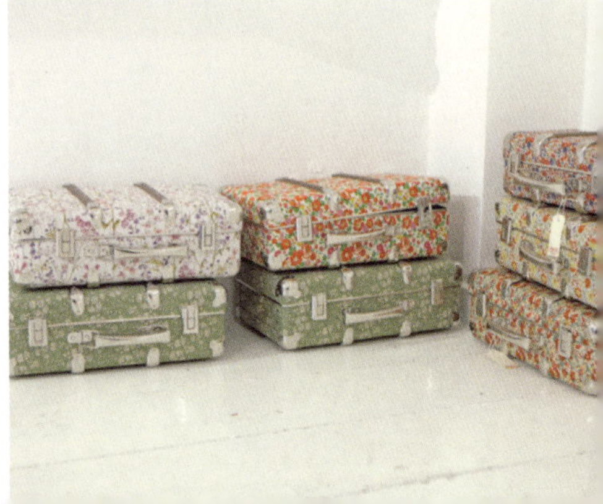

HILFSMITTEL, TIPPS UND TRICKS FÜR **MEHR ORDNUNG** IM SCHRANK

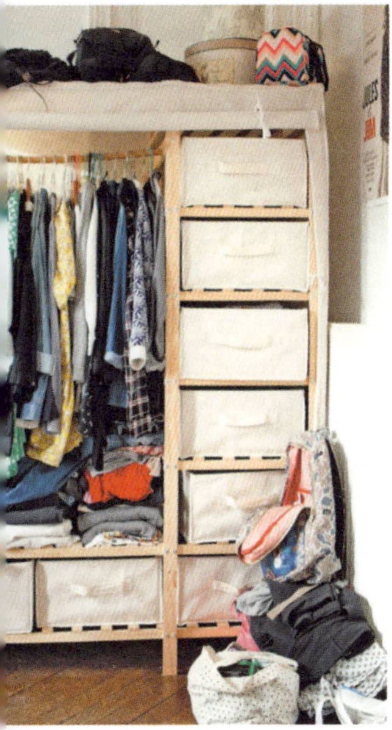

- Sack zum **Aussortieren**
- Bunter Stoff, **Fotos**, Farbe, Post-its, Ihr *Moodboard* – alles, was Ihnen zum individuellen Aufpeppen Ihres Kleiderschrankes gefällt
- Einheitliche **Holzbügel**
- **Schutzhüllen** für empfindliche Kleidung
- Bügeleisen oder **Dampfglätter**
- **Nähzeug**

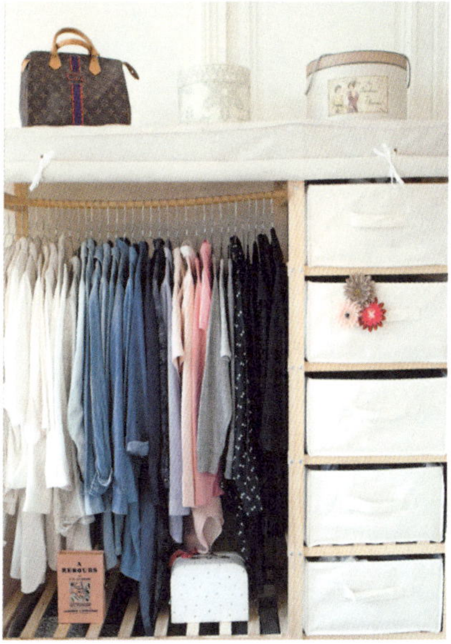

Schauen wir uns die verbliebenen Teile noch einmal genauer an.

Sie haben nur das Beste von Ihrer Garderobe behalten. Diese auserwählten Stücke haben ein wenig Pflege verdient. Nähen Sie lose Knöpfe an, kaufen Sie Schutzhüllen für die Jacken, rasieren Sie das Pilling vom Kaschmirpulli, bügeln Sie die leicht knitterige Leinenhose auf. Häufig wird vergessen, dass Bügeln eine wahre Kunst ist und so manches Kleidungsstück retten kann. Wenn Sie es nicht können oder keine Zeit dazu haben, ist die Reinigung eine hervorragende Alternative.

Jeder Stylist wird Ihnen sagen, dass es aufs Detail ankommt, aber dazu kommen wir später noch. In Zeiten übermäßigen Konsums macht weniger zu kaufen und die Kleidung zu pflegen den kleinen, aber feinen Unterschied aus.

FERTIG AUFGERÄUMT:
ZEIGEN SIE UNS EIN FOTO VOM ERGEBNIS!
 # beautychallenge21

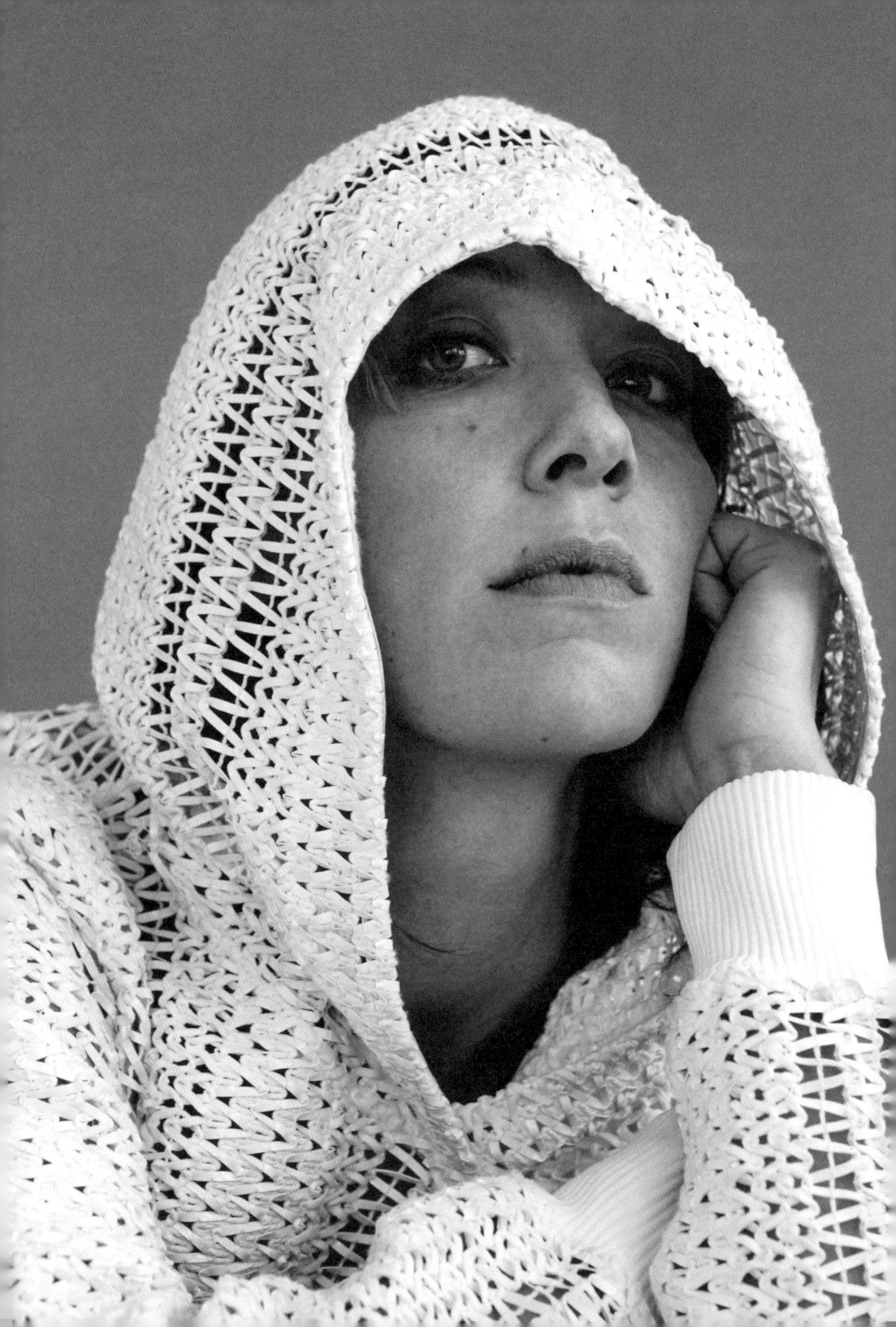

Johanna Senyk

ALTER: 34 Jahre
BERUF: Designer und Artdirector für Wanda Nylon
ERSTER JOB: Fotostylistin
IHR LIEBLINGSFOTO: Als ich als kleines Mädchen in Polen eine Kuh gemolken habe
STERNZEICHEN: Unbekannt
BESONDERE KENNZEICHEN: Sehr feinfühlig
SIE KÖNNEN NICHT LEBEN OHNE ... Lachen, Tanzen, Kreativität, Singen ... Liebe
WAS GENIESSEN SIE BESONDERS? Zeit zum Wertschätzen zu haben
3 WICHTIGE TEILE AUS IHRER GARDEROBE: Schwarzer Vinyltrenchcoat von Wanda Nylon, Vintage-Smoking von Yves Saint Laurent, Lamékleid im Vintage-Style
3 UNVERZICHTBARE KOSMETIKA: Crème hydratante au Concombre von Sisley, Touche Éclat von Yves Saint Laurent (ohne gehe ich nicht nach draußen) und Benetint Cheek & Lip Stain von Benefit
IHR PARFUM: Shams Oud von Memo
IHRE VORBILDER: Ich habe keins. Mir ist nicht wohl bei diesem Wort. Leute, die ich kenne, mein nahes Umfeld, inspirieren mich mehr.
IHRE BETTLEKTÜRE: *Reise ans Ende der Nacht* von Céline
IHR GLÜCKSBRINGER: Ich bin nicht abergläubisch.
MEHR ODER WENIGER? Mehr natürlich, weniger ist langweilig.
IHRE DEVISE: *Free the nipples!*
EIN RAT AN DIE LESERINNEN: Schönheit kommt von innen.

Besitzen Sie ein echtes Ankleidezimmer? Ja, ich habe dieses Glück. In unserem Haus teile ich mir mit meinem Mann ein ganzes Zimmer dafür. Das ist ein Traum: Die Wände sind mit Wildleder verkleidet, und es hat Spiegeltüren.

Ist Ihr Ankleidezimmer ordentlich? Nicht wirklich, dazu fehlt mir die Zeit. Ich bin morgens immer derart in Eile, dass ich dort sofort Chaos anrichte.

Sollte man eher sammeln oder regelmäßig aussortieren und nur das Wesentliche behalten? Ich sortiere regelmäßig aus, sonst würde das Ankleidezimmer aus allen Nähten platzen.

Welche Grundregeln gelten für Ihre Garderobe? Ich habe Basics, die man anziehen kann, ohne zu überlegen. Im Moment befinde ich mich in der Hosenanzugphase, ich zeichne Hosenanzüge und trage sie ständig. Man steigt hinein und fertig! Man muss nichts kombinieren. Tagsüber mit flachen Schuhen, abends reichen etwas Lippenstift und die unter dem Schreibtisch versteckten hohen Schuhe.

Haben Sie »Aliens« in Ihrem Ankleidezimmer? Unmengen. Ich bin ziemlich wagemutig.

Neu oder Vintage? Auf jeden Fall Vintage

Günstig oder schick? Günstig *und* schick! Das ist der Trick.

Wer sagt die Wahrheit, der Spiegel oder die Blicke der anderen? Der Blick, mit dem ich mich je nach Laune und Müdigkeit betrachte. Was die anderen denken, ist mir egal.

TAG

06

ICH NEHME MEINE

Haut

UNTER DIE LUPE

MEINE TÄGLICHE PFLEGEROUTINE

DAS **GEHEIMNIS** SCHÖNER **HAUT**

»Es gibt nichts Feineres, Sanfteres, Schöneres als die Haut einer hübschen Frau.«

Anatole France

In diesem Kapitel befassen wir uns mit einem der empfindlichsten Punkte aller Frauen: der Haut.

Diskussionen über das Aussehen der Haut gibt es immer wieder unter Freundinnen, es fängt mit der Akne bei jungen Mädchen an, einige Jahre später möchte man auch am Morgen nach durchfeierten Nächten oder nach anstrengenden Arbeitstagen gern noch taufrisch aussehen. Und das Ganze gipfelt dann schließlich in einem großen Lamento über Falten und andere Spuren der Zeit.

Glauben Sie mir, auch Models beschäftigen sich sehr mit dieser Frage; Sie wären überrascht, wie viele von ihnen nur auf dem Cover einer Modezeitschrift so makellos aussehen!

Diese Sorgen sind keinesfalls belanglos, sondern durchaus gerechtfertigt, wenn man bedenkt, dass unsere Haut flächenmäßig das größte Organ unseres Körpers ist.

Über sie ertasten und empfinden wir unsere Umwelt: Sie ist unser schützender Mantel, einerseits empfänglich für sanfte Zärtlichkeit, andererseits rüden Einflüssen von außen wie Kälte, Sonne oder Verletzungen ausgesetzt. Daher müssen wir unsere Schutzhülle, über die wir uns ja nach außen abgrenzen, besonders sorgfältig pflegen.

Sie würden ja auch nicht auf den Gedanken kommen, aus dem Haus zu gehen, ohne die Zähne geputzt oder geduscht zu haben, nicht wahr? Das gilt auch für Ihre Haut, sie muss gereinigt werden. Oft denken wir erst über Hautpflege nach, wenn sich die ersten Spuren der Zeit bemerkbar machen, und das ist ein fataler Fehler. Die Haut hat ein gutes Gedächtnis und trägt Sünden aus der Vergangenheit nach.

KEINE SORGE, DAS GEHEIMNIS MAKELLOSER HAUT KANN MAN LÜFTEN. ES BERUHT AUF EINER GOLDENEN REGEL: REGELMÄSSIGE PFLEGE.

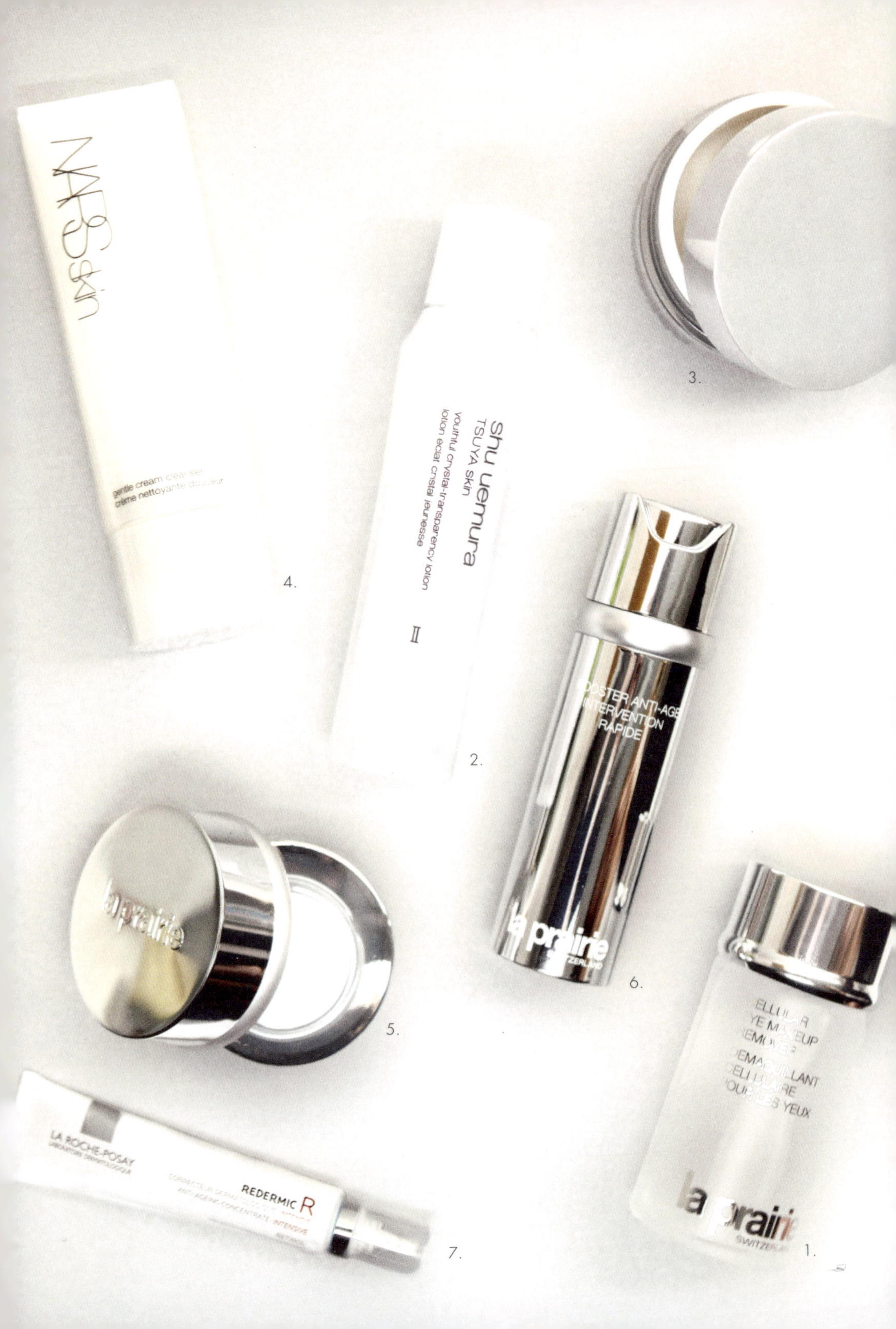
NARS skin
gentle cream cleanser
crème nettoyante douceur
4.
shu uemura
TSUYA skin
youthful crystal-transparency lotion
lotion éclat cristal jeunesse
II
2.
3.
la prairie
5.
la prairie
6.
LA ROCHE-POSAY
REDERMIC R
7.
la prairie
1.

LERNEN SIE IHREN **HAUTTYP** KENNEN

NORMALE HAUT (links)
Sie zeichnet sich aus durch eine gleichmäßige Hautfarbe ohne sichtbare Makel und Ermüdungserscheinungen, sie wirkt frisch.

1. Augen-Make-up-Entferner von La Prairie
2. Hautlotion von Shu Uemura
3. Feuchtigkeitscreme von Sensaï
4. Sanfter Gesichtsreiniger von Nars Skin
5. Anti-Aging-Gesichtscreme von La Prairie
6. Anti-Aging-Gel von La Prairie
7. Korrigierendes Anti-Aging-Serum von La Roche-Posay

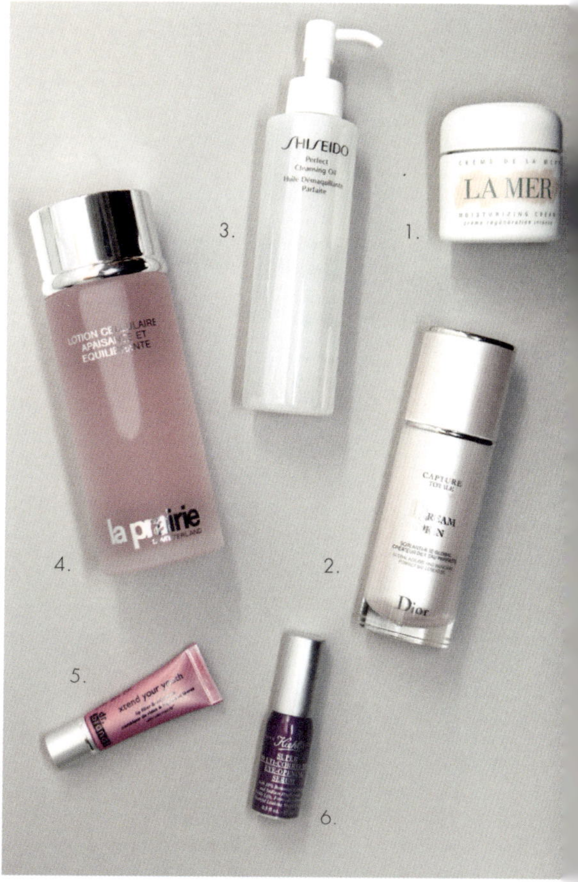

TROCKENE UND
EMPFINDLICHE HAUT (rechts)
Sie ist nicht sehr geschmeidig, teilweise gerötet, sehr dünn, anfällig für Flecken und Allergien, empfindlich gegen äußere Einflüsse.

1. Reichhaltige Gesichtscreme von La Mer
2. Globale Anti-Aging-Pflege von Dior
3. Reinigungsöl von Shiseido
4. Ultra-Feuchtigkeitslotion von La Prairie
5. Lippenbalsam von Dr. Brandt
6. Feuchtigkeitsspendendes Augenserum von Kiehl's

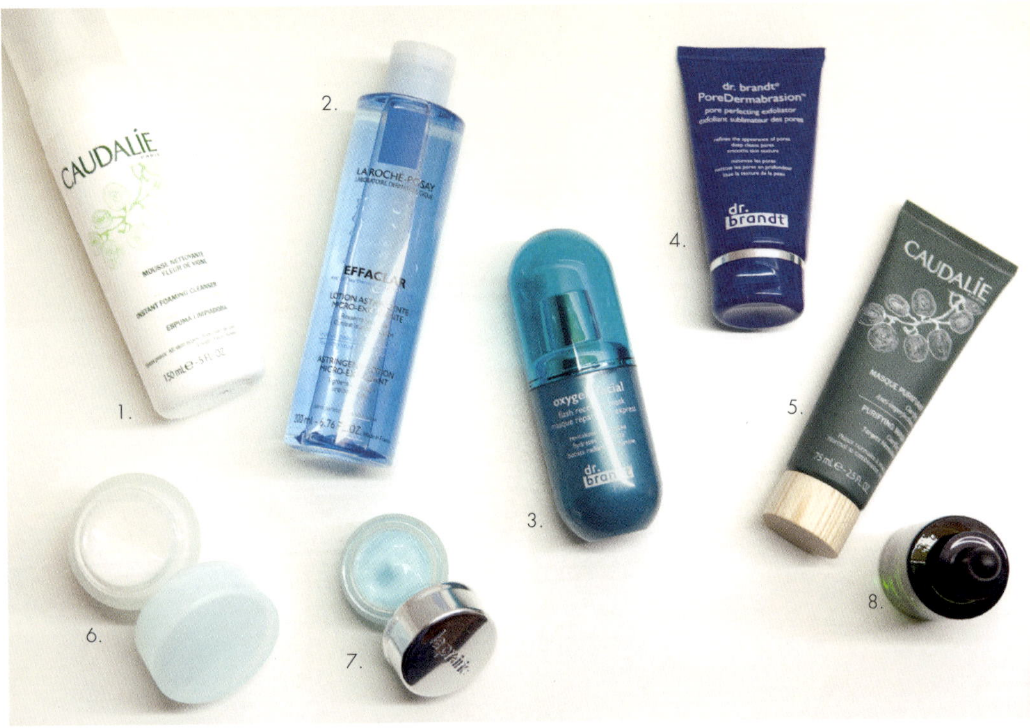

MISCH- UND FETTIGE HAUT (oben)

Mischhaut ist nicht homogen und hat vor allem in der T-Zone teils normale, teils trockenere oder fettigere Bereiche. Fettige Haut ist einheitlich dick und glänzt.

1. Reinigungsschaum von Caudalie
2. Porenverfeinernde Lotion für fettige Haut von La Roche-Posay
3. Sauerstoffkur von Dr. Brandt
4. Peeling von Dr. Brandt
5. Klärende Maske von Caudalie
6. Feuchtigkeitsspendende Gesichtscreme von Shiseido
7. Revitalisierendes Augengel von La Prairie
8. Reinigendes Nachtöl von Caudalie

REIFE HAUT (rechts)

Über 50-Jährige aller Hauttypen, ob nun mit trockener, normaler, Misch- oder fettiger Haut, benötigen mehr Pflege als früher.

1. Leichte, mit Gold versetzte perfektionierende Pflege von La Prairie
2. Anti-Falten-Gesichtscreme von Kiehl's
3. Anti-Falten-Creme von Yves Saint Laurent
4. Langanhaltender Lippenstift von Dior
5. Reinigungsöl von Shu Uemura
6. Softener für reife Haut von Shiseido
7. Parfum von Caudalie

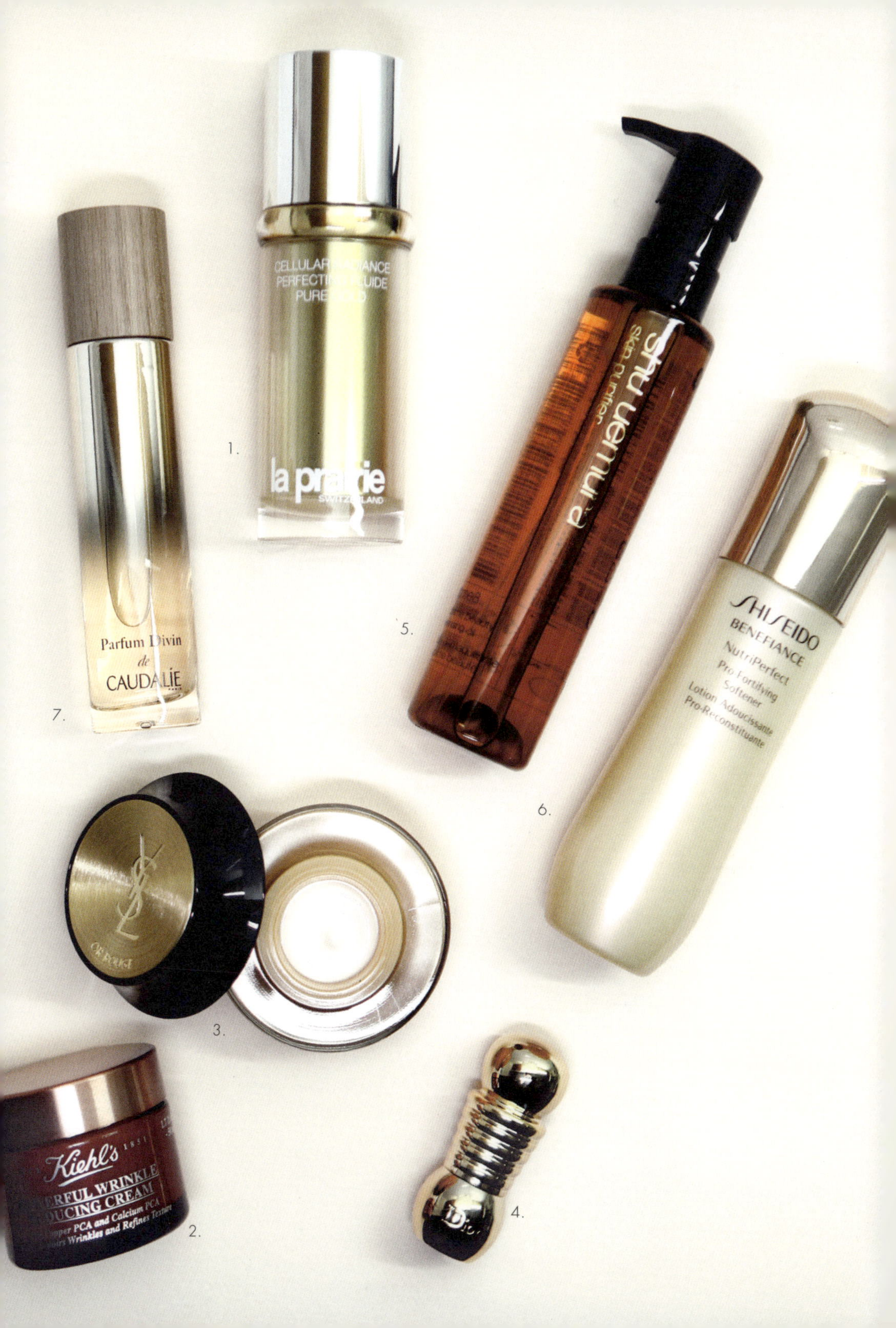
1.
SWITZERLAND
Parfum Divin
de
CAUDALIE
7.
skin purifier
shu uemura
5.
SHISEIDO
BENEFIANCE
NutriPerfect
Pro-Fortifying
Softener
Lotion Adoucissante
Pro-Reconstituante
6.
3.
Kiehl's
1851
2.
Dior
4.

UNVERZICHTBARE **PFLEGE**

Das Geheimnis frischer, strahlender Haut beruht auf drei einfachen Behandlungen:

- REINIGUNG
- STRAFFUNG
- VERSORGUNG MIT FEUCHTIGKEIT

Aber Vorsicht, wir haben unterschiedliche Hauttypen, und jeder verlangt eine andere Pflege.

1 HAUTREINIGUNG

Es gibt viele Ursachen für die Verschmutzung unserer Haut: Umweltverschmutzung, Staub, Schweiß, Make-up-Reste, Bakterien. All diese Stoffe legen sich auf die Haut. Man kann sie zwar mit bloßem Auge nicht immer erkennen, aber sie lassen die Haut auf Dauer stumpf werden.

Es ist also wichtig, sie MORGENS und ABENDS zu reinigen. Auch ich habe dazu keinesfalls immer Lust, aber Sie werden überrascht sein, wie Disziplin hier wirkt.

Nach der korrekten Reinigung kann Ihre Haut besser atmen, ist strahlender, weicher und straffer.

Auf dem Markt gibt es für alle Hauttypen zahlreiche Reinigungsprodukte mit unterschiedlicher Textur (Milch, Öl, Schaum oder Gel). Suchen Sie sich aus, was Ihnen am besten gefällt.

Zum Schluss möchte ich noch auf Gesichtsreinigungstücher zu sprechen kommen. Sie passen zwar scheinbar gut zu unserem heutigen Lebensstil, sollten aber dennoch nur gelegentlich zum Einsatz kommen. Natürlich ist es immer noch besser, ein Reinigungstuch zu verwenden, als sich gar nicht abzuschminken, wenn man abends sehr spät nach Hause kommt oder wenn man sich unterwegs nach- oder neu schminken möchte. Diese Tücher reinigen jedoch nicht porentief, es bleiben stets Rückstände auf der Haut – sie ersetzen also keinesfalls die erforderliche gründliche Reinigung.

2 HAUTSTRAFFUNG

Da bin ich ganz ehrlich, ich habe lange gebraucht, um zu verstehen, wozu ein *Tonikum* dient, ja, habe es für überflüssig gehalten. Seit ich aber das Tonikum in meine alltägliche Hautpflege integriert habe, sehe ich, dass es nicht nur nützlich ist, sondern auch sehr effektiv wirkt. Ein Tonikum ergänzt die Tiefenreinigung auf ideale Weise. Es entfernt auch die letzten Rückstände, reguliert den pH-Wert, wirkt revitalisierend und macht die Haut aufnahmebereiter für die folgende Pflege.

Mir ist durchaus bewusst, dass diese beiden Hautpflegeschritte lästig sind und nur mit viel Disziplin in die Alltagsroutine aufgenommen werden können. Aber ohne diese Maßnahme brauchen Sie erst gar keine Feuchtigkeitscreme aufzutragen, so teuer diese auch sein mag.

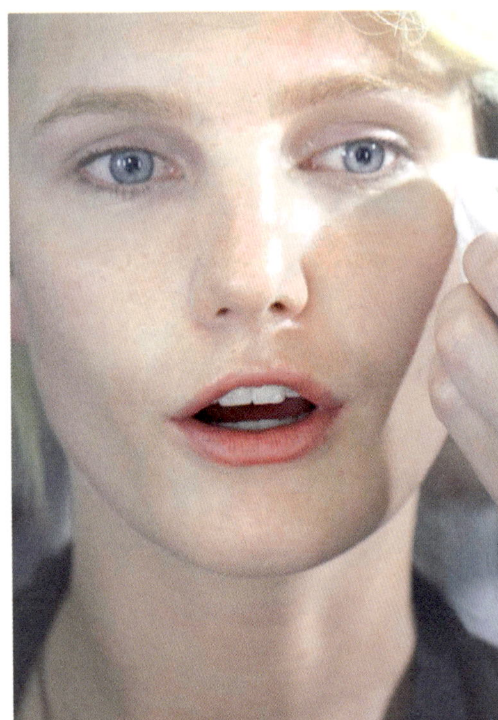

Anmari Botha, IMG Models

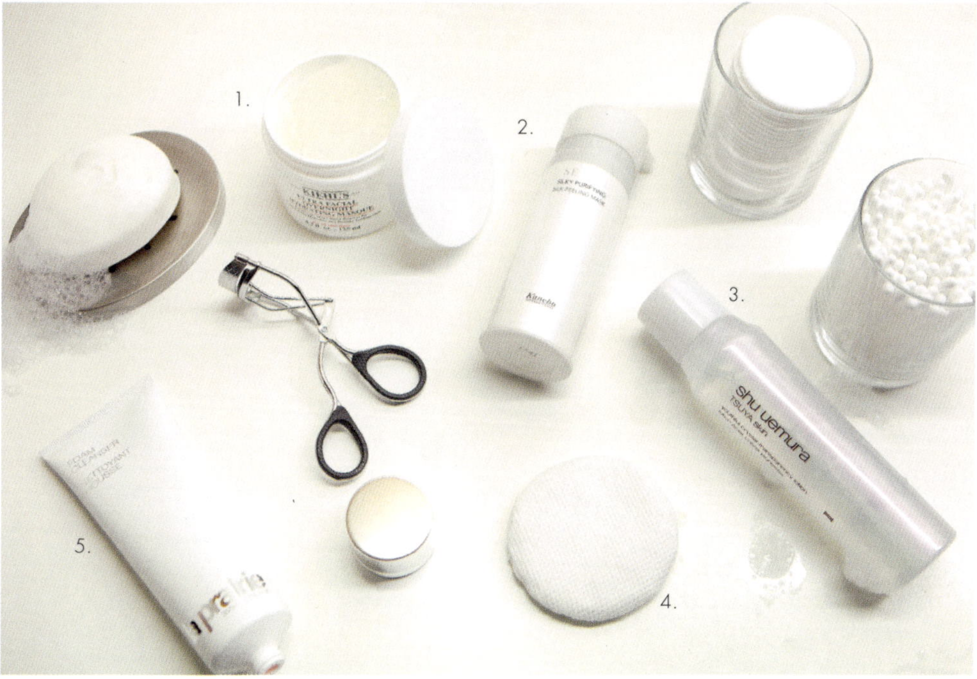

3 VERSORGUNG MIT **FEUCHTIGKEIT**

Wie bei den Reinigungsprodukten ist die Auswahl an Feuchtigkeitsspendern in Drogerien, Parfümerien und Apotheken enorm groß. Die Texturen variieren von eher flüssig bis fest, und es gibt viele innovative Produkte mit vielversprechenden Formeln. Feuchtigkeitscreme ist das beste Antifaltenmittel, sie versorgt die Hautoberfläche primär mit Wasser – woraus unsere Haut zu zwei Dritteln besteht – und schützt die Haut so vor Austrocknung. Sie wehrt die alltäglichen schädlichen äußeren Einflüsse ab. Eine optimal mit Feuchtigkeit versorgte Haut bleibt länger jung und geschmeidig. Idealerweise sollte eine solche Creme morgens und abends aufgetragen werden. Außerdem sollten Sie nie vergessen, dass Sie Ihre Haut auch von innen vor Austrocknung schützen können: täglich ausreichend Wasser trinken – mindestens 1,5 Liter.

ZUSATZBEHANDLUNGEN

4 PEELING

Dies ist die wöchentliche Zusatzpflege zur *täglichen Routine*. Mit dem Peeling sollen abgestorbene Hautzellen entfernt werden, die Ihre Haut verstopfen und stumpf wirken lassen. Wo liegt nun tatsächlich der Vorteil? Ihre Haut ist nach dem Peeling

- strahlender,
- im Aussehen weicher,
- weniger anfällig für Falten und Fältchen,
- vorbereitet auf weitere Behandlungen jeglicher Art.

1. Feuchtigkeitsmaske für die Nacht von Kiehl's
2. Peelingmaske von Sensaï
3. Körperlotion von Shu Uemura
4. Reinigungspads von Shiseido
5. Reinigungsschaum von La Prairie

5 MICRODERMABRASION

Bis vor einigen Jahren wurde die Microdermabrasion ausschließlich in Kosmetikstudios durchgeführt. Dr. Brandt war einer der ersten, die diese Methode auch für zu Hause anboten. Es handelt sich hier um eine Art Supertiefenpeeling. Die Microdermabrasion unterstützt das Entfernen von Flecken, Narben, Aknespuren und Fältchen. Sie wird mit kleinsten Aluminiumoxidkristallen durchgeführt, die die Haut regelrecht abschleifen. Bei empfindlicher oder sehr trockener Haut, bei starker Akne sowie in der Schwangerschaft sollte man auf diese Maßnahme allerdings besser verzichten. Nach der Behandlung wird feuchtigkeitsspendende Creme mit hohem Sonnenschutzfaktor aufgetragen, damit die Haut sich wieder beruhigt. Zusätzlich sollte man die Sonne drei Tage lang strikt meiden.

UNVERZICHTBARE PRODUKTE

1 ANTIOXIDANTIEN

Antioxidantien schützen vor freien Radikalen und vor der Umweltverschmutzung – und damit auch vor vorzeitiger Hautalterung.

Unsere Haut nimmt Antioxidantien auf ganz natürlichem Wege auf, mit einer gesunden Ernährung können wir diesen Prozess unterstützen und unseren Haushalt an Radikalenfängern erhöhen.

Ein Apfel beispielsweise enthält Vitamin A (Retinol), das die Produktion von Kollagen anregt, und Vitamin C, das die Haut zum Strahlen bringt.

2 SERUM UND MASKE

Serum und Maske verstärken die Wirkung der Pflege, die Sie Ihrer Haut täglich angedeihen lassen.

Warum nun ein Serum benutzen? Anders als eine Creme, die nur in die oberen Hautschichten eindringt, ist ein Serum konzentrierter und durch die gelartige Konsistenz entfalten sich die Wirkstoffe eher in tieferen Hautschichten. Es wirkt wie ein Booster für die tägliche Pflege.

Warum eine Maske auftragen? Eine Maske unterstützt die spezifische Pflegewirkung als eine Art wöchentliche Belohnung für Ihre Haut. Sie ist gehaltvoller als Ihre tägliche Routinepflege, eine »liebevolle Hinwendung« zu Ihrer Haut. Einem magischen Ritual gleich tragen Sie an einem bestimmten Abend in der Woche nach einem entspannenden Bad eine Maske auf.

3 AUGENKONTURPFLEGE UND LIPPENBALSAM

Die Haut unter den Augen und die Lippen sind die beiden empfindlichsten Zonen in unserem Gesicht, dort ist die Haut am dünnsten und dort macht sich die Hautalterung als Erstes bemerkbar. Dennoch werden diese Zonen bei der Pflege häufig sogar ausgespart. Dabei benötigen sie ganz spezifische Pflege. Und pflegen sollte man sie, bevor sich die ersten Falten zeigen.

Die Augenkonturen: Gele wirken erfrischend und sind empfehlenswert bei verquollenen Augen, Cremes behandeln Fältchen, andere Produkte helfen bei Ringen unter den Augen.

Lippenbalsam: Bei täglichem Einsatz wirkt er senkrechten Falten an der Oberlippe entgegen und beugt allgemein rissigen und trockenen Lippen vor.

WAS DER HAUT SCHADET

Wir alle besitzen ein genetisches Erbe, an dem wir nichts ändern können. Mit guter täglicher Pflege können wir gute Anlagen am besten bewahren.

Daneben müssen wir uns jedoch der Tatsache bewusst sein, dass unser Lebensstil einen enormen Einfluss auf die Entwicklung unseres »Kapitals Haut« hat, im

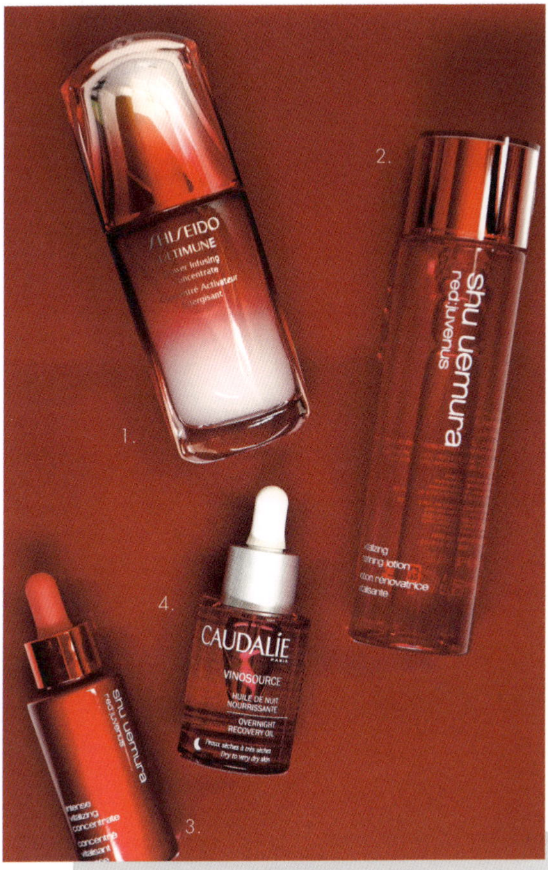

positiven wie im negativen Sinne. Folgende Faktoren sind weitgehend zu vermeiden, wenn unser Teint frisch und die Haut straff bleiben soll:

- SONNENEINSTRAHLUNG
- TABAKGENUSS
- ALKOHOLGENUSS
- SCHLAFMANGEL
- UMWELTVERSCHMUTZUNG

Produkte, die vor äußeren Einflüssen schützen:
1. Gesichtsserum von Shiseido
2. Vitalisierendes Tonikum von Shu Uemura
3. Vitalisierende Hautpflege von Shu Uemura
4. Nährendes Nachtöl von Caudalie

FÜR **PERFEKTE HAUT**:

ZWEIMAL TÄGLICH
- Ich **reinige** meine Haut morgens und abends.
- Ich verwende ein **Tonikum**.
- Ich trage **Feuchtigkeitscreme** auf.

EINMAL WÖCHENTLICH
- Ich mache ein **Peeling**.
- Ich trage eine **feuchtigkeitsspendende** Maske auf.

WELCHE KOSMETIKPRODUKTE GEFALLEN IHNEN BESONDERS GUT?
 # beautychallenge21

01 02 03 04 05 06 07 08 09 10 11 12 13 14 15 16 17 18 19 20 21

Être belle, c'est être amoureuse, se démaquiller, hydrater sa peau et avoir les cheveux brillants !

Mathilde Thomas

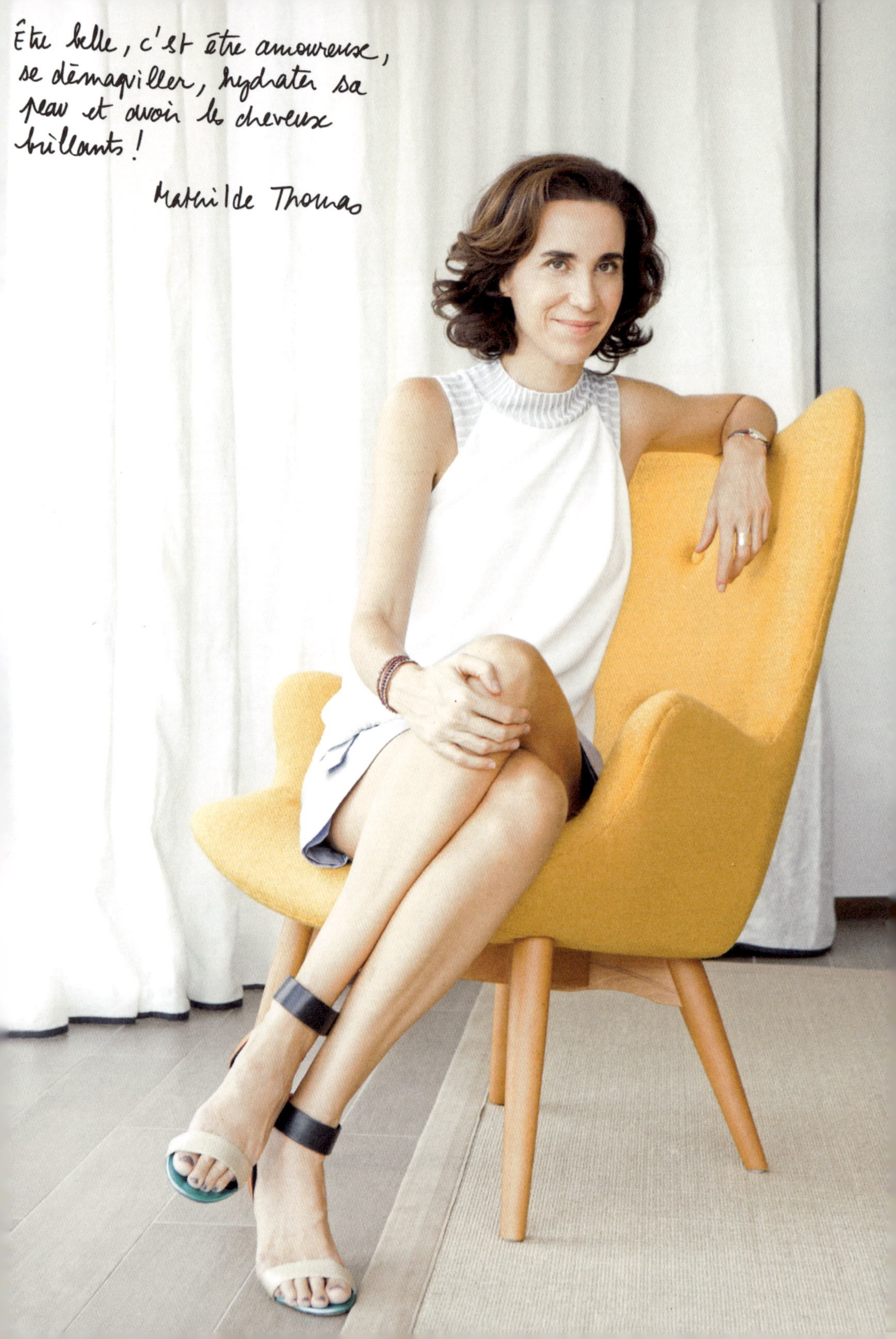

Mathilde Thomas

ALTER: 45 Jahre
BERUF: Mitbegründerin von Caudalie
ERSTER JOB: Praktikum bei einem herausragenden Parfumhersteller in Grasse
IHR LIEBLINGSFOTO: Ich als Siebenjährige mit Schmollmund, fotografiert von meinem Vater in Schwarz-Weiß
STERNZEICHEN: Schütze
BESONDERE KENNZEICHEN: 1,78 m
SIE KÖNNEN NICHT LEBEN OHNE ... Liebe
WAS GENIESSEN SIE BESONDERS? Mich massieren zu lassen
3 WICHTIGE TEILE AUS IHRER GARDEROBE: Jeans, weißes Hemd, Sneaker
3 UNVERZICHTBARE KOSMETIKA: Premier Cru La Crème, Eau de beauté, Huile Divine, alles von Caudalie, versteht sich
IHR PARFUM: Thé des vignes von Caudalie
IHRE VORBILDER: Meine Großmutter
IHRE BETTLEKTÜRE: *Das Parfum* von Patrick Süskind
IHR GLÜCKSBRINGER: Ein antiker silberner Hermès-Anhänger in Form einer kleinen, flachen Parfumflasche
MEHR ODER WENIGER: Weniger
IHRE DEVISE: »Sie wussten nicht, dass es unmöglich war, und so taten sie es.« Mark Twain
EIN RAT AN DIE LESERINNEN: Schminken Sie sich jeden Abend ab, benutzen Sie Feuchtigkeitscreme und schützen Sie Ihre Haut vor der Sonne.

Welchen Hauttyp haben Sie? Mischhaut
Was tun Sie besonders gern, um »Ihre Haut zu retten«? Ich reinige sie morgens und abends sorgfältig, benutze Feuchtigkeitscreme, schütze sie vor Sonne, mache zweimal in der Woche ein Peeling und eine Maske.
Wie pflegen Sie Ihre Haut, wenn Sie wenig geschlafen haben? Ich beginne den Tag mit einer Entgiftungsmaske, trage viel Feuchtigkeitscreme und etwas mehr Tönungscreme, Sonnenpuder und Mittel gegen Augenringe als sonst auf.
Welches Schönheitsrezept empfehlen Sie? Ein gutes, 100 % natürliches Reinigungsöl, antioxidative Reinigungscreme, Sonnencreme LSF 50, Tönungscreme, eine gute Entgiftungsmaske
Könnten Sie uns drei bezahlbare, hochwertige Kosmetika nennen? Eau micellaire démaquillante, Crème hydratante Sorbet, Masque detox, alles von Caudalie
Sind Sie eher für oder gegen Biokosmetika? Es hat sich schon viel getan, aber Wirksamkeit, Geruch und Qualität entsprechen leider noch immer nicht ganz den Anforderungen.

Zitat links: Schön ist man, wenn man verliebt ist, die Haut regelmäßig reinigt, feuchtigkeitsspendende Produkte verwendet und glänzendes Haar hat!

TAG

07

ICH PFLEGE MEINE

Haare

ENDLICH SCHÖNES HAAR!

SCHÖNER, GESÜNDER UND LEICHTER ZU BÄNDIGEN

»Die Schönheit des Himmels findet sich in den Sternen, die Schönheit der Frauen in ihrer Haarpracht.«

Italienisches Sprichwort

Jeder wird mir zustimmen, dass der Ausdruck »sich die Haare raufen« beim frühmorgendlichen Blick in den Spiegel durchaus Sinn ergibt. Die voluminöse Föhnfrisur vom Friseur, die Ihnen doch so gut gefallen hat, ist dahin, stattdessen zeigen sich bei gefärbtem Haar die Ansätze, und der widerspenstige Wirbel hat sich auch wieder durchgesetzt.

Hier gesellt sich zur Ankleidepanik (siehe *Tag 5: Eine übersichtliche Garderobe)* die Badezimmerpanik.

Daher gilt es, einige Regeln zu beherzigen, um diesen Alptraum zu verhindern und die Haare schnell wieder in den Griff zu bekommen (siehe *Tag 9: Schminken und Frisieren in 10 Minuten)*.

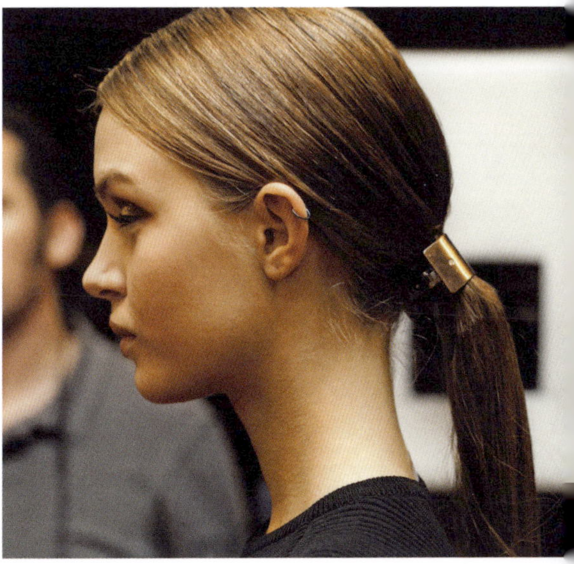

Josephine Skriver, Élite Paris

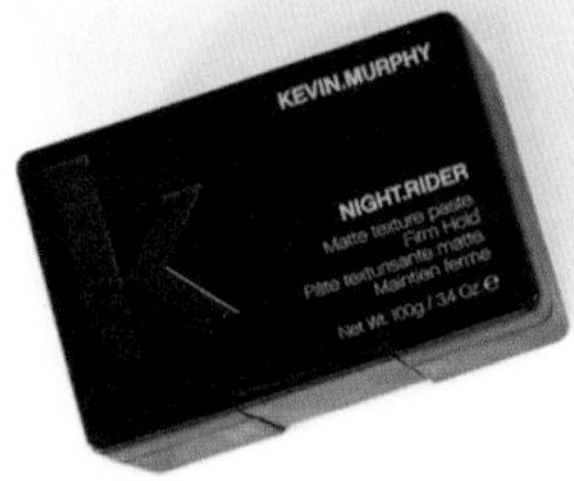

1.

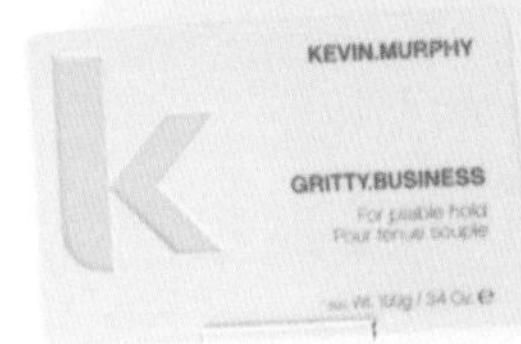

2.

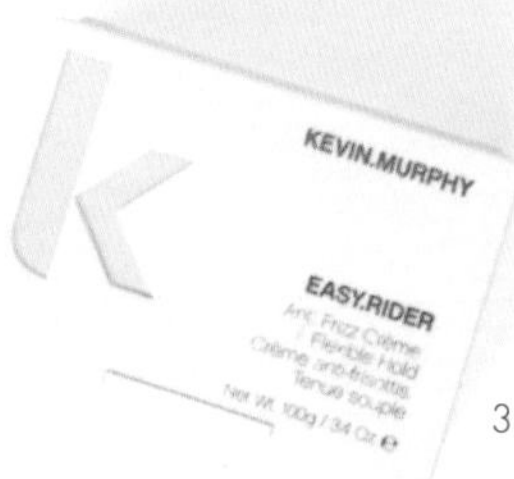

3.

1. Haarpaste für starken Halt
2. Haarpaste für flexiblen Halt
3. Haarwachs für flexiblen Halt
Alle Produkte von Kevin Murphy

1 Die Haare sollten nicht täglich gewaschen werden. Eine gewisse Talgbildung ist absolut normal. Das natürliche Fett verleiht dem Haar Glanz und schützt es. Je öfter das Haar gewaschen wird, desto mehr Fett sondern die Talgdrüsen ab, desto schneller scheinen die Haare »schmutzig« zu werden, ein echter Teufelskreis.

Wenn man die Abstände zwischen den Haarwäschen nicht vergrößern kann, ist Trockenshampoo zwischendurch eine gute Alternative. Bumble and bumble führt es für alle Haarfarben.

2 Vor dem Waschen sollten die Haare gebürstet werden, damit sie beim Shampoonieren nicht zusätzlich verknoten. Benutzen Sie vorzugsweise eine Bürste mit Naturborsten, beispielsweise von der Marke Mason Pearson aus Wildschwein- und Nylonborsten. Außerdem wird durch das Bürsten der Talg auf die ganze Haarlänge verteilt und bildet einen Schutzfilm beim Waschen.

3 Für das letzte Ausspülen des Shampoos ist kaltes Wasser empfehlenswert, es bewirkt, dass sich die verhornten Keratinfasern zusammenziehen und das Haar schöner glänzt.

4 Nasse Haare werden mit einem groben Kamm entwirrt, perfekt ist der von Leonor Greyl. Feine Kämme lassen das Haar brechen.

5 Die Einwirkzeiten der Produkte (Shampoo, Kur, Spülung) sollten unbedingt eingehalten werden. Wir sind zwar alle immer in Eile, doch das ist wichtig. An Arbeitstagen kann die Einwirkzeit für die Körperreinigung genutzt werden. Am Wochenende jedoch können Sie Haaren wie auch Körper und Gesicht einen »Beauty-Moment« gönnen. Lassen Sie sich ein Bad ein, tragen Sie in Ruhe Ihre Haarkur auf und umwickeln Sie die Haare mit einem warmen Handtuch, das erhöht die Wirkung der Behandlung. Die Kur darf sogar die ganze Nacht einwirken.

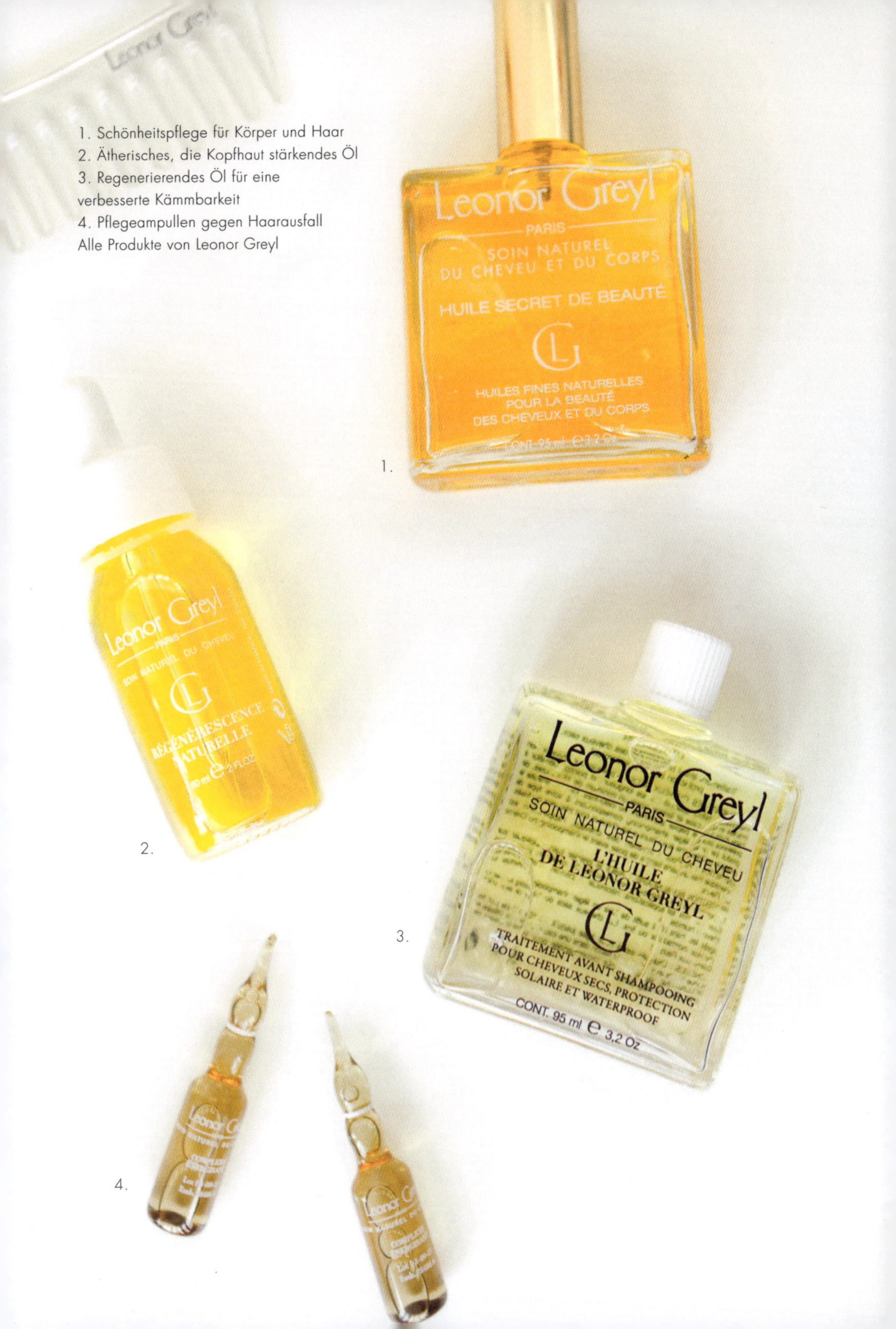

1. Schönheitspflege für Körper und Haar
2. Ätherisches, die Kopfhaut stärkendes Öl
3. Regenerierendes Öl für eine verbesserte Kämmbarkeit
4. Pflegeampullen gegen Haarausfall

Alle Produkte von Leonor Greyl

1.

2.

3.

4.

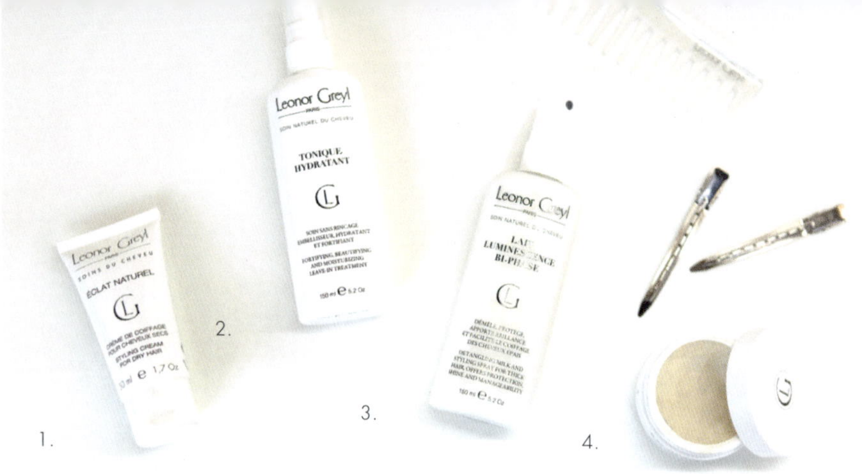

1. Frisiercreme für trockenes Haar
2. Feuchtigkeitsspendende und kräftigende Pflege, ohne Ausspülen
3. Glättende und nährende Pflege, ohne Ausspülen
4. Balsam für mattes Finish

Alle Produkte von Leonor Greyl

6 Trocknen Sie Ihre Haare mit dem Handtuch genauso vorsichtig wie Ihre Gesichtshaut. Heftiges Rubbeln lässt die Keratinfasern brechen, die Hornpartikel öffnen sich, und es bilden sich Knoten.

7 Verwenden Sie pflegende Öle. Sprühen Sie Ihr Haar am Abend vor dem Waschen mit einem Pflegeöl ein – Leonor Greyl und Caudalie führen sehr gute Produkte –, verteilen Sie es durch Bürsten bis in die Spitzen und lassen Sie es über Nacht einwirken. Das ist vor allem für trockenes, lockiges, krauses und gefärbtes Haar eine empfehlenswerte Behandlung.

8 Mein Vater sagte immer: »Kein guter Handwerker ohne gutes Werkzeug.« Die Qualität der Produkte, die Sie auf Ihre Haare auftragen ist wichtig, doch auch Bürsten, Kämme, Haargummis, -nadeln und -spangen sollten hochwertig sein! Auch wenn sie teurer sind, Hornkämme und Bürsten mit Wildschweinborsten sind eine lohnende Investition.

9 Nasses Haar sollte nicht mit Gummis oder Spangen gehalten werden, denn die Keratinfasern ziehen sich beim Trocknen zusammen und brechen dann.

10 Glätteisen und Haartrockner sollten nur sparsam zum Einsatz kommen. Schalten Sie sie niemals auf höchste Stufe, die Temperatur eines Glätteisens sollte 180 °C nicht übersteigen. Außerdem gibt es Spezialprodukte, die Ihr Haar vor derartigen Hitzeattacken schützen.

11 Nehmen Sie sich vor alkoholhaltigen Festigern in Acht, z. B. starken Festigungslacken und -gels. Sie entziehen dem Haar Feuchtigkeit. Greifen Sie lieber auf sanftere Produkte wie Wachs und Serum zurück, deren Konsistenz das Haar schützt und ihm Feuchtigkeit spendet, anstatt es zu malträtieren.

12 Wie die Haut sollten auch die Haare im Sommer vor der Sonne geschützt werden. Tragen Sie Sonnenschutz auf, machen Sie häufiger eine Kur und spülen Sie nach dem Schwimmen unbedingt Salz- oder Chlorwasser aus.

13 Lassen Sie Ihre Haare etwa alle zwei Monate schneiden, wenigstens einige Millimeter. Die Haare sehen wieder gesund aus, wenn die kaputten Haarspitzen weg sind, und der Haarschnitt ist wieder perfekt.

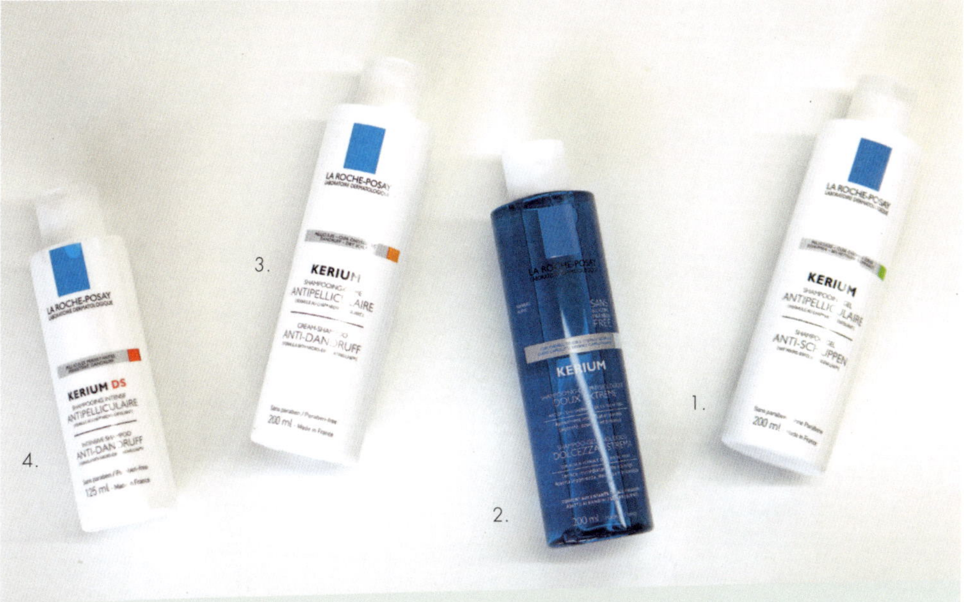

01 02 03 04 05 06 **07** 08 09 10 11 12 13 14 15 16 17 18 19 20 21

SCHUPPEN

- Viele von uns haben Schuppen. Sie bilden sich auf der Kopfhaut, gehen mit Rötungen und Juckreiz einher und rieseln dann auf unsere Schultern: Oft genetisch verursacht, wird das Phänomen durch Stress noch erheblich verstärkt.
- Es gibt gute Behandlungsmöglichkeiten, die fettige und trockene Schuppen unterscheiden.
- Fettige Schuppen: Kerium Anti-Schuppen Shampoo Gel von La Roche-Posay; auch ein pflanzliches Tonikum ohne Ausspülen ist sehr geeignet.
- Trockene Schuppen: Kerium Anti-Schuppen Shampoo Creme von La Roche-Posay
- Hartnäckige Schuppen: Kerium DS Anti-Schuppen Intensiv Shampoo-Kur von La Roche-Posay
- Und da Vorbeugen besser als Heilen ist, raten wir präventiv zu ätherischen Ölen wie Régénérescence Naturelle von Leonor Greyl, die die Kopfhaut heilen und beruhigen *(siehe S. 77, Nr. 2)*.

1. Anti-Schuppen-Gel
2. Kopfhautschonendes Shampoo
3. Anti-Schuppen-Creme
4. Anti-Schuppen-Intensivkur

Alle Produkte von La Roche-Posay

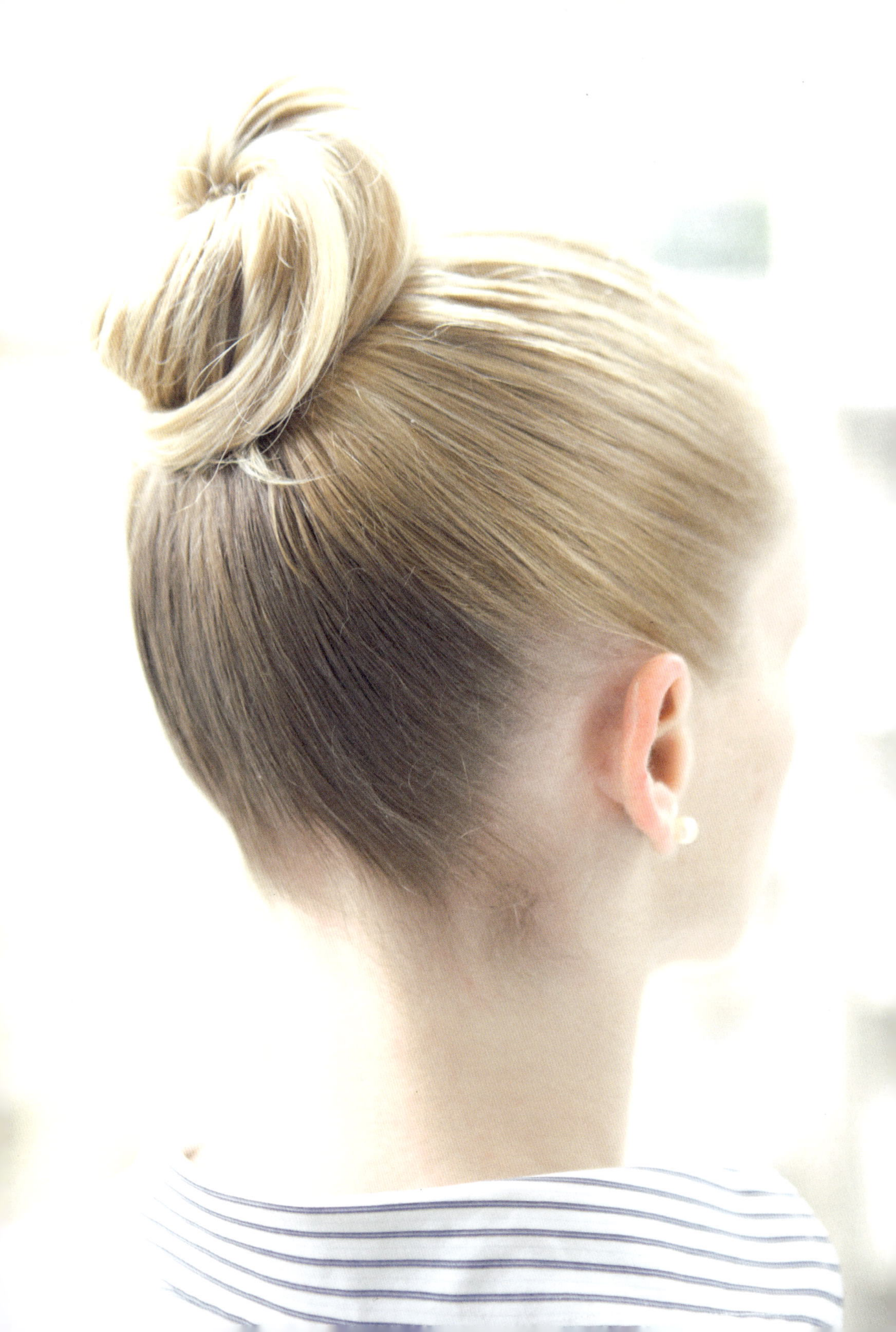

HAARTYPEN

FEINES HAAR

Es ist zerbrechlicher als normales Haar. Hier dürfen keine fettenden Produkte zum Einsatz kommen, weil das Haar sonst zusammenfällt und am Kopf zu kleben scheint. Es sollte mit Spezialprodukten für trockenes Haar gepflegt werden, z.B. dem Shampooing au Miel von Leonor Greyl oder der Pflegeserie Extra-Body von Paul Mitchell. Auch ich selbst habe feines Haar, und mein Friseur hat mir geraten, sie stufig schneiden zu lassen, damit sie luftiger aussehen und Volumen und Bewegung leichter zu erzielen sind. Aus demselben Grund sollte man sie nicht zu lang tragen, Schulterlänge ist das Maximum. Ein weiterer Trick ist, eine Spülung niemals in Kopfhautnähe, sondern immer nur auf die Haarspitzen aufzutragen und die Haare mit dem Kopf nach unten zu föhnen. Für mehr Volumen gibt es Haarschaum, wie Mousse au Lotus Volumatrice von Leonor Greyl.

FETTIGES HAAR

Keine Panik, sehr viele Frauen haben fettige Haare! Sie werden aufgrund einer gesteigerten Talgabsonderung schnell fettig, aber ein geeignetes Shampoo schafft hier Abhilfe.

Denjenigen, deren Haaransatz fettig ist, jedoch zu den Spitzen hin trockener wird, empfehlen wir das Shampoo Bain Divalent von Kérastase.

Greifen Sie tagsüber nicht in die Haare und bürsten Sie sie nur vor dem Waschen, um die Talgdrüsen nicht noch mehr anzuregen.

Ein Trick meines Friseurs: Bürsten, Kämme und Accessoires einmal wöchentlich in heißem Wasser waschen und mit 90-prozentigem Alkohol (aus der Apotheke) desinfizieren.

Wärme regt die Talgproduktion außerdem an, Waschwasser und Föhn sollten also nicht zu heiß sein.

TROCKENES ODER KRAUSES HAAR

Warum sind Haare trocken oder nährstoffarm? Ein trockenes Haar hat seinen Schutzmantel verloren und ist ausgetrocknet. Es wird zerbrechlicher und neigt zu Spliss. Damit es erst gar nicht zu einer Dehydrierung kommt, sollten die Abstände zwischen den Haarwäschen so weit wie möglich auseinanderliegen. Mit Ölen kann die natürliche Schutzhülle der Haare wieder aufgebaut werden. Die Öle von Leonor Greyl sind bestens geeignet, ebenso die von Caudalie. Ein Öl sollte ein bis zwei Stunden vor der Haarwäsche aufgetragen werden, noch besser ist es, es über Nacht einwirken zu lassen. Sehr heißes Wasser ist ungünstig, weil es das Haar noch spröder macht, lauwarmes Wasser ist dagegen ideal. Shampoos und Kuren müssen unbedingt auf diesen Haartyp abgestimmt sein. Für trockenes oder krauses Haar empfehlen wir Shampoo und Kur Penetraitt oder Potion 9 von Sebastian, die das ganze Haar von Grund auf wiederherstellen. Um die Wirkung noch zu steigern, nehmen Sie zum Trocknen ein vorgewärmtes Handtuch. Meiden sollten Sie unbedingt Föhn, Lockenstab und Glätteisen. Am besten lassen Sie Ihre Haare an der Luft trocknen. Wenn Ihnen das Ergebnis nicht gefällt, weil die Frisur zu bauschig wird, tragen Sie ein Serum wie Crème Éclat Naturel oder Sérum de Soie Sublimateur von Leonor Greyl auf.

Sollten Sie dennoch eins dieser Geräte benutzen wollen, wählen Sie ein Modell mit Temperaturkontrolle, um die Schäden an den Keratinfasern in Grenzen zu halten.

Und tragen Sie eins unserer Lieblingsprodukte auf: Anti-Snap von Redken beugt dem Brechen der Haare vor.

KOLORIERTE HAARE ODER STRÄHNCHEN

Zunächst gebe ich Ihnen folgenden Rat: Färben oder strähnen Sie Ihr Haar nicht selbst! Ein Profi ist dafür geschult und wird für ein einwandfreies Ergebnis sorgen. Das Blondieren (Strähnen, California Balayage, Bleichen) ist ein schwieriges Unterfangen und zudem, seien wir ehrlich, aggressiv zu Haut und Haar. Mein Trick: Waschen Sie Ihre Haare wenigstens einen Tag vor dem Färben nicht, denn die natürliche Talgschicht schützt die Kopfhaut.

Damit Farbe und Glanz in Ihrem Haar so lange wie möglich erhalten bleiben, beherzigen Sie unbedingt folgenden Rat: Verwenden Sie spezielle Produkte für koloriertes Haar (Shampoo und Kuren), die das Haar aufbauen und so die Farbe erhalten.

Gefärbtes Haar ist immer poröser und empfindlicher als ungefärbtes! Im Sommer muss es also mit geeigneten Produkten gegen äußere Einflüsse (Sonne, Chlor- oder Meerwasser) geschützt werden, damit sich die Farbe nicht verändert.

Unser Tipp: die Pflegelinie Color Extend von Redken, das Shampoo Bain vitalisant B und die Kur Crème Régénératrice von Leonor Greyl.

HAARAUSFALL

Genetisch sind Frauen glücklicherweise etwas besser vor Haarausfall gefeit als Männer. Doch auch bei ihnen können Stress, aggressive Produkte und eine ungesunde Ernährung dieses Phänomen verstärken. Bei starkem Haarausfall sind Kaffee und Tabak zu meiden.

So können Sie sich wappnen:

- Massieren Sie Ihre Kopfhaut täglich, aber sanft, um die Durchblutung zu verbessern und damit den Haarausfall zu verlangsamen.
- Verwenden Sie keine zu strammen Haargummis.
- Halten Sie den Föhn in mindestens 30 Zentimetern Abstand und schalten Sie ihn auf niedrige Stufe.

Wenn das alles noch nicht ausreicht, helfen vielleicht noch eine Kur mit Nahrungsergänzungsmitteln, wie die Gelatinekapseln Vitalfan von René Furterer oder Vitalisierungsampullen, die auf die Kopfhaut aufgetragen und dann einmassiert werden, beispeilsweise Complexe Énergisant von Leonor Greyl.

TEILEN SIE IHRE LIEBLINGSFRISUR!
 # beautychallenge21

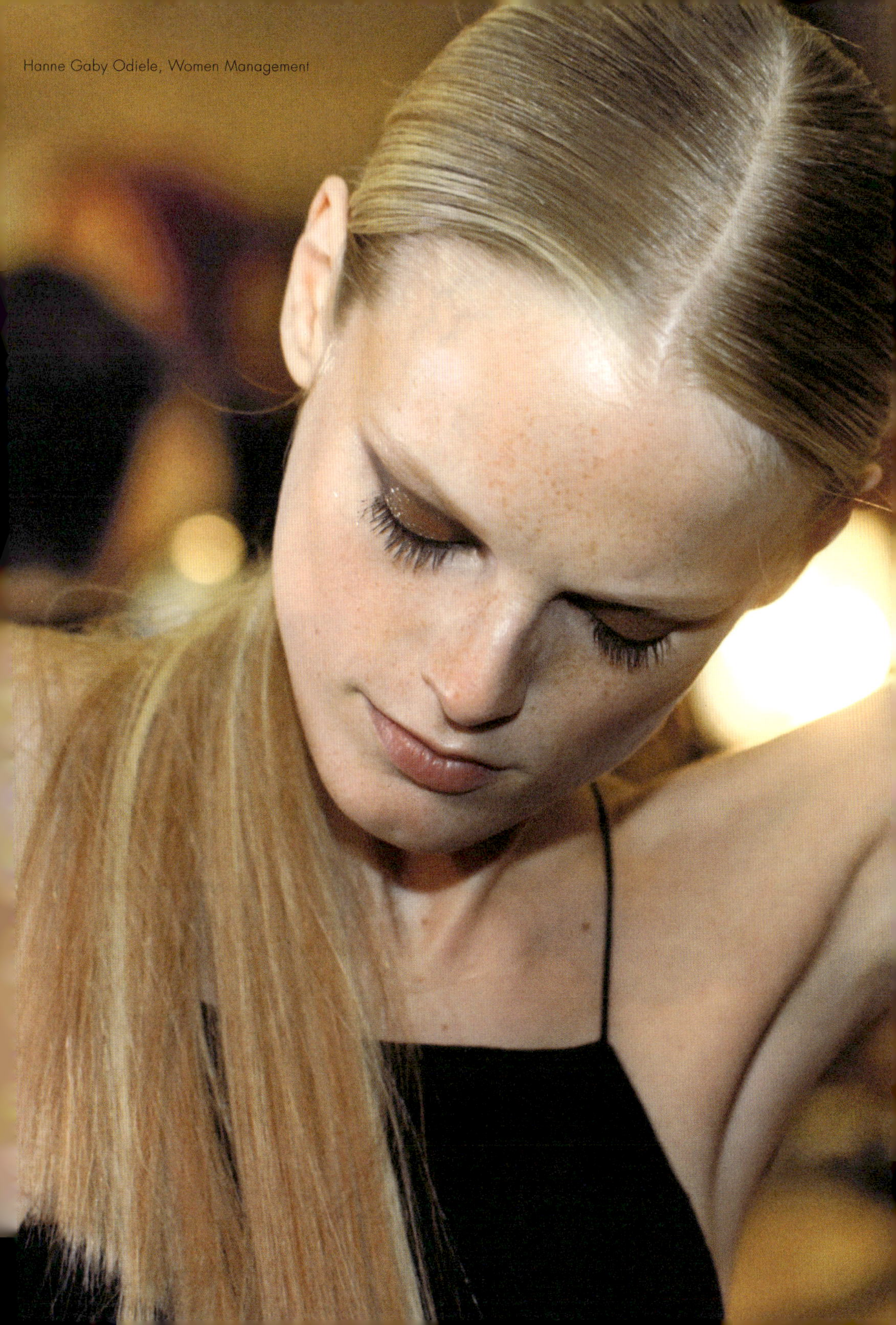

Hanne Gaby Odiele, Women Management

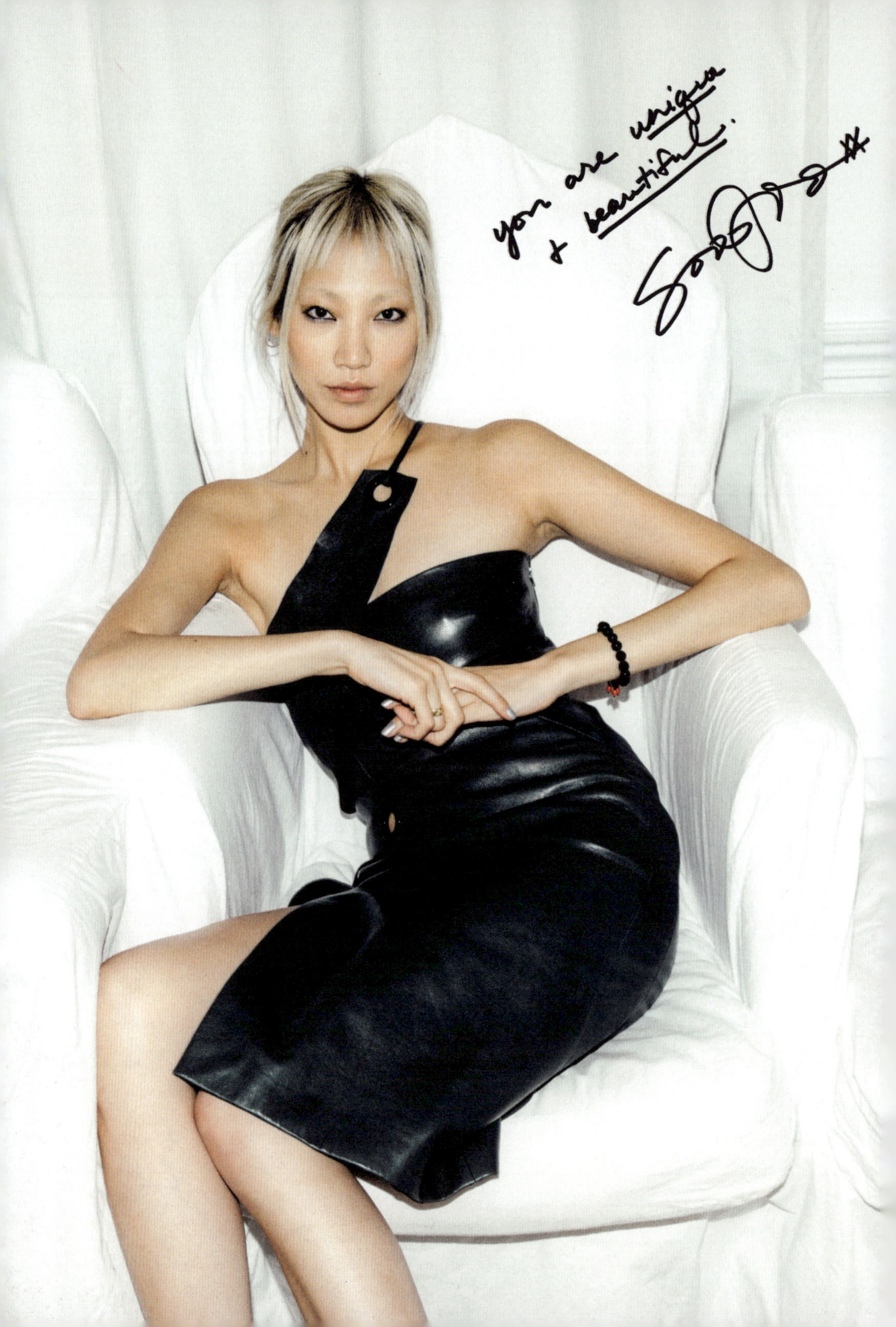
you are unique
& beautiful.

Soo Joo Park

ALTER: 31 Jahre
BERUF: Model
ERSTER JOB: Bibliothekarin an meiner Uni, Bücher einsortieren
STERNZEICHEN: Widder
BESONDERE KENNZEICHEN: Blondierte Haare und spitzes Kinn
SIE KÖNNEN NICHT LEBEN OHNE ... Liebe und mein iPhone
WAS GENIESSEN SIE BESONDERS? Nach einer langen Reise gehe ich zu einer Massage und einem Körperpeeling im Spa.
3 WICHTIGE TEILE AUS IHRER GARDEROBE: Destroyed-Look-Jeans, Chelsea-Boots und eine Silberkette mit einem Pompon-Charm
3 UNVERZICHTBARE KOSMETIKA: Baume Viso Tonic von Officinali di Montauto, Lippenstift Color Riche Nr. 630 Beige à Nu von L'Oréal, Shade & Illuminate von Tom Ford
IHR PARFUM: Chanel N° 5
IHRE VORBILDER: David Bowie
IHRE BETTLEKTÜRE: *Eine Zeit in der Hölle* und *Das trunkene Schiff* von Arthur Rimbaud und *Birthday Stories* von Haruki Murakami
MEHR ODER WENIGER? Weniger
IHRE DEVISE: »You Only live Once (YOLO)« (Man lebt nur einmal)
EIN RAT AN DIE LESERINNEN: Lassen Sie nicht andere für sich entscheiden.

Wie sehen Ihre natürlichen Haare aus? Schwarz, glatt und seidig
Kurz oder lang? Natürlich oder gefärbt? Lang und platinblond! Ich hätte gerne weißblonde Haare gehabt!
Ihr schlimmstes Haarerlebnis? Meine Haare waren durch das ständige Entfärben auf dem Kopf so geschädigt, dass ich Hüte tragen und sie auf vielerlei Weise verbergen musste.
Was ist der beste Rat, den Sie je von einem Friseur erhalten haben? Tragen Sie vor dem Entfärben viel Kokosöl auf, um die Kopfhaut zu schonen.
Wie sieht Ihre Haarpflege aus? Nahrungsergänzungsmittel wie Biotin (oder Vitamin B8) und nicht ständig an meine Haarspitzen fassen, das macht sie kaputt.
Ihre Lieblingsprodukte für die Haare? Extreme Length Sealer Split-end von Redken, das Aufbaumittel von Milbon Noiraudepro, Kokosöl, Blonde Idol BBB Spray Muliti-Benefit Hair von Redken
Wie schützen Sie Ihre Haare im Sommer vor der Sonne? Das ganze Jahr über gehe ich Wärmequellen wie Föhnen möglichst aus dem Weg. Wenn ich arbeite, bitte ich die Friseure, die Temperatur so niedrig wie möglich einzustellen. Ansonsten trage ich viel Öl und Seren auf, wie Kokosöl oder Extreme Length Sealer von Redken. Und zweimal pro Woche mache ich zu Hause eine Kur mit Extreme Strength Builder Plus Hair Mask von Redken.

Zitat links: Sie sind einzigartig und schön.

TAG

08

ICH PFLEGE MEINEN

Körper

MEINE TÄGLICHE ROUTINE

DER **KÖRPER** IST UNSER **TEMPEL**

»Wir sind, was wir wiederholt tun. Vorzüglichkeit ist also keine Handlung, sondern eine Gewohnheit.«

Aristoteles

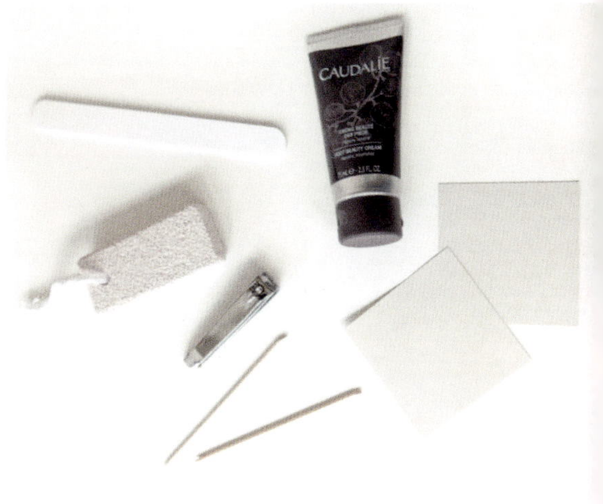

Fußcreme von Caudalie

Seinen Körper zu pflegen bedeutet, sich selbst zu lieben und andere wertzuschätzen, denn über den Körper präsentieren wir uns der Welt. Anmut, Haltung und Eleganz kommen aus unserem Körper und der Art und Weise, wie wir in und mit ihm leben. Gutes Benehmen, eine korrekte Körperhaltung und ansprechende Gestik sind eine Kunst, die fast nichts mit Gewicht und Konturen zu tun hat.

Schlanksein ist nicht alles! Ich bin mir durchaus der Wirkung und des Einflusses bewusst, den Modefotos auf Frauen haben. Richtig ist wohl auch, dass ein schlanker, ja sogar magerer Körper in der Modebranche sehr wichtig ist. Das ist ein hochkomplexes Problem. Unter rein ästhetischen Gesichtspunkten betrachtet, gefallen mir schlanke Models sehr, denn an ihnen kommt die Kleidung wunderbar zur Geltung. Aber ich weiß auch um die Macht solcher Bilder, die Wirkkraft eines solchen Diktats und die Traumata, die all das vor allem bei Mädchen und jungen Frauen hervorrufen kann.

Allen, die schon einmal deprimiert auf das Cover einer Zeitschrift mit einem besonders schlanken Model geschaut haben, möchte ich versichern: Models sind auch nicht perfekt, und ein magerer Körper ist nicht in jedem Fall begehrenswerter. Machen Sie sich also klar, dass es nicht unbedingt darum geht, schlank zu werden. Schönsein bedeutet in erster Linie, eins mit seinem Körper zu sein.

Dieses Buch ist zu allererst ein Leitfaden für mehr Selbstliebe. Das Leben besteht aus Veränderungen und der Körper einer Frau entwickelt sich ständig, und zwar in drei Akten, wie Jane Fonda es in ihrem Buch

Prime Time (2011. Auf Deutsch: *Selbstbewusst älter werden,* 2015) beschreibt: »Als ich mir in fortgeschrittenem Alter meinen Lebensweg noch einmal vor Augen führen wollte, fand ich es nützlich, das Lebenstheater in drei Akten oder drei wichtigen Entwicklungsphasen zu visualisieren: erster Akt: die ersten 30 Jahre; zweiter Akt: die mittleren 30 Jahre, und dritter Akt: die letzten 30 Jahre (oder eben die Anzahl an Lebensjahren, die einem vergönnt sind).«

Zwischen Pubertät und Alter erfährt unser Körper gewaltige hormonelle Veränderungen. In jeder Phase sollte er gut gepflegt werden. Schließlich bewohnen wir unseren Körper unser Leben lang! Ob nun Mädchen, junge Frau, Mutter, reife Frau – wir haben es in der Hand.

Unser Körper drückt unser Wesen aus, Freud und Leid, zurückliegendes und gegenwärtiges. Und die Art, wie wir mit ihm umgehen, reflektiert die Beachtung, die wir ihm schenken. **Daher gilt vor allen Dingen: Lieben Sie sich selbst!**

WICHTIGE TERMINE

Gesundheitsvorsorge und tägliche Hygiene tragen zu unserer Schönheit bei. Gehen Sie darum regelmäßig zu den altersgemäßen Vorsorgeuntersuchungen und -maßnahmen:

- ❐ Frauenarzt
- ❐ Zahnarzt
- ❐ Pediküre
- ❐ Osteopath
- ❐ Physiotherapeut …

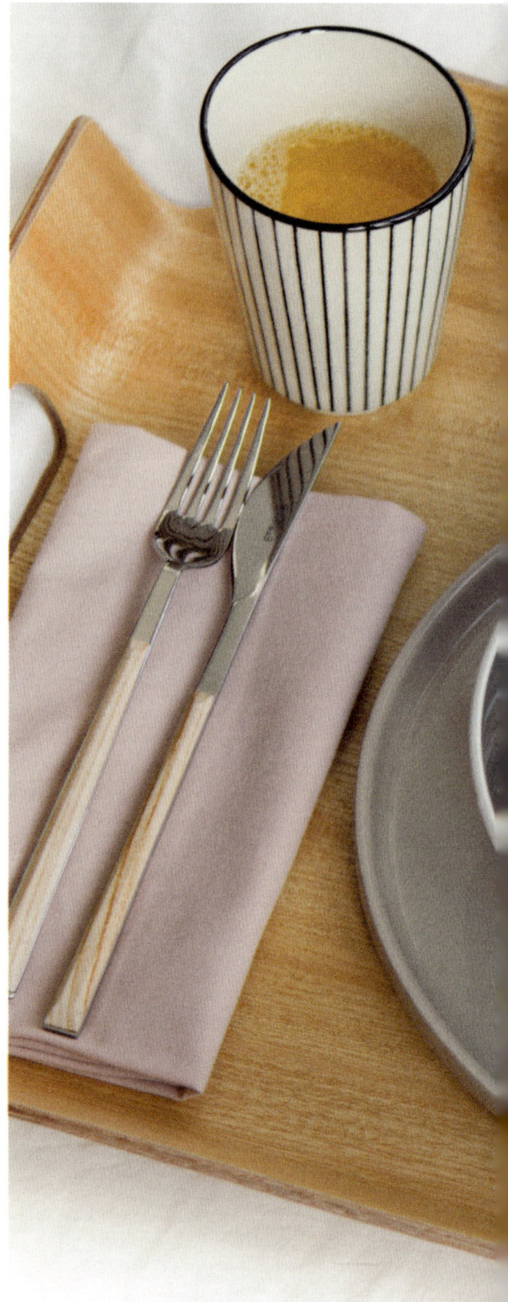

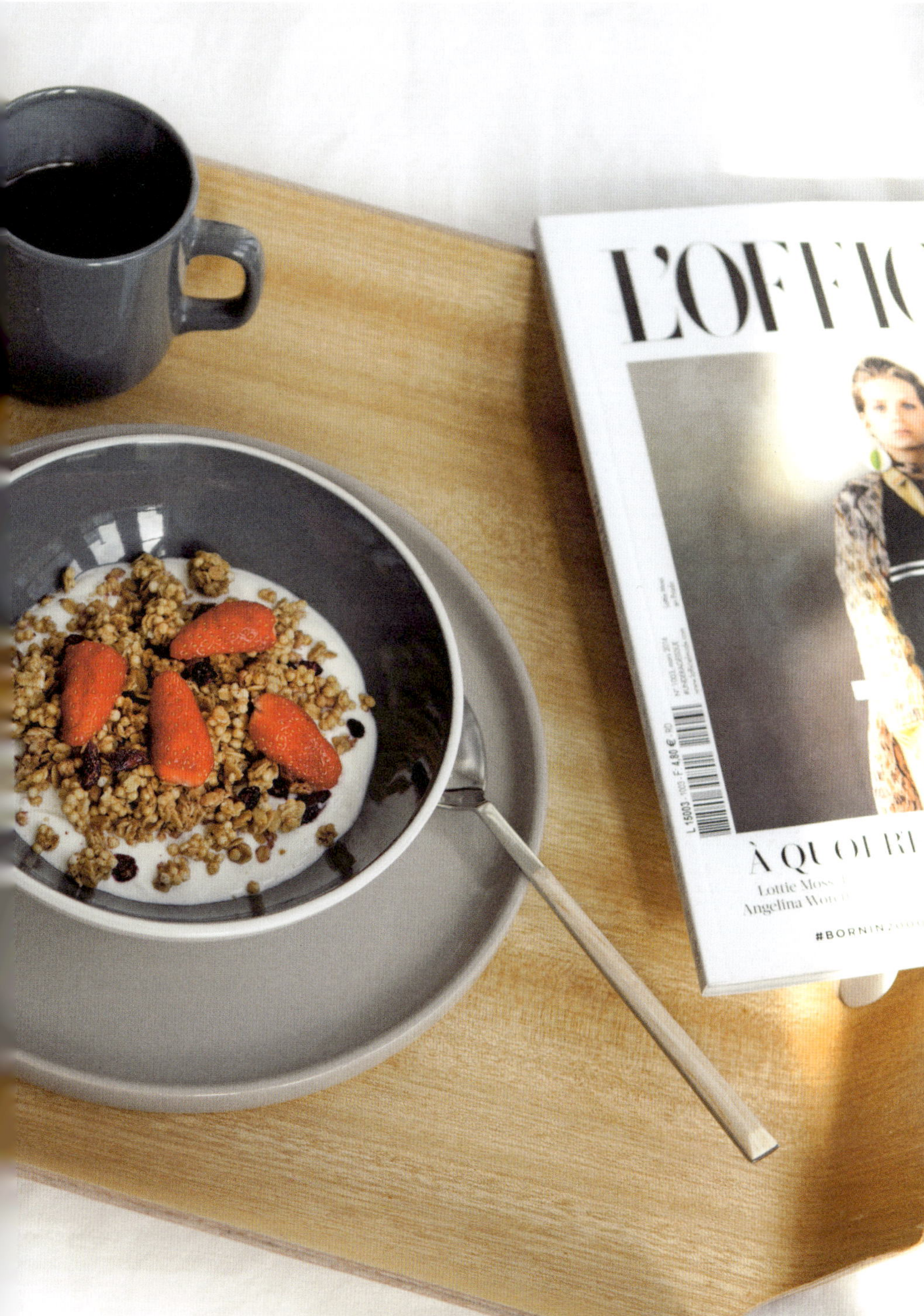

01
02
03
04
05
06
07
08
09
10
11
12
13
14
15
16
17
18
19
20
21

AUF SEINEN **KÖRPER ACHTEN:** BASIS FÜRS **WOHLBEFINDEN**

Ziele zu haben, zu reflektieren, auf sich zu achten, sich zu verwöhnen – dazu braucht man Zeit. Daher schlage ich Ihnen einen Plan mit täglichen, wöchentlichen und monatlichen Routinen vor.

Egal, wie Ihre Gewohnheiten bisher aussahen, ist es nie zu spät, etwas zu verändern.

Es sollen keine unerreichbaren Ziele festgelegt werden, sondern einfache Handlungen vollzogen werden, die Ihnen das Leben erleichtern. Es sollen einige Schönheitsrituale und ein gesunder Lebensstil eingeführt werden. Wie unser genetisches Erbe auch aussehen mag, wir sind alle auf unsere Weise schön.

Auch wenn Sie bereits wissen, was ich Ihnen sagen möchte, ist es manchmal gut, auch an Selbstverständlichkeiten noch einmal zu erinnern. Also nicht vergessen: Die Schönheit steckt in Ihnen!

Täglich

ERNÄHRUNG

Ich achte auf meine Ernährung, esse gesund und ausgewogen. Ich bevorzuge Gemüse und Obst sowie fettarme Lebensmittel und vermeide Zucker und Naschereien – ein Laster, dem viele von uns frönen! Genügsamkeit ist ein Garant für ein langes Leben.

In Zeiten von Detox und Entschlackung wissen wir alle, dass weniger, aber besseres Essen uns guttut.

SCHLAF

Ich schlafe wie ein Baby! Schlaf ist essenziell fürs Wohlbefinden:

- Er ist gut für die Sehkraft.
- Er stärkt unser Immunsystem.
- Er reduziert Stress und Ängstlichkeit.
- Er unterstützt unser Gedächtnis und unsere geistigen Fähigkeiten.

SPORT

Bewegung und Sauerstoffaufnahme sind Schlüsselelemente des Wohlbefindens.

Wenn man sich sportlich betätigt, setzt der Körper Hormone wie Endorphine und Dopamine frei, die euphorisierend wirken. Regelmäßiger Sport führt zu steigendem Wohlbefinden. Man setzt sich Ziele und freut sich über Erfolge! Sport tut Herz und Kopf gut, es lohnt also, sich ein bisschen Mühe zu geben. Sie bereuen es garantiert nicht. Sich gut zu fühlen, ist letztendlich nicht kompliziert. Wenn der Wille da ist, machen Pilates, Rückentraining, Yoga oder Bauch-Beine-Po-Übungen sogar richtig Spaß, und zwar täglich!

ERNÄHRUNGSTRICKS

- Den Teller nie ganz voll machen.
- Nie ein zweites Mal zugreifen.
- Abends leicht essen.

»ISS MORGENS WIE EIN KAISER, MITTAGS WIE EIN KÖNIG UND ABENDS WIE EIN BETTELMANN.«

CHINESISCHES SPRICHWORT

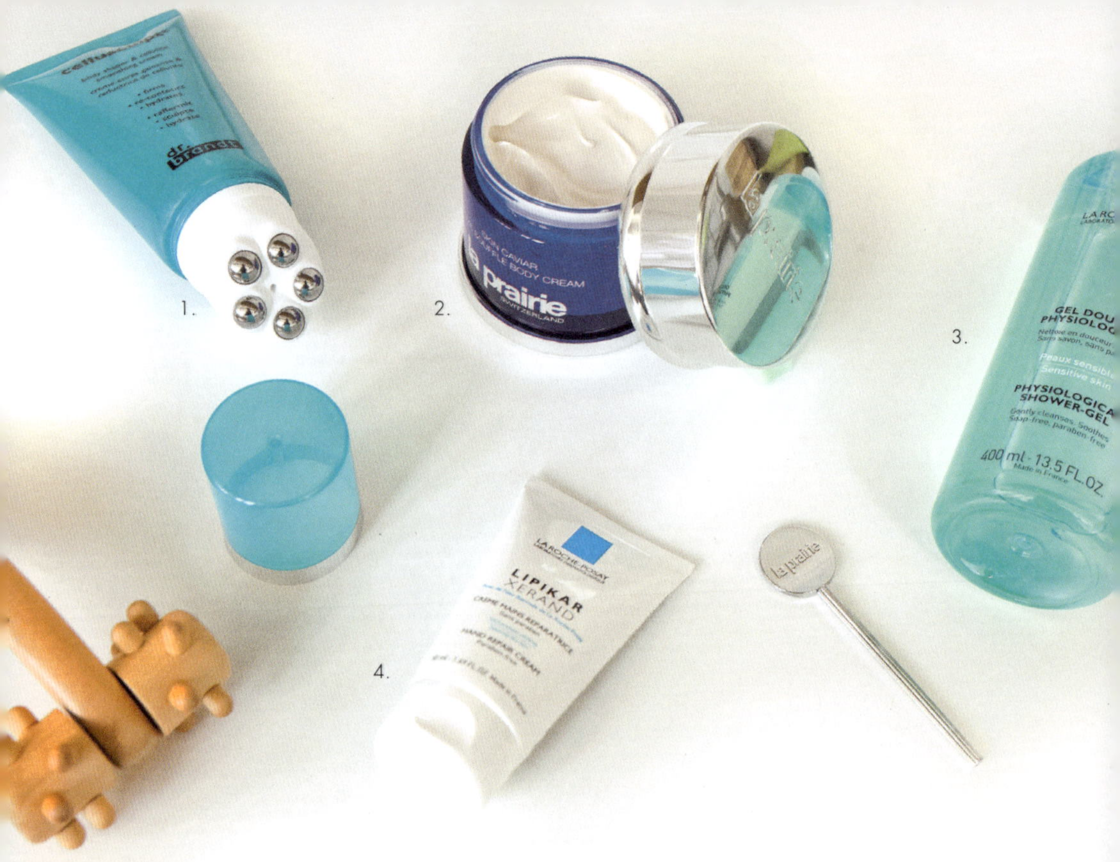
1.
dr. brandt
2.
SKIN CAVIAR
la prairie
SWITZERLAND
3.
Sensitive skin
400 ml - 13.5 FL.OZ.
Made in France
4.
LA ROCHE-POSAY
LIPIKAR
XERAND
HAND REPAIR CREAM
la prairie

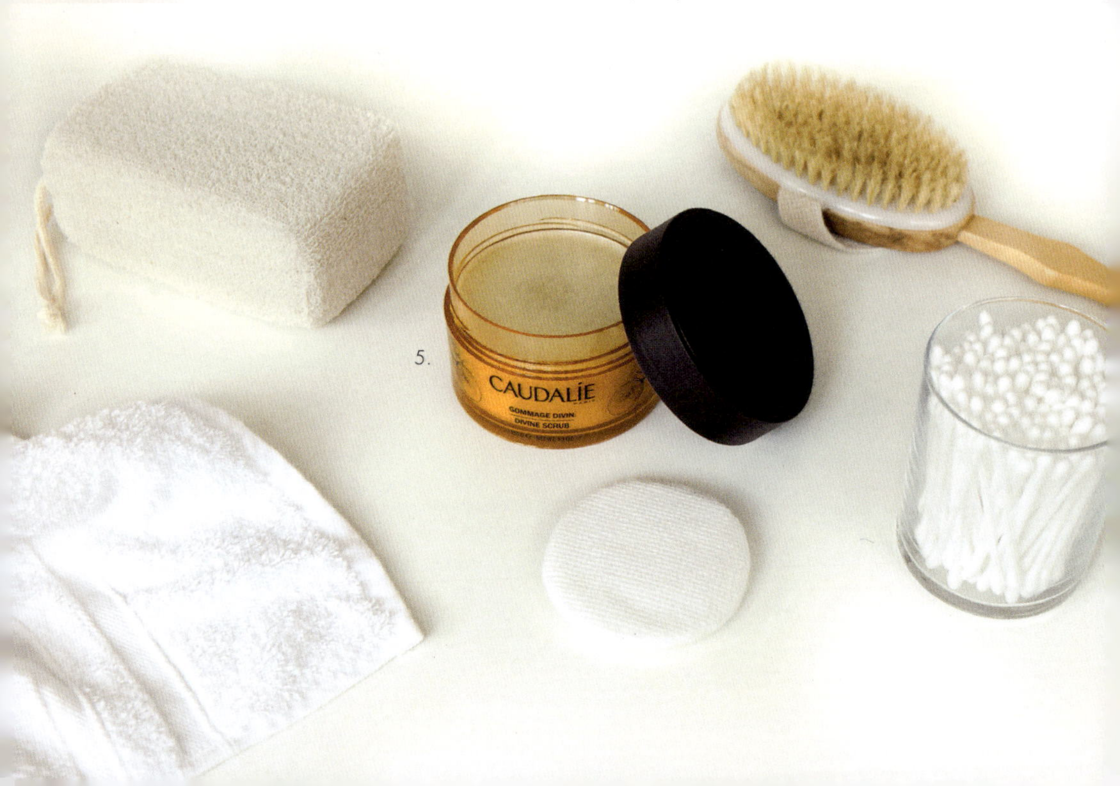
5.
CAUDALIE
GOMMAGE DIVIN
DIVINE SCRUB

Wöchentlich

PEELING

Wie das Gesicht (siehe *Tag 6: Ich nehme meine Haut unter die Lupe)* so sollte auch der übrige Körper regelmäßig einer Peelingbehandlung unterzogen werden. Dafür gibt es spezielle Produkte, oder man begibt sich in ein Kosmetikstudio.

MANIKÜRE

Saubere, gepflegte Nägel sind ein absolutes Muss. Praktischerweise gibt es mittlerweile sehr gute Sets, die Grundpflege, Nagellack und Decklack umfassen. Oder Sie besuchen ein gutes Nagelstudio; glücklicherweise gibt es davon immer mehr!

Monatlich

EPILATION

Je nachdem, wie behaart sie ist, muss jede Frau für sich selbst entscheiden, auf welche Art sie sich welcher Haare entledigen möchte. Meines Erachtens erzielen Profis immer noch das beste Ergebnis.

Wer selbst Hand anlegen möchte, hat folgende Methoden zur Auswahl: Rasierer, Wachs, elektrischer Epilierer, Enthaarungscreme, Laser- und Lichttherapie.

FRISEURBESUCH

Dass Haarschnitt und -farbe regelmäßig zu erneuern sind, steht wohl außer Frage (siehe *Tag 7: Ich pflege meine Haare)*.

1. Körperstraffende Creme von Dr. Brandt
2. Feuchtigkeitsspendende Körpercreme von La Prairie
3. Physiologisches Duschgel von La Roche-Posay
4. Handcreme von La Roche-Posay
5. Peeling von Caudalie
6. Nagellackentferner von Chanel
7. Pflegelack von Dior
8. Nagellack von Dior

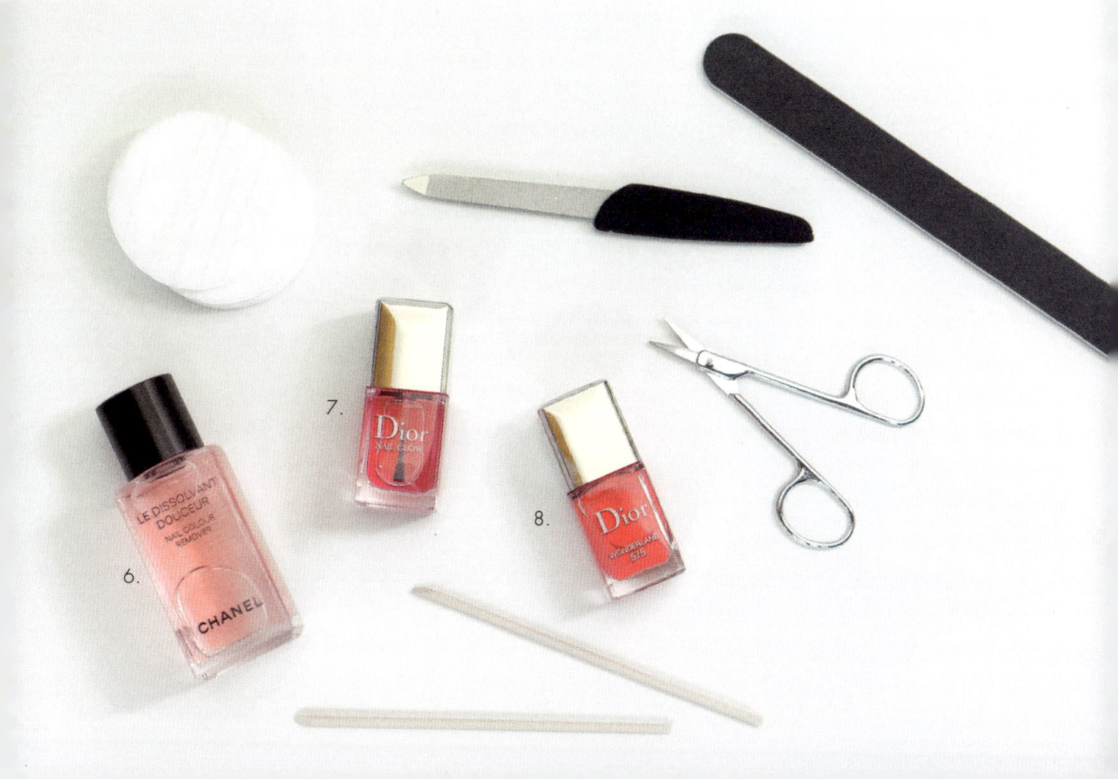

TRICKS FÜR GUTEN SCHLAF

Die Nacht wie einen Tag planen und vorbereiten:

- Das Schlafzimmer lüften, zwei bis drei Tropfen ätherisches Öl (z. B. Lavendel) unters Kopfkissen oder hinter die Ohren geben.
- Zur Entspannung warm baden oder duschen.
- Fernsehen und andere Bildschirme meiden, denn das sorgt für Anspannung. Lesen hingegen entspannt, Meditieren ebenso: Kurz den Tag Revue passieren zu lassen, hilft beim Einschlafen.
- Eine positive Tagesbilanz ziehen: Was war richtig und gut? Was kann verbessert werden, ohne dabei unter Druck zu geraten? Das Leben von seiner guten Seite sehen. ZEN und POSITIV sein!

TRICKS ZUM SPORTTREIBEN

- Yoga- oder Pilates-Apps aufs Smartphone laden.
- Morgens 10 Minuten stretchen.
- Dinge zu Fuß erledigen, z. B. Treppensteigen.
- Tanzen!
- Ein Trampolin kaufen.
- Einen Schrittzähler tragen.

TAG

08

ICH VERWÖHNE MEINEN KÖRPER

To-do-Liste

1. ERNÄHRUNG

....

....

....

....

2. SCHLAF

....

....

....

....

3. SPORT

....

....

....

....

4. SONSTIGES

....

....

....

....

WAS HABEN SIE HEUTE FÜR IHREN KÖRPER GETAN?

 # beautychallenge21

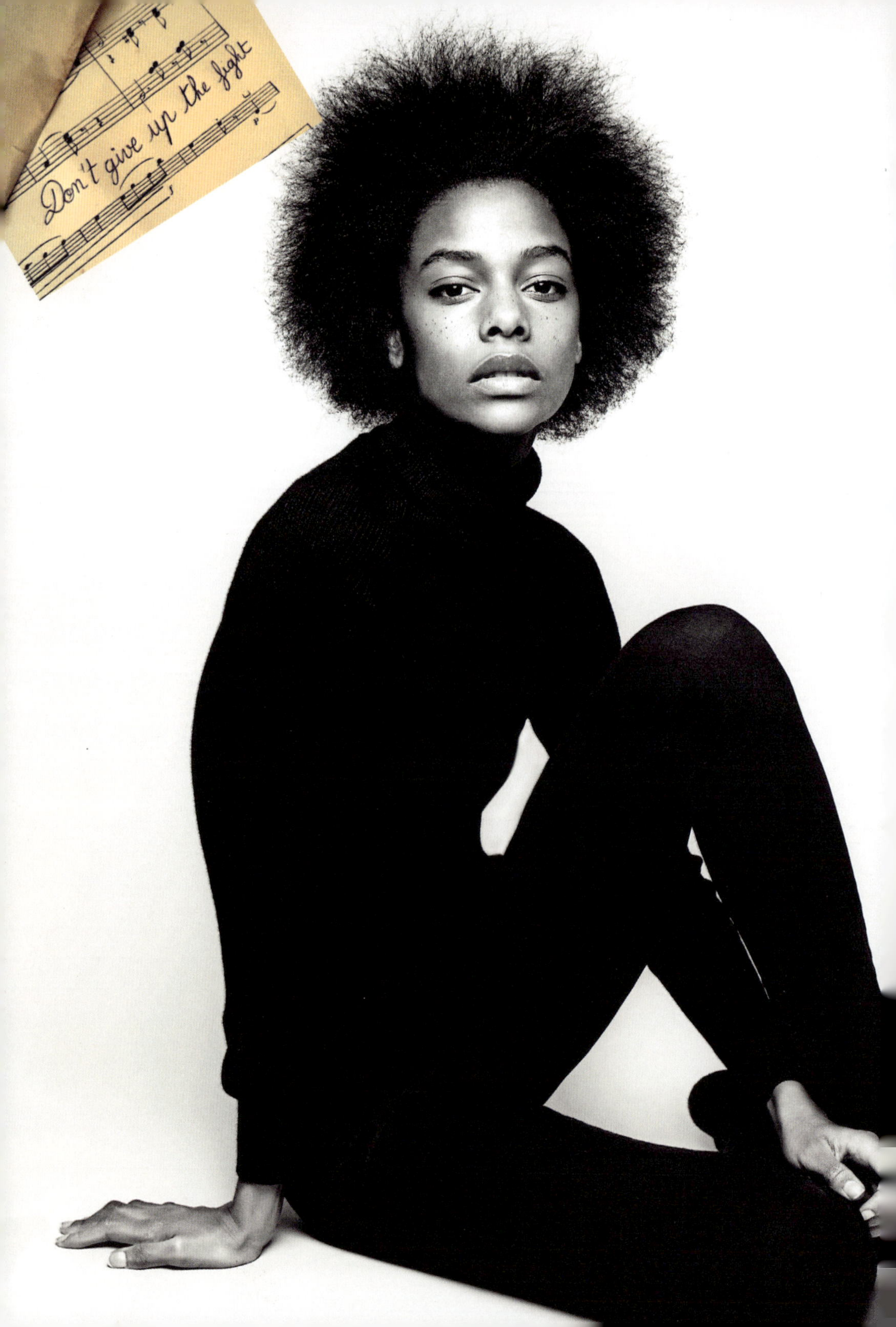
Don't give up the fight

Karly Loyce

ALTER: 24 Jahre
BERUF: Model
IHR LIEBLINGSFOTO: Das Cover der Zeitschrift *i-D*, mein erstes Shooting in New York. Wenn ich es anschaue, wird mir klar, welchen Weg ich seitdem schon gegangen bin!
STERNZEICHEN: Waage
BESONDERE KENNZEICHEN: Meine Sommersprossen im Gesicht
SIE KÖNNEN NICHT LEBEN OHNE ... Musik
WAS GENIESSEN SIE BESONDERS? Augenblicke mit mir nahestehenden Menschen, Kino- und Restaurantbesuche, das Strandleben, wenn ich in Martinique bin.
3 WICHTIGE TEILE AUS IHRER GARDEROBE: Jeans, Hemd und Sneakers
3 UNVERZICHTBARE KOSMETIKA: Feuchtigkeitscremes für Körper und Gesicht, Pflanzenöle für meine Haare, Make-up-Entferner
IHR PARFUM: Black Opium von Yves Saint Laurent
IHRE VORBILDER: Meine Mutter
IHRE BETTLEKTÜRE: *Der kleine Prinz* von Antoine de Saint Exupéry
IHR GLÜCKSBRINGER: Jeder Tag ist einer.
MEHR ODER WENIGER? Mehr. Ich kämpfe gern für meine Träume.
IHRE DEVISE: Nie aufhören, seine Träume zu verfolgen, und durchhalten.
EIN RAT AN DIE LESERINNEN: Tun Sie alles, um glücklich zu sein und sich zu entfalten. Das Leben ist einfach zu kurz, um Stress und andere kleine Alltagsprobleme die Oberhand gewinnen zu lassen. Denken Sie positiv!

Muss man schlank sein, um sich in seinem Körper wohlzufühlen? NEIN! Um sich in seinem Körper wohlzufühlen, muss man sich vor allem annehmen, so wie man ist.
Wie seinem Körper etwas Gutes tun? Zunächst sich selbst wertschätzen. Dann seine Gesundheit mit guter Ernährung und Sport erhalten.
Welcher Körperteil gefällt Ihnen an Ihnen am besten? Meine Beine
Pflege – eher zu Hause oder durch Profis? Zu Hause, vor allem, was meine Haare betrifft
Ihr Rezept für Körperpflegeprodukte: Ushuaïa-Duschcreme zum Waschen. Danach eine Feuchtigkeitspflege mit Shea-Butter von Le Petit Marseillais, damit die Haut für den Tag gut versorgt ist. Einmal in der Woche eine flüssige Peelingseife verwenden, um die Zellerneuerung anzuregen.
Wie sehen Sie die Darstellung des weiblichen Körpers in Zeitschriften? Sie ist häufig stereotyp: schlank, sexy, jung usw. Doch wir sind alle schön, wir müssen uns nur annehmen, wie wir sind. Wir sind auch alle verschieden: Es wäre gut, wenn die Zeitschriften das auch zeigen würden, damit die Leserinnen sich mit den dargestellten Models identifizieren könnten, ohne sich ausgeschlossen zu fühlen.

Zitat links: Geben Sie den Kampf nicht auf.

TAG

09

Schminken UND Frisieren IN 10 MINUTEN

UND DAS HÄLT DEN GANZEN TAG

FARBE INS **GESICHT!**

»Wenn Sie traurig sind, tragen Sie Lippenstift auf. Und dann ran an den Feind.«

Coco Chanel

Entgegen diverser Vorurteile ist Make-up keinesfalls nur belangloses, schmückendes Beiwerk. Gepflegt und geschminkt zu sein ist für die Frau ein Symbol ihrer Weiblichkeit. Welches Glück wir doch haben, kleine Makel kaschieren und unser Gesicht mit etwas Farbe auffrischen zu können!

In den vorhergehenden Kapiteln haben wir uns grundlegender mit Haut, Haaren und Körper befasst. Nun erfahren wir, wie ein einwandfreies Make-up und eine Frisur entstehen, die den ganzen Tag halten!

Welche Frau hat nicht schon einmal das fürchterliche Gefühl gehabt, dass der Tag gelaufen sei, weil die Haare zu Berge standen oder das Make-up nicht gelungen war?

Als Jugendliche haben mich die Pin-ups der 1950er-Jahre besonders fasziniert, und schon mit 14 Jahren habe ich sie nachgeahmt. Ganz allgemein hatte es mir diese Zeit angetan, in der Frauen mit ihren Hüten, den aufwendigen Frisuren und tadellosem Make-up viel Eleganz ausstrahlten.

Noch heute schminke ich mich auf diese Weise: rote Lippen und schwarzer Eyeliner. Das ist mein Markenzeichen, wie mir einige Models bestätigt haben.

Nun suchen und finden Sie Ihr Markenzeichen! Ran an die Pinsel!

ICH **SCHMINKE** MICH IN **10 MINUTEN**

GRUNDREGELN

Auf die gereinigte, mit Tonikum behandelte Haut wird aufgetragen:

1. Serum: Verstärkt die Wirkung der Feuchtigkeitscreme.
2. Grundierungs-/Feuchtigkeitscreme: Sie macht die Haut weich und versorgt sie mit Feuchtigkeit.
3. Foundation (Make-up, Grundierung, Base): Gleicht farbliche Unterschiede im Teint aus und glättet die Gesichtszüge.
4. Concealer: Deckt Augenringe und Pigmentflecken ab und hellt tiefe Falten auf.
5. Loses Puder oder Compact Powder: Fixiert die Foundation und mattiert.
6. Augenbrauenstift: Betont die natürliche Brauenfarbe.
7. Lidschatten: Bringt die Augen durch Kontrast- und Tiefenwirkung zum Leuchten.
8. Eyeliner/Kajalstift: Konturiert und formt die Augen.
9. Mascara: Betont die Augen. Die Wimpern wirken dicker, dunkler und länger.
10. Rouge/Blush: Für gesundes Aussehen.
11. Lippenkonturenstift/Lipliner: Zeichnet die Lippenkonturen nach und fixiert den Lippenstift zum Rand hin.
12. Lippenstift: Das i-Tüpfelchen, Ausdruck Ihrer Weiblichkeit!
13. Lipgloss: Sorgt für glänzende Lippen.

Das mag nach viel aussehen, doch das Ganze ist eigentlich ganz leicht und zügig zu erledigen. Auch hier macht Übung den Meister!

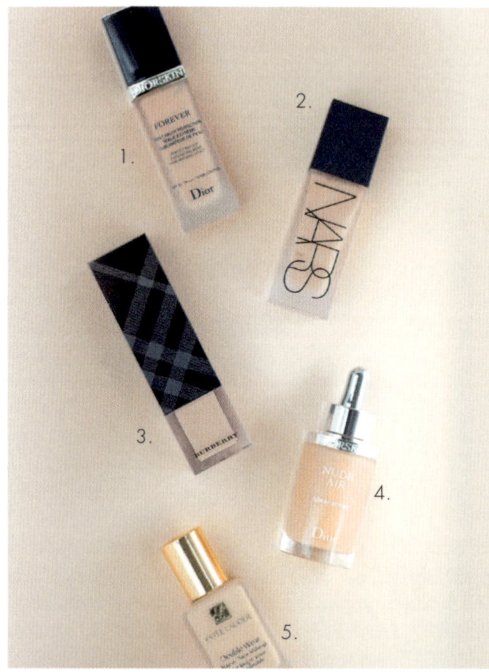

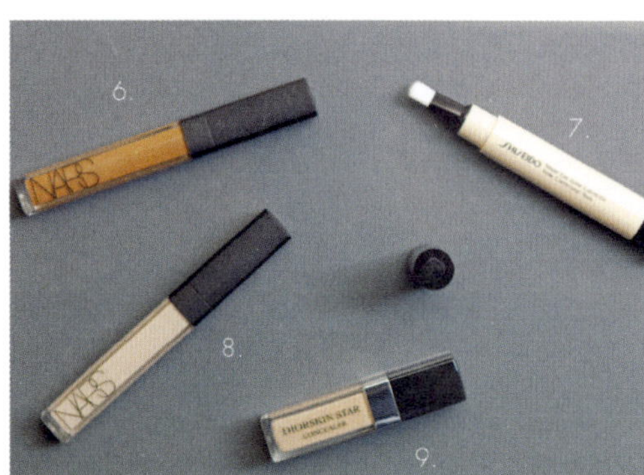

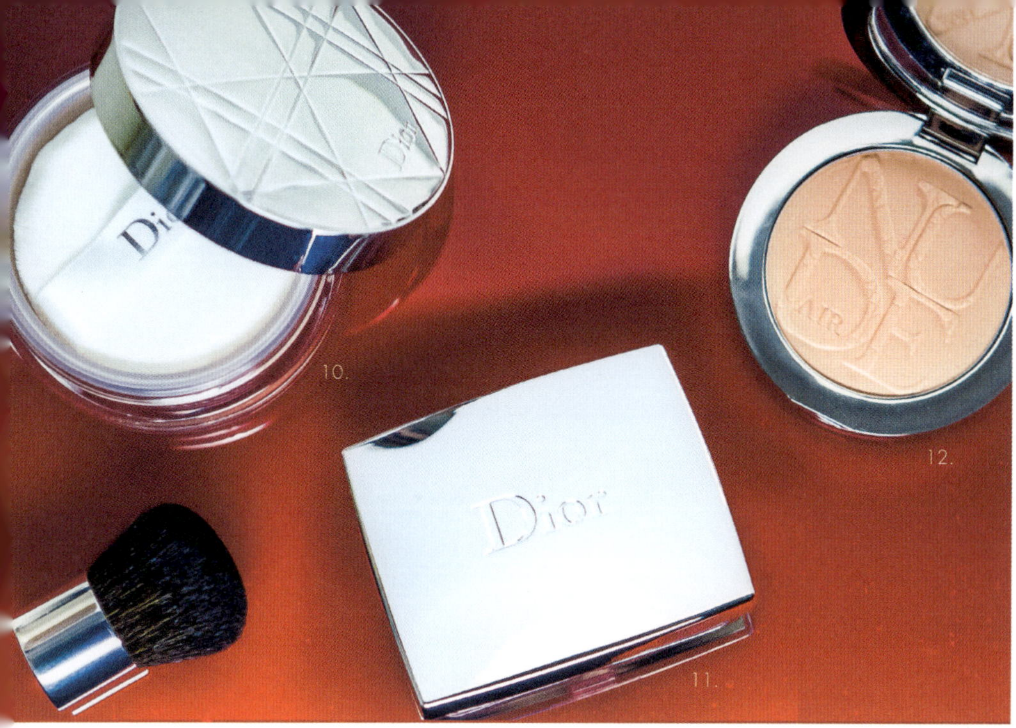

1. Hautperfektionierende Creme von Dior
2. Foundation von Nars
3. Foundation von Burberry
4. Foundation von Dior
5. Gesichts-Make-up von Estée Lauder
6. Concealer von Nars
7. Concealer von Shiseido
8. Concealer von Nars
9. Concealer von Dior
10. Lidschatten von Dior
11. Loser Puder von Dior
12. Kompaktpuder von Dior

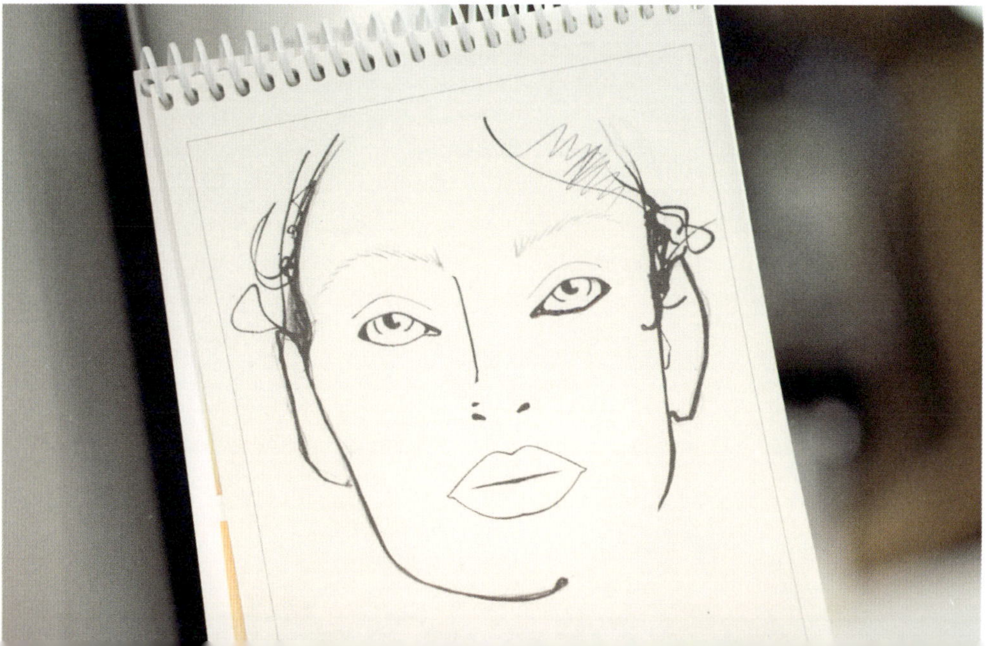

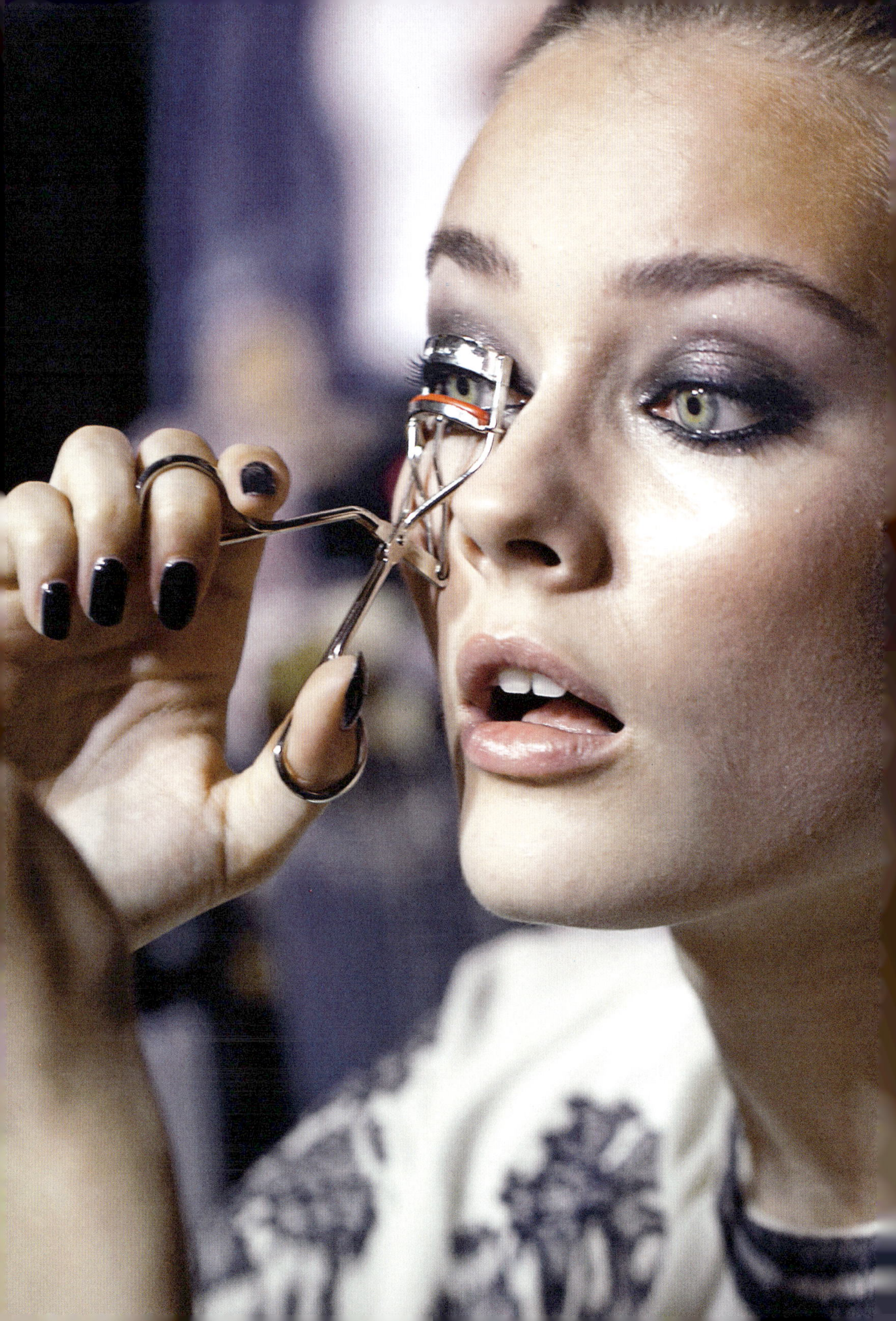

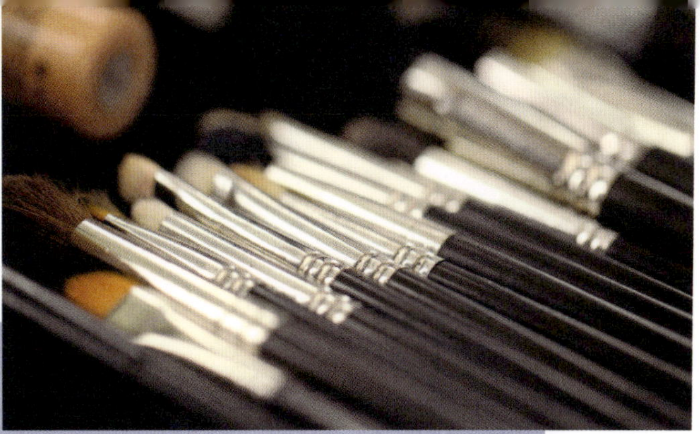

GUTES **HANDWERKSZEUG** FÜRS **MAKE-UP**

- Mehrere Pinsel sind hilfreich: Lidschattenpinsel, Concealerpinsel, Blenderpinsel, abgeschrägter Präzisionspinsel, Rougepinsel
- Foundation kann mit einem dicken Pinsel oder einem Kosmetikschwämmchen aufgetragen werden.
- Pinsel und Schwämmchen nach jeder Verwendung oder mindestens einmal pro Woche reinigen!
- Eine Wimpernzange bringt Schwung in die Wimpern.

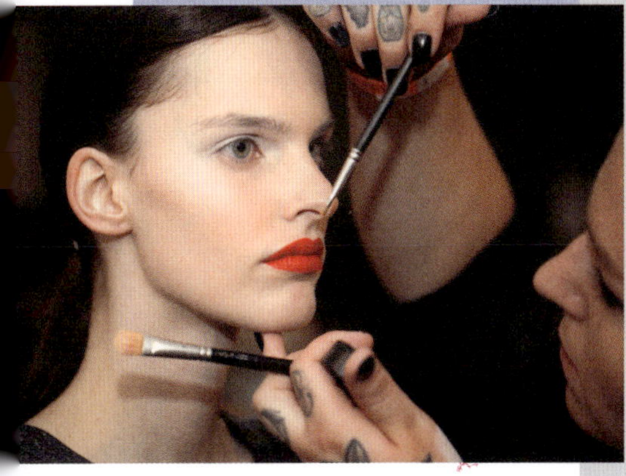

Oben: Amanda Murphy, IMG Models

Linke Seite: Jac Jagaciak, IMG Models

WENN SIE UNSICHER SIND, OB SIE SICH RICHTIG SCHMINKEN, NEHMEN SIE EINE KOSTENLOSE FACHMÄNNISCHE BERATUNG BEI EINER KOSMETIKMARKE IN ANSPRUCH, Z. B. SEPHORA, BOBBY BROWN, MAKE UP FOR EVER, M.Ä.C., DIOR, BY TERRY … GRUNDLAGE FÜR EINE MAKE-UP-EMPFEHLUNG IST DIE FORM IHRES GESICHTS UND DIE BESCHAFFENHEIT IHRES TEINTS.

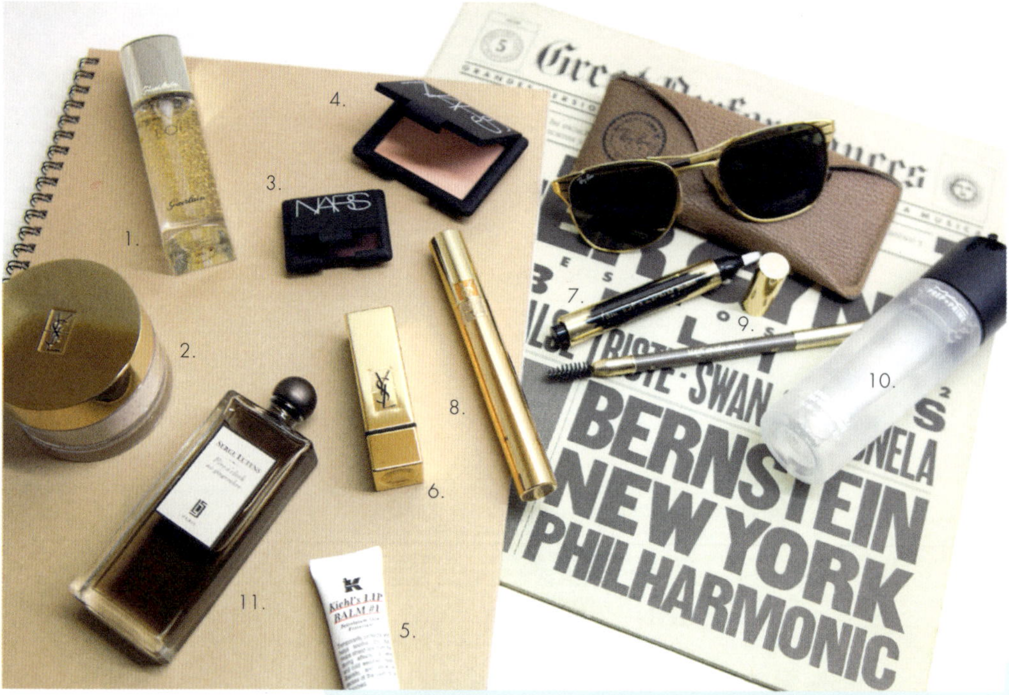

1. Make-up-Base von Guerlain
2. Loser Puder von Yves Saint Laurent
3. Lidschatten von Nars
4. Rouge von Nars
5. Lippenbalsam von Kiehl's
6. Lippenstift von Yves Saint Laurent
7. Concealer von Yves Saint Laurent
8. Mascara von Yves Saint Laurent
9. Augenbrauenstift von Yves Saint Laurent
10. Fixierendes Spray von M.Ä.C.
11. Eau de Parfum von Serge Lutens

TRICKS ZUR **AUFFRISCHUNG** DES **MAKE-UPS** IM TAGESVERLAUF

- Ein Primer erhöht die Haltbarkeit des Make-ups.
- Blotting Paper mattiert glänzende Stellen.
- Stets mitführen: einen Aufheller wie Touche Éclat von Yves Saint Laurent.
- Nach dem Mittagessen: erst Feuchtigkeitspflege, dann Lippenstift auftragen.
- Thermalwasser-Spray fixiert und frischt das Make-up auf.
- Zum Schluss noch einmal über die Brauen bürsten, noch etwas Mascara und Rouge auftragen.
- Aus Tages-Make-up wird Abend-Make-up: zusätzlich noch etwas dunkleren Lidschatten für Smoky-Eye-Wirkung und Blickintensivierung auftragen.

ICH **FRISIERE MICH** IN **10 MINUTEN**

UNBEDINGT **ERFORDERLICH**

- Je nach Beschaffenheit und Länge die Haare drei- bis viermal pro Woche waschen.
- Mit dem Kopf nach unten die Haare in ein Handtuch wickeln und gut antrocknen lassen.
- Den Kopf nach unten: Haaransätze durch kräftiges Bürsten aufrichten, den Kopf wieder anheben und die Haare mit Haarspray festigen, das ergibt ein schönes Volumen.
- Zum Frisieren und Glätten gibt es viele Produkte, Haarspray- und -lack natürlich, aber auch Gel, Wachs und Modellierpaste. Ausprobieren und das am besten geeignete Produkt auswählen.
- Bei fettigem Haar abends etwas Trockenshampoo an den Haaransatz geben.

Ein akkurater Haarschnitt und eine natürlich wirkende Haarfarbe sind unabdingbar: Das verleiht dem Gesicht Struktur und trägt enorm zu einem eleganten Auftreten bei. Lassen Sie sich nicht täuschen; auch wenn die Frisur eines Models noch so natürlich aussieht, steckt doch sehr viel Arbeit darin!

Auch Sie können in zehn Minuten frisiert sein, egal, welchen Haartyp Sie haben.

Wegen meiner kurzen Haare habe ich es mir angewöhnt, nach dem Waschen einen Conditioner aufzutragen, der nicht ausgespült wird. Da ich zu faul bin, sie zu trocknen, glätte ich sie mit Wachs, damit sie im Laufe des Vormittags Form annehmen. Ich trage häufig eine der Schleifen oder Spangen mit Blumen, die meine Freundin Karuna Balloo so hervorragend herstellt *(siehe S. 152)*.

Saubere Haare, einen pfiffigen Haarschnitt und eine schöne Frisur zu haben sind so wichtig wie das Make-up, denn Gesicht und Haare werden vom Gegenüber als Einheit wahrgenommen.

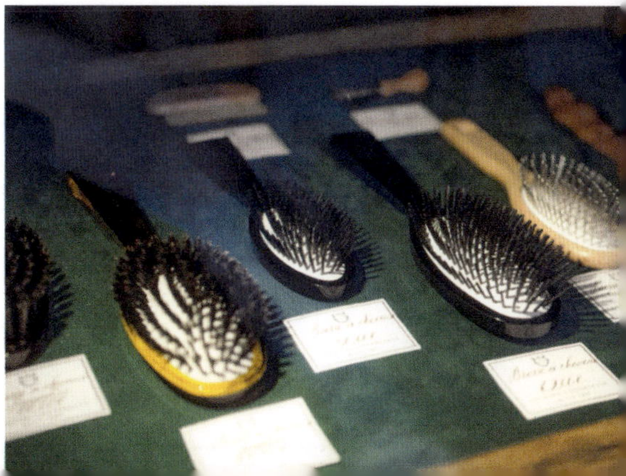

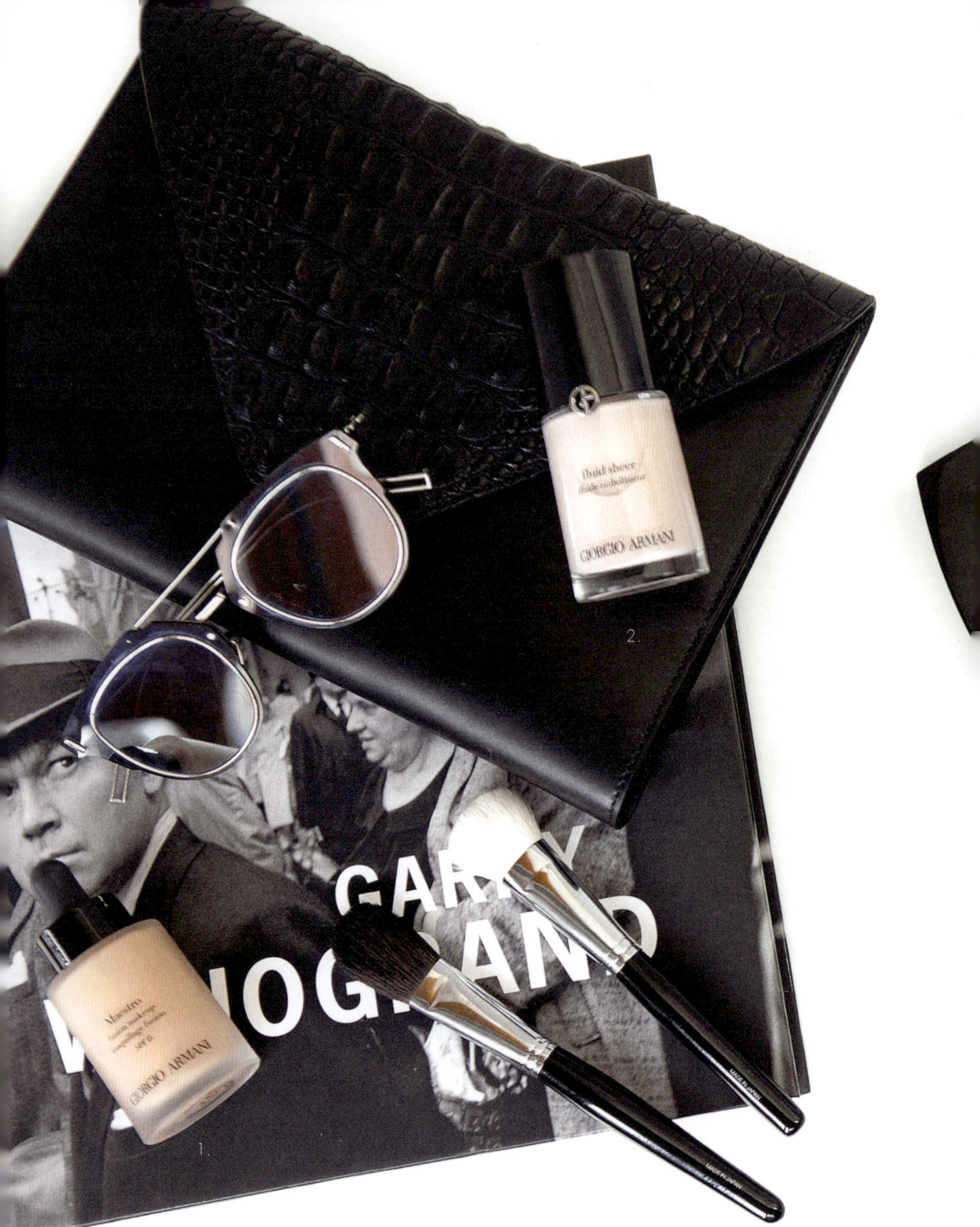

1. Leichtes Make-up von Giorgio Armani
2. Grundierung von Giorgio Armani
3. Loser Gesichtspuder von Chanel
4. Eau de Parfum »Philosykos« von Diptyque
5. Gesichtsserum von Shiseido
6. Concealer von Nars
7. Mascara von Giorgio Armani
8. Lippenstift von Dior
9. Bürste für Wimpern und Augenbrauen von Giorgio Armani

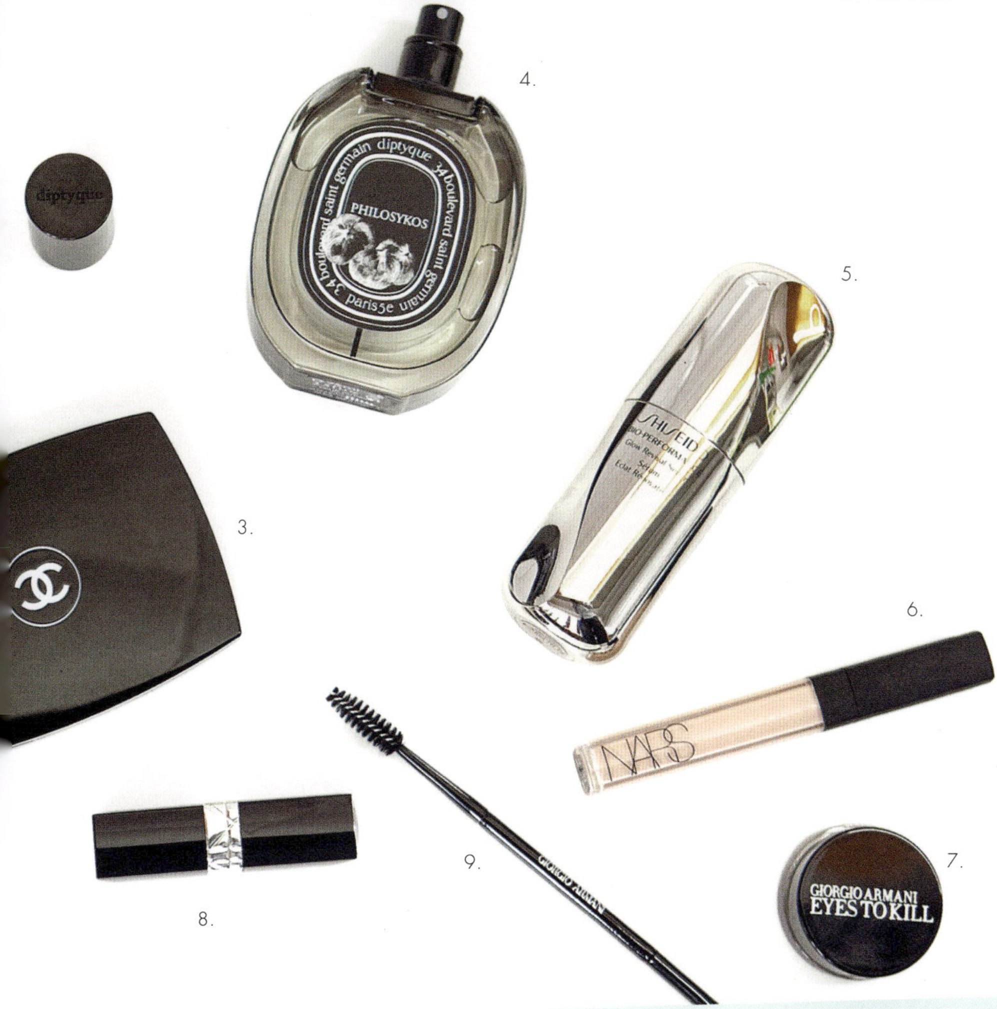

SURVIVAL **KIT**

Inhalt meiner Kulturtasche:

- Taschenspiegel
- Lippenbalsam oder Lippenstift
- Mascara
- Gesichtsreinigungstücher
- Deotücher
- Rouge
- Lidschatten
- Handcreme
- Handreinigungsgel
- Minizahnbürste und -pasta
- Haarklemmen und -gummis
- Kleine Haarbürste oder Kamm

TEILEN SIE IHRE VERWANDLUNG!
 # beautychallenge21

JONATHAN SANCHEZ

MEIN HAIR & MAKE-UP ARTIST

(INSTAGRAM: @JONATHANSANCHEZ_ART)

Er kümmert sich seit einigen Jahren um mich, vor allen Dingen vor wichtigen Terminen. Erin O'Connor, Aymeline Valade und Lara Stone begeben sich ebenfalls regelmäßig in seine Hände. Ich habe ihn um einige Profiratschläge gebeten:

Ihre goldene Make-up-Regel?

Ich mag den Ausspruch von Shu Uemura: »Ein schönes Make-up beginnt mit einer schönen Haut.«

Ihr Geheimnis für einen makellosen Teint?

Die Make-up-Grundierung soll kleine Makel verdecken, aber dennoch etwas Hautstruktur zeigen. Wenn die Grundierung zu stark deckt, wirkt sie wie eine Maske.

Wenn Sie den Farbton Ihrer Foundation wählen, muss das Gesicht gereinigt sein. Etwas auf den Kieferrand und das Kinn auftragen: Der Farbton muss derselbe sein wie am Hals.

Auf dem Markt gibt es Produkte in vielen verschiedenen Konsistenzen. Mir sind die ganz flüssigen am liebsten, etwa Face and Body Foundation von M.Ä.C.; sie deckt kleine Unregelmäßigkeiten ab und wirkt doch natürlich und strahlend.

Das Gesicht muss mit Feuchtigkeit versorgt sein, dann erst darf die Grundierung aufgetragen werden, von der Gesichtsmitte nach außen hin arbeiten. Sie können auch einen Primer verwenden, das gibt der Grundierung ein Strahlen. Instant-Glow Immediate Radiance Skin Perfecting Cream von Shu Uemura ist perfekt.

Ich benutze stets einen Pinsel, damit kann man akkurater arbeiten als mit den Fingern. Ich schwöre auf die Bürste 190SH Foundation Brush von M.Ä.C., die ich vor der Verwendung minimal mit Thermalwasser anfeuchte: Der strahlende Effekt ist garantiert.

Wie gelingt der perfekte rote Mund?

Das Wichtigste ist, dass die Lippen vor jeder Art von Lippenstift mit Feuchtigkeit versorgt und ebenmäßig sind. Falls nötig, ein sanftes Peeling verwenden, um trockene Hautpartikel zu entfernen.

Tragen Sie um die Lippenkonturen etwas von Ihrer Foundation auf, damit der Lippenstift mit einer glatten Linie abschließt.

Ziehen Sie mit einem Konturenstift die Umrisse Ihrer Lippen nach, damit die Lippenstiftfarbe nicht in die angrenzenden Fältchen ausläuft. Mein Lieblingsstift ist der Lip Liner Pencil Jungle Red von Nars Cosmetics. Mit dem Konturenstift die Linie noch etwas ins Innere auslaufen lassen.

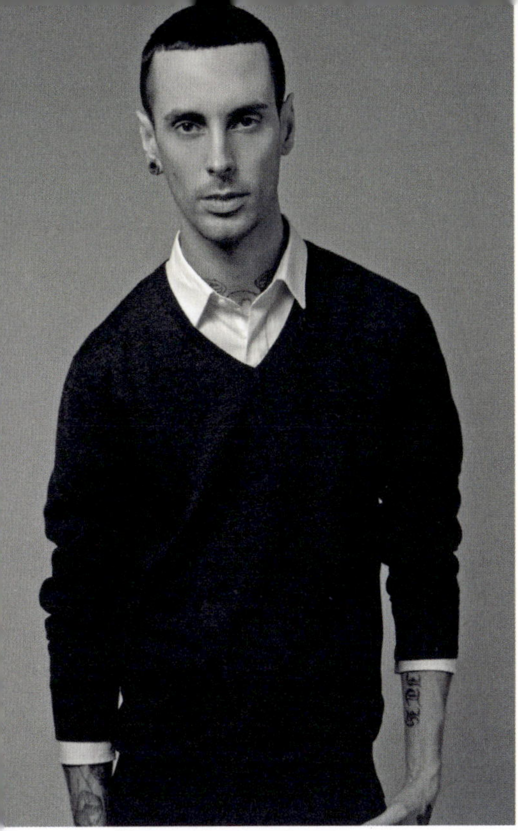

Nun tragen Sie Ihren Lippenstift auf, vorzugsweise mit einem Pinsel, damit lässt sich präziser arbeiten. Ich schätze den Ruby Woo von M.Ä.C., das ist ein matter Lippenstift, der sehr lange hält.

Wenn Sie glänzende Lippen mögen, tragen Sie nun noch etwas Gloss auf, etwa Lip Gloss Scandal von Nars.

Wie schminken Sie Augen am liebsten?
Beim Augenschminken schätze ich die Einfachheit. Das Wichtigste ist, dass sie frisch und natürlich aussehen.

Bürsten Sie Ihre Brauen, damit sie schön geformt sind. Auch ein transparentes Gel ist nützlich, ich verwende das Brow Styler Gel von Diorshow.

Nehmen Sie einen Concealer, z.B. den bekannten Touche Éclat von Yves Saint Laurent. Ich trage nur kleine Mengen unter dem Auge, wo sich Ringe bilden, und auf dem Lid auf und verwische ihn dann mit den Fingern zu den Schläfen hin.

Dann trage ich einen nudefarbenen, matten Lidschatten auf und ziehe diesen etwas nach oben.

An die innerste Stelle am Auge und auch ganz leicht am Brauenbogen setze ich danach einige Lichtpunkte mit einem perlmuttfarbenen Lidschatten, z.B. Nylon von M.Ä.C., in sehr geringen Mengen und gut verwischt.

Verwenden Sie vor dem Tuschen eine Wimpernzange. Meine Favoritin ist hier die Zange von Laura Mercier. Danach gleichmäßig von den Ansätzen zur Spitze hin Mascara auftragen. Das Bürstchen sollte jedoch nicht zu viel Tusche aufgenommen haben. Hier schätze ich Diorshow sowie Great Lash von Maybelline sehr.

Zum Schluss trage ich eine Booster Cream wie Dior Glow Maximizer oder Glow Creator von Shu Uemura auf und verwische sie zu den oberen Wangenknochen.

Ihre goldene Regel für Frisuren?
Da habe ich zwei.
• Hier gilt, wie für die Haut auch, dass die Haare für jede Frisur gut gepflegt sein müssen. Sie sollten das für Ihren Haartyp passende Shampoo und auch die passende Kur verwenden.
• Außerdem muss der Haarschnitt stimmen, sonst lassen sich die Haare nur schwer in Form bringen.

Was sind Ihre Lieblingsprodukte?
Gegen unerwünschtes Einkräuseln der Haare ist Frizz Dismiss FPF 40 Control Cream von Redken sehr gut, es verleiht den Haaren Feuchtigkeit und macht sie glatt.

Zum Schutz der Haarfasern vor dem Föhnen benutze ich Pillow Proof Blow Dry Primer von Redken.

Zum Stylen der Haare nehme ich gerne die Paste Night Rider von Kevin Murphy.

Damit gefärbtes Haar nicht bricht, empfehle ich extreme anti-snap von Redken.

Für matte Effekte beim Modellieren und Formen schlage ich Molding Mud von Sebastian vor.

Für Feuchtigkeit, Schutz, mehr Glanz und leichteres Kämmen gibt es den Styling-Conditioner Potion 9 von Sebastian.

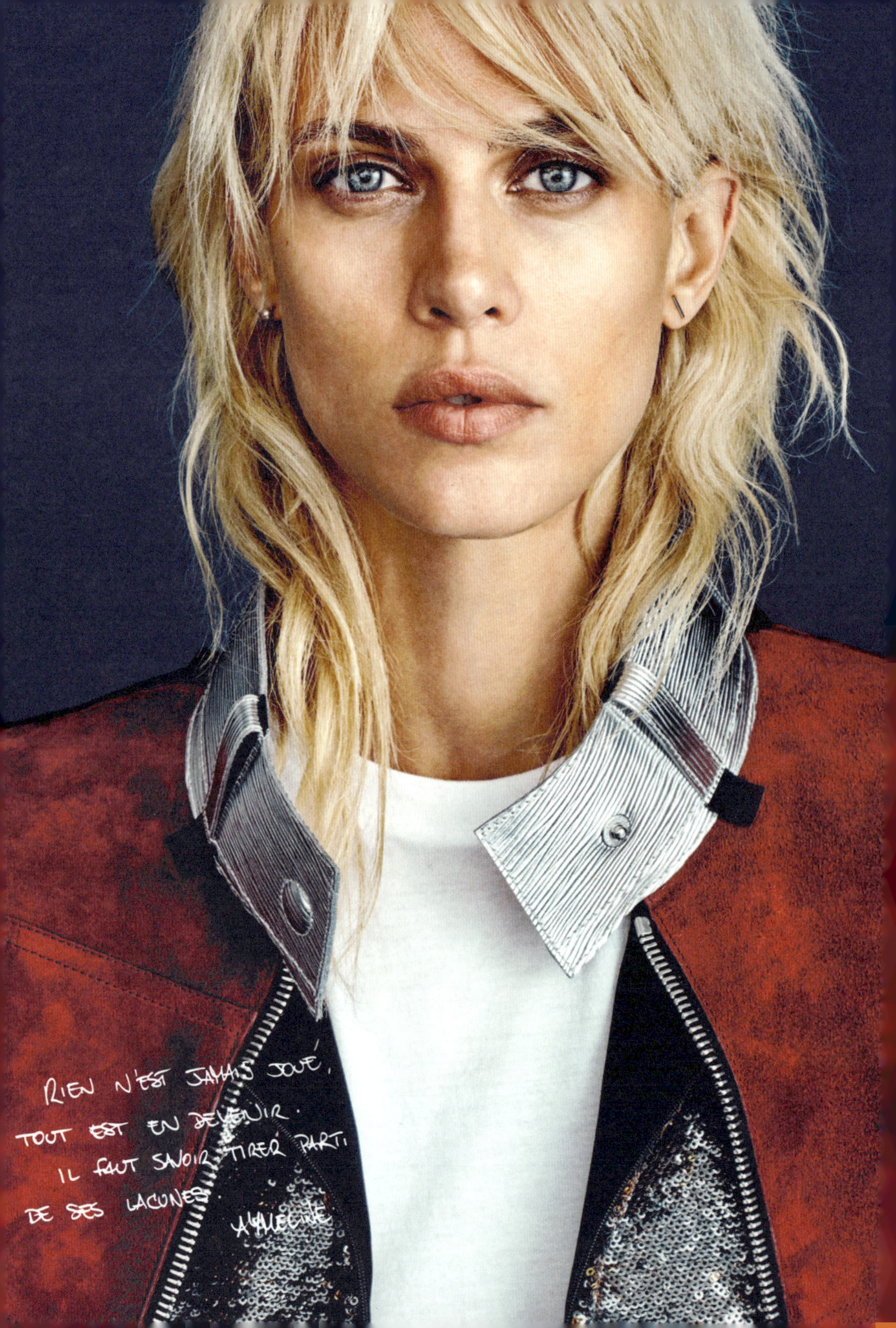
RIEN N'EST JAMAIS JOUÉ.
TOUT EST EN DEVENIR.
IL FAUT SAVOIR TIRER PARTI
DE SES LACUNES.

Aymeline Valade

ALTER: 32 Jahre
BERUF: Model
ERSTER JOB: Die Balenciaga Fashion Show von Nicolas Ghesquière
IHR LIEBLINGSFOTO: Ein nie veröffentlichtes Foto von Mert & Marcus für eine Giorgio-Armani-Werbung
STERNZEICHEN: Waage
BESONDERE KENNZEICHEN: Durchdringender Blick aus blauen Augen
SIE KÖNNEN NICHT LEBEN OHNE … guten Schlaf
WAS GENIESSEN SIE BESONDERS? Schöne Momente mit meinen Freunden
3 WICHTIGE TEILE AUS IHRER GARDEROBE: Eine schwarze Jeans, schöne Schuhe mit Charakter, zierliche Schmuckstücke
3 UNVERZICHTBARE KOSMETIKA: Den Soy Face Cleanser von fresh, Bio-Wildrosenöl, gesunde Bio-Ernährung
IHR PARFUM: Der Duft meiner Haut – ich trage kein Parfum.
IHRE VORBILDER: Josephine Baker, eine Frau, die gegen den Strom schwamm und sich aus ihren Lebensumständen befreit hat
IHRE BETTLEKTÜRE: *Der Finger und der Mond* von Alejandro Jodorowsky
IHR GLÜCKSBRINGER: Ich habe keinen. Ich glaube auch nicht, dass Dinge Glück bringen, sondern Menschen.
MEHR ODER WENIGER: Weniger!
IHRE DEVISE: »Work it.« (Arbeite dran.)
EIN RAT AN DIE LESERINNEN (Zitat links:) Nichts ist je vorbei, alles ist im Werden begriffen. Man muss aus seinen Fehlern lernen können.

Sich in zehn Minuten zu schminken und zu frisieren, ist das eine Herausforderung für Sie? Nein, das geht schnell, wenn man sich gut kennt.
Wie lautet der beste Make-up-Rat, den Sie je bekommen haben? Die *Highlight*-Anwendung (eine Make-up-Methode, die die Gesichtsstrukturen mithilfe von Licht- und Schattenpunkten hervorhebt).
Unabdingbares Make-up für Ihre Handtasche? Mascara, Wimpernzange, Highlight-Make-up, Rouge und ein Concealer gegen kleine Unregelmäßigkeiten.
Immer geschminkt? Nein, nur bei einer Präsentation. Wenn man sich täglich schminkt, kann man keinen »Wow«-Effekt mehr hervorrufen, wenn man ihn braucht.
Welches Styling aus der jüngsten Vergangenheit hat Ihnen besonders gefallen? Das von meinem letzten Cover für *Air France Madame*.
Für oder gegen künstliche Schönheit? Für! Raffinesse hat wenig mit teurer Kleidung oder Überfluss zu tun, man achtet einfach nur auf die Details.

TAG

10

GUT

angezogen

IN 10 MINUTEN

SO SPAREN SIE ZEIT

ZEIG MIR, WAS **DU TRÄGST,** UND ICH SAGE DIR, WER **DU BIST!**

»Ein Mensch wird vom Volk nach seiner Kleidung beurteilt!«

Seneca

Welche Frau kennt das nicht: Der Tag ist vermasselt, weil man nicht dem Anlass gemäß gekleidet ist? Einen ganzen Tag lang »schlecht angezogen« zu sein, ist einfach unerträglich. Das ist mir schon passiert, und auf einmal stand ich vor wichtigen Leuten: ein Albtraum! *Vorher* über Stil und Kleidung nachdenken – und man hat eine Sorge weniger. Kleidung am Vorabend oder sogar schon zu Beginn der Woche zurechtzulegen erscheint vielleicht etwas neurotisch, ist aber in Wahrheit eine große Zeitersparnis.

Kleidung ist wie eine Rüstung. Wer sich schön und gut fühlt, ist für den Alltag gewappnet und kann sich auf andere Dinge konzentrieren.

Gut angezogen sein zu wollen ist keinesfalls oberflächlich – ich glaube vielmehr an die Sprichwörter »Kleider machen Leute« oder »An den Federn erkennt man den Vogel«. Über die Kleidung definieren wir uns, sie gibt Auskunft über Stand, Persönlichkeit und sogar über den jeweiligen emotionalen Zustand. Ob man nun auffällige Kleidung oder eine Art Uniform für alle Gelegenheiten trägt – der Eindruck, den man damit hinterlässt, ist nicht derselbe. Und auch wenn es zweifellos Wichtigeres gibt als die Kleidung, bin ich doch überzeugt, dass die äußere Erscheinung entscheidend ist. In den Agenturen machen wir den Models klar, dass wir ihr erster Kunde sind. Lange vor den Casting Directors, die sie im Laufe ihrer Karriere treffen, müssen sie uns überzeugen, damit wir sie fördern. Unserem Team müssen sie sich genauso präsentieren, wie sie es bei einem Casting tun würden: zurechtgemacht und auf Absätzen. Das gilt auch für Sie!

Unsere Basics haben wir definiert (siehe *Tag 4: Die Auswahl der Basics)* und unsere Garderobe sortiert (siehe *Tag 5: Eine übersichtliche Garderobe),* daher sind wir nun in der komfortablen Lage, für jeden Tag und für alle Gelegenheiten das passende Outfit zusammenzustellen.

ALLES EINE **FRAGE** DER **ORGANISATION**

Eigentlich ist es ganz einfach, man muss nur rechtzeitig planen und nicht erst im letzten Moment. Sehen Sie sich die wichtigen Termine der Woche an und überlegen Sie sich daraufhin Ihr Outfit – natürlich passend zur Jahreszeit.

IM ALLTAG hat man es eilig und keine Zeit, die Kleidung lange auszuwählen! Für diesen Fall ist die *Uniform* geeignet! Ja, richtig, Uniform. Natürlich ist hier weder Soldaten- noch Briefträger-Berufskleidung gemeint. Ihre Uniform ist die Kleidung, die zur Ihrer Arbeit passt und in der Sie sich »selbstbewusst« fühlen. Das können etwa ein marineblauer Blazer, eine Jeans, eine cremefarbene, weich fließende Bluse und Schuhe mit etwas Absatz sein, in denen Sie sich wohl und gut angezogen fühlen. Anstatt also täglich nach einem neuen Look zu fahnden, Zeitverlust und Stilrisiko inklusive, setzen Sie auf Bewährtes, von dem Sie genau wissen, dass es geeignet ist und sich tagtäglich etwas abwandeln lässt.

BESONDERE GELEGENHEITEN
Ich möchte anlässlich eines Abendessens oder einer Feier glänzen oder vielleicht auch meine Begleitung beeindrucken. So etwas will vorbereitet sein, spätestens am Vortag. Durch Anprobieren weiß man, ob man sich im geplanten Outfit auch wohlfühlt und ob alle Teile tadellos sauber und gut gebügelt sind. Dabei wählt man auch seine Accessoires aus (siehe *Tag 13: Passende Accessoires)*. Die Zeit, die Sie in die Zusammenstellung und ins Bereithängen und -legen Ihres Outfits investiert haben, kommt Ihnen am großen Tag selbst beim Schönmachen zugute! Sonst ist zwar das Kleid perfekt, aber Frisur und Make-up sind dem Zeitmangel zum Opfer gefallen. Es gibt kaum etwas Schlimmeres.

Bei mir finden derartige Wochenplanungen sonntags statt. Ich koordiniere dann etwa zehn Outfits.

DEFINIEREN SIE IHRE UNIFORM

Neben der praktischen Seite betont eine Uniform Ihr Image und Ihren Stil, ganz in der Art von Karl Lagerfeld, der seit einigen Jahren Abwandlungen des immer gleichen Outfits trägt.

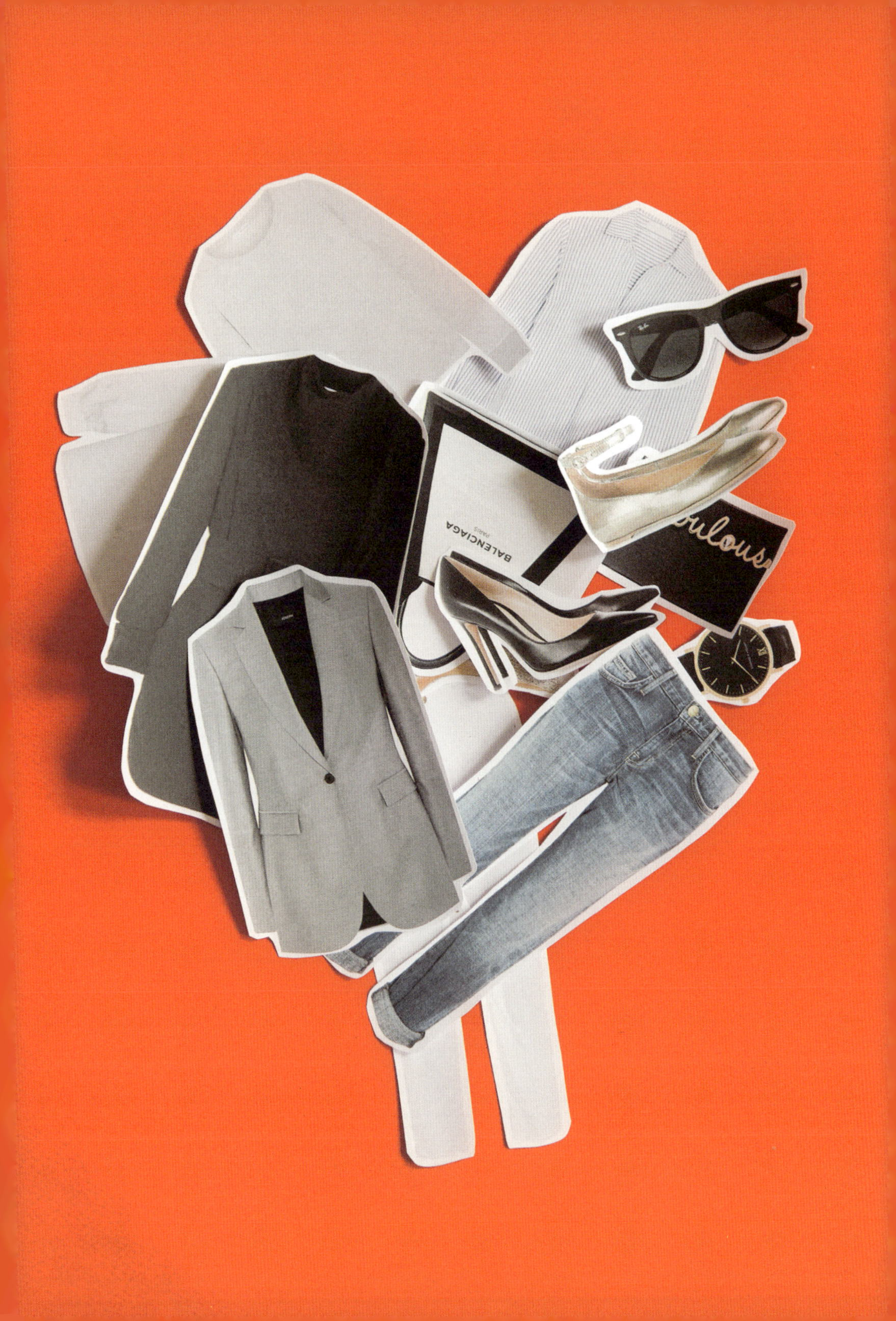
BALENCIAGA

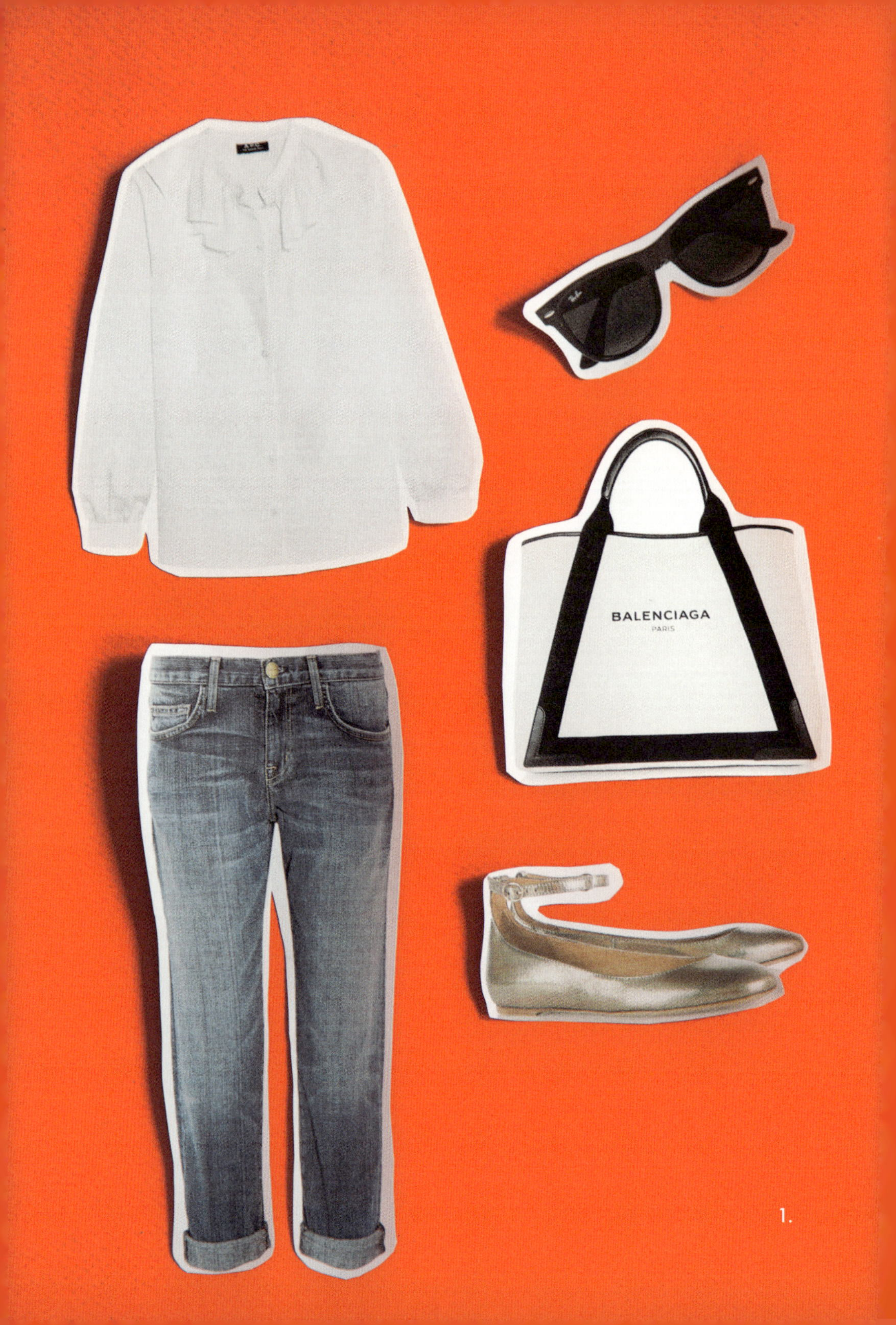

1.

BEISPIELE FÜR **PRÊT-À-PORTER**

1 **CASUAL-** ODER **FREIZEITLOOK**

- Weiße Bluse/T-Shirt unter einem Pulli
- Beige-/kakifarbene Hose oder Jeans
- Flache Schuhe wie Derbys oder Ballerinas

ODER

- Schicke Bluse
- Slim-Jeans
- Schöne Sneakers

2 **RAFFINIERTES OUTFIT**, DAS VON GUTEM GESCHMACK ZEUGT

- Schwarzes maskulines Jackett
- Seidentop oder -bluse
- Jeans
- Stilettos

ODER

- Elegantes schwarzes Onepiece (Onesie, Jumpsuit)
- Dazu eine Brosche oder ein Armband
- Schuhe mit Plateausohlen

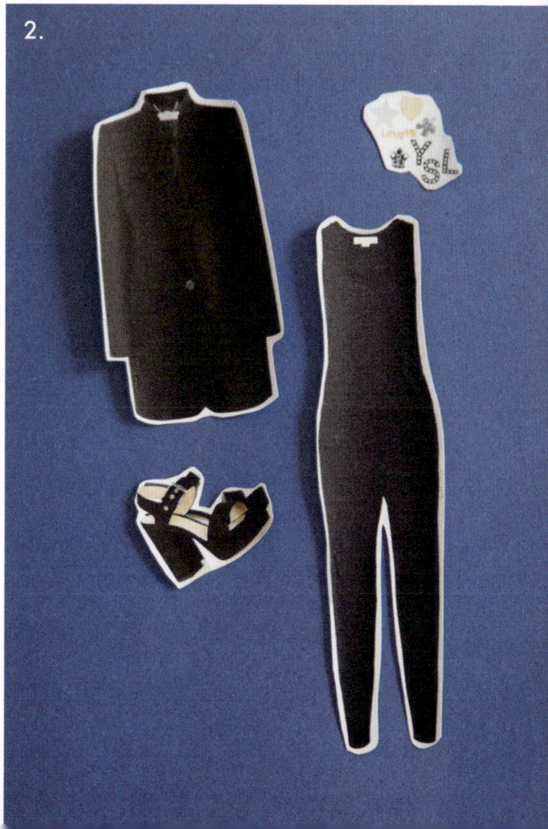
2.

KLEINE **HILFESTELLUNG**

- Zunächst ein zentrales Kleidungsstück auswählen und es dann kombinieren.
- Durchaus möglich: Lagenlook in verschiedenen, bunt gemischten Längen
- Bewährte Outfits für spätere Gelegenheiten fotografieren. Ideen für Kombinationen finden sich auch in Onlineshops.

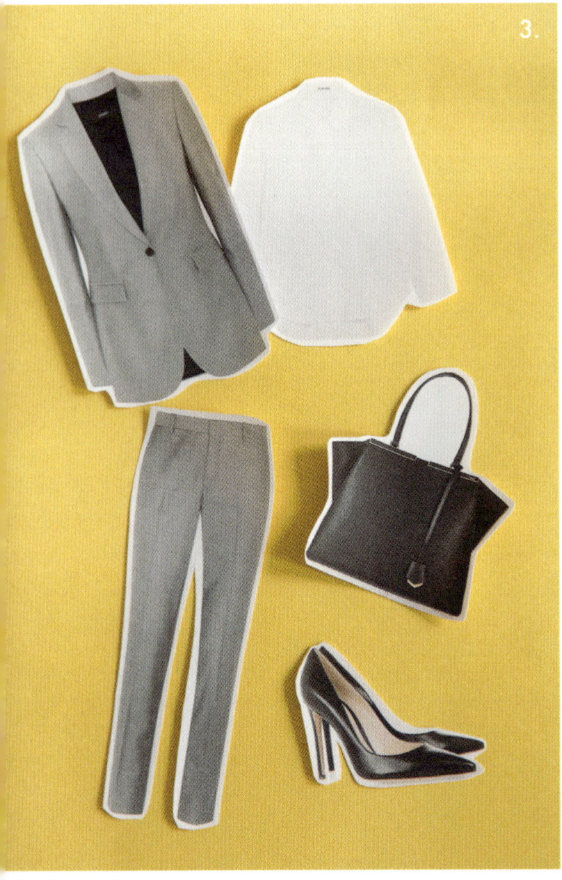

3 **BUSINESSLOOK,** VORZUGSWEISE IN DUNKLEN FARBEN (SCHWARZ, MARINEBLAU ODER GRAU)

- Kostüm, Anzug oder Rock
- Gürtel (z.B. goldfarben), um die Taille zu betonen
- Pumps mit 4- bis 7-cm-Absätzen (ideale Höhe für die Arbeit)

ODER

- Fließende Bluse
- Schwarze Männerhose mit Aufschlag
- Wahlweise Pumps oder Ballerinas

4 DAS RICHTIGE FÜR EIN **ABENDESSEN** IN DER CITY

- Das kleine Schwarze, ruhig nackte Beine dazu zeigen
- Riemchensandalen mit Absatz

ODER

- Bleistiftrock
- Figurbetontes Oberteil
- Pumps

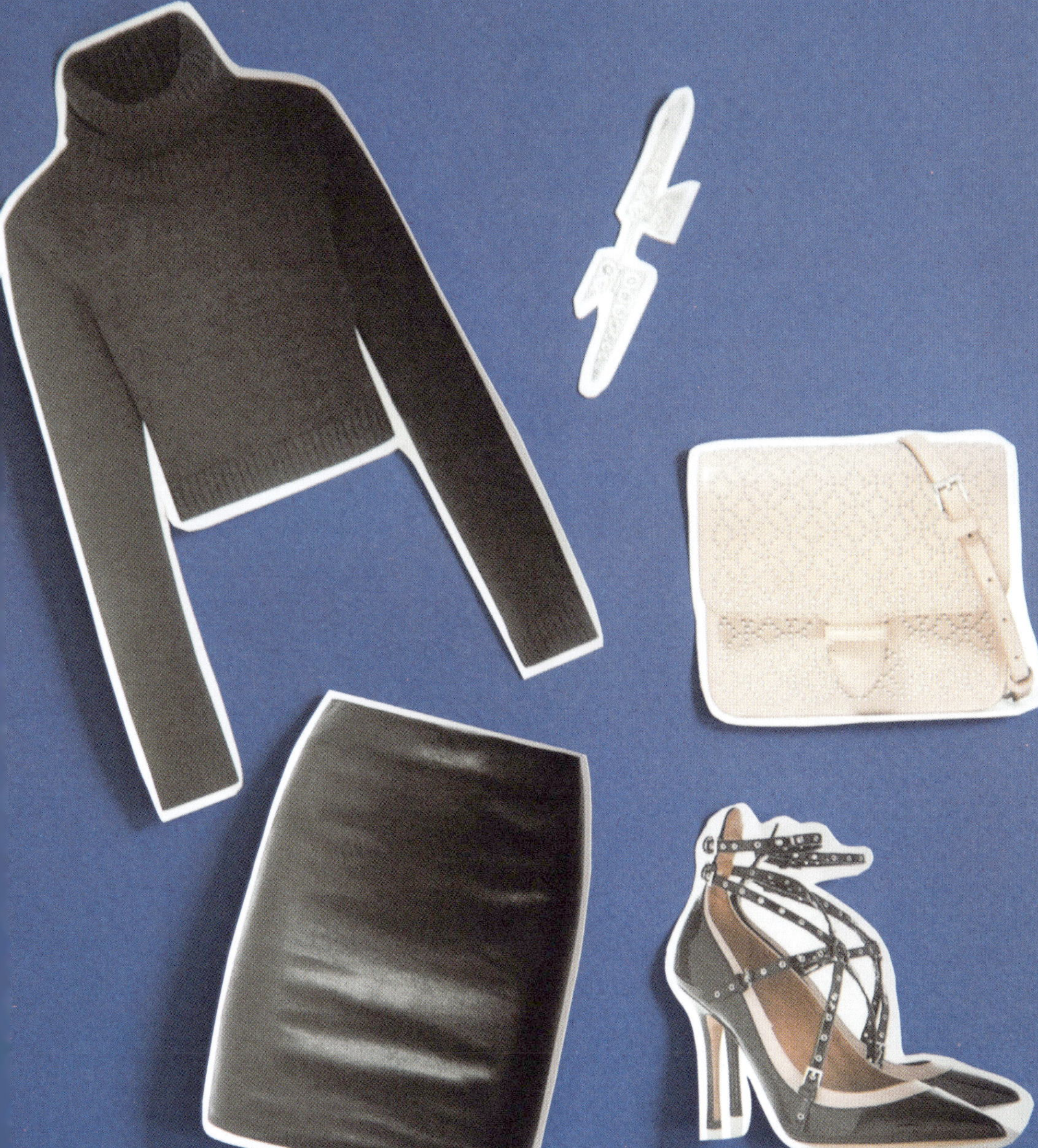

4.

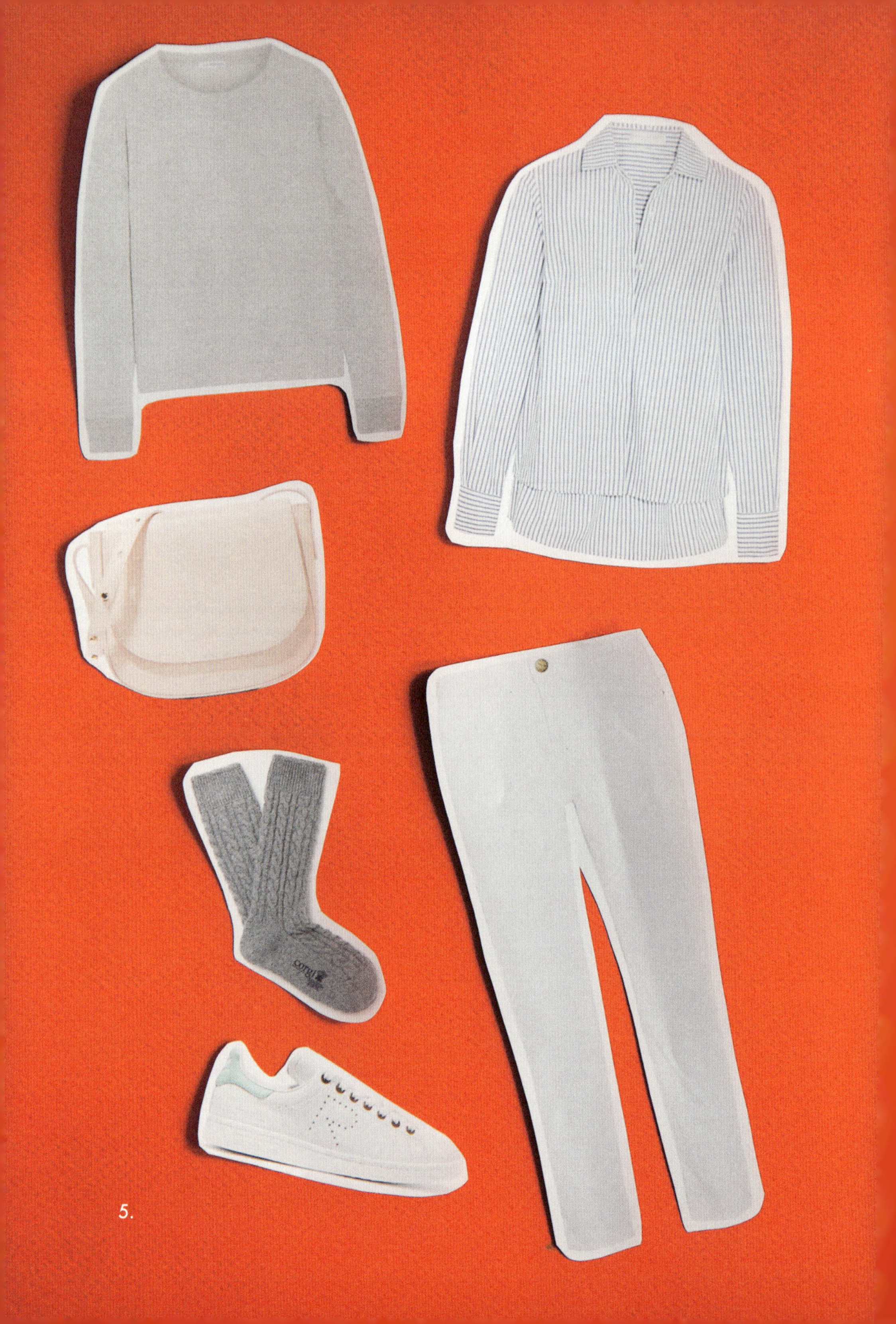

5.

5 »CASUAL FRIDAY« LÄSSIG UND TROTZDEM SCHICK

- Dunkelgraues oder marineblaues Sweatshirt
- Jeans
- Ein Paar Stan Smith (Adidas)

ODER

- Feminines Jeanshemd
- Jeans mit breitem, braunem Ledergürtel
- Ballerinas

6 OUTFIT MIT SEX-APPEAL FÜR EIN ROMANTISCHES **RENDEZVOUS**

- Kurzes, tailliertes Kleid oder kurzer Rock (unifarben oder gemustert)
- Kleine Clutch
- Stilettos

ODER

- Weite Bluse in der Slim-Jeans getragen
- Auf jeden Fall hohe Absätze

7 PARTYLOOK – ES DARF GLITZERN UND STILMIX IST ERLAUBT

- Bustier oder Spaghetti-Top mit Shorts
- Hohe, jedoch bequeme Absätze (damit das Tanzen nicht zur Qual wird!)

ODER

- Enges Neckholder-Shirt mit Minirock
- Stiefel, Plateauschuhe oder Schuhe mit Keilabsätzen

POSTEN SIE IHRE LIEBLINGSKOMBI!
 # beautychallenge21

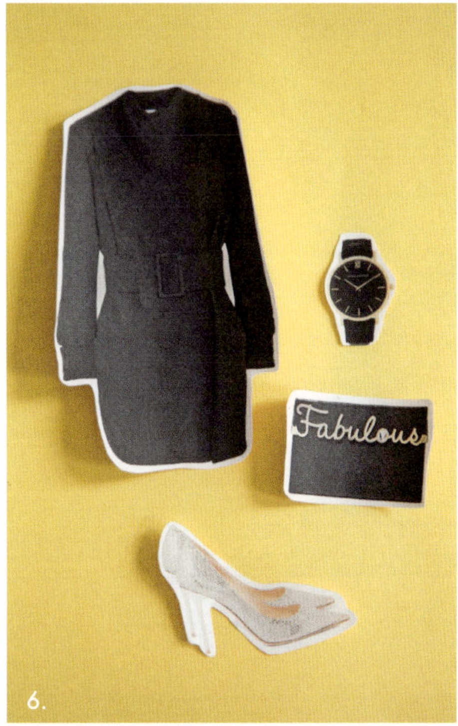

6.

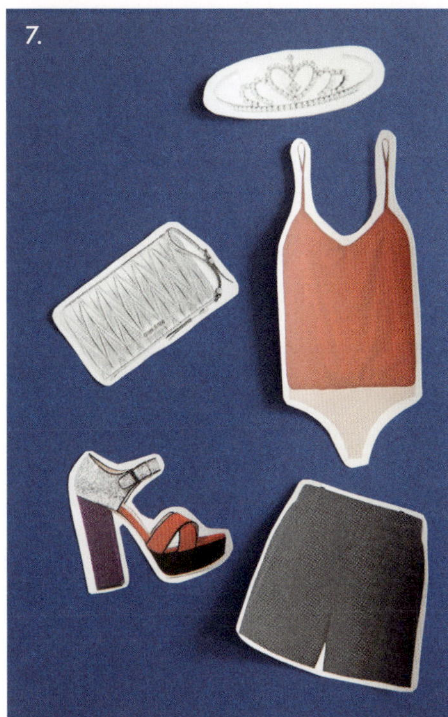
7.

01 02 03 04 05 06 07 08 09 **10** 11 12 13 14 15 16 17 18 19 20 21

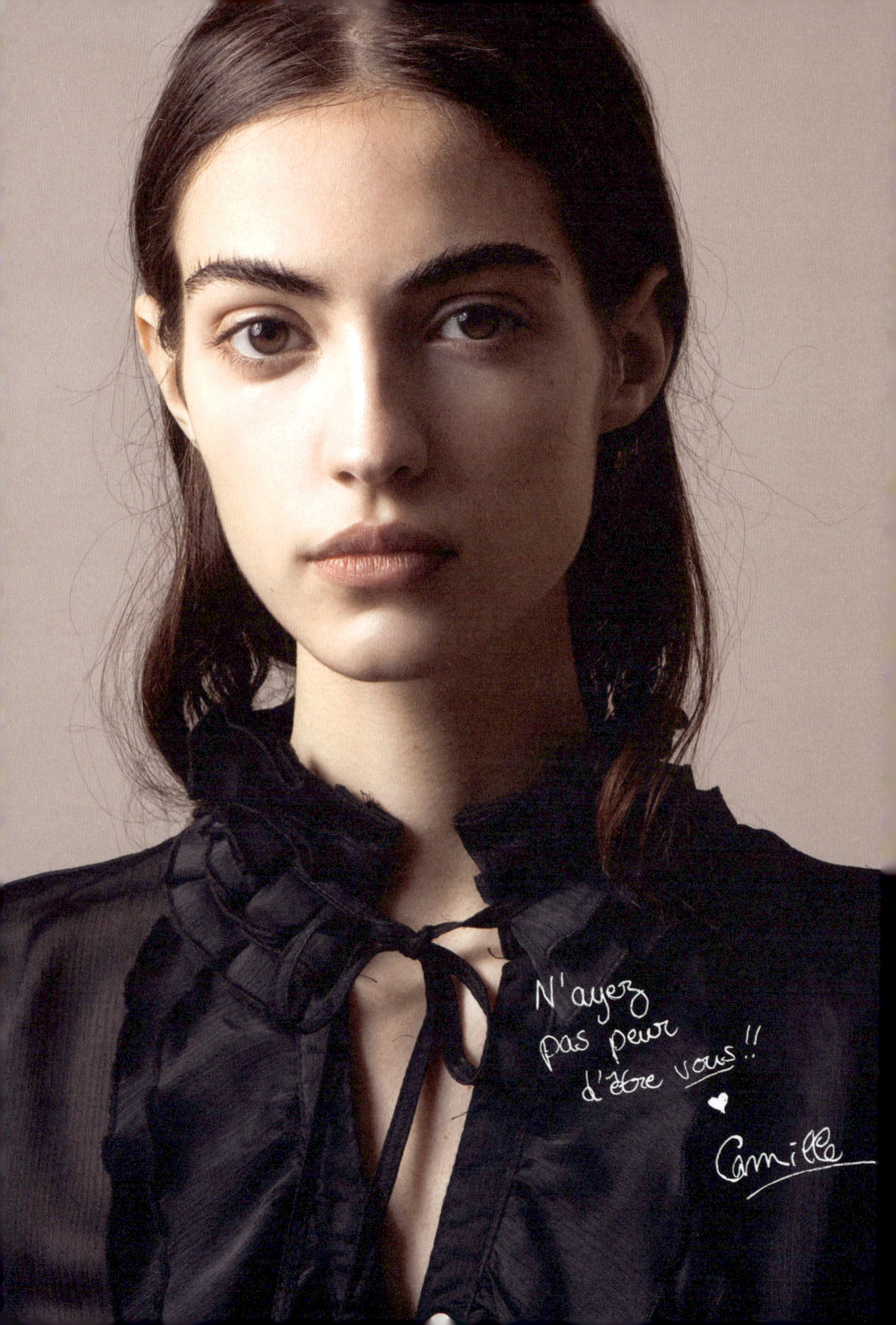
N'ayez pas peur d'être vous !!
Camille

Camille Huret

ALTER: 19 Jahre
BERUF: Model
ERSTER JOB: Für das Lookbook von Valentino in Rom
IHR LIEBLINGSFOTO: Da gibt's mehrere, u.a. mein erstes Cover für *Crash Magazine*
STERNZEICHEN: Wassermann
BESONDERE KENNZEICHEN: Meine Augen, meine Brauen, meine gute Laune
SIE KÖNNEN NICHT LEBEN OHNE ... Familie, Freunde und meine Adidas-Schuhe, wenn ich spät dran bin
WAS GENIESSEN SIE BESONDERS? Ich nehme mir Zeit zum Kochen, ich pflege mich und treffe meine Freunde.
3 WICHTIGE TEILE AUS IHRER GARDEROBE: Sandro-Bomberjacke, Lederhose und mein von meiner Großmutter genähtes Hemd
3 UNVERZICHTBARE KOSMETIKA: Bioderma-Lotion, Repair-Salbe Aquaphor von Eucerin, die toll ist (besonders gegen Blasen) und meinen M.Ä.C.-Lippenstift
IHR PARFUM: Ich habe kein spezielles, aber ich mag *Cuir de Russie* von Chanel.
IHRE VORBILDER: Ich bewundere Menschen, die für ihre Träume kämpfen und andere mitreißen können.
IHRE BETTLEKTÜRE: *Not That Kind of Girl – Was ich im Leben so gelernt habe* von Lena Dunham
IHR GLÜCKSBRINGER: Wenn ich mich in meiner Kleidung und im Kopf wohlfühle, bin ich zu allem bereit!
MEHR ODER WENIGER: Mehr Ringe an den Fingern!
IHRE DEVISE: »Erst aufhören, wenn Sie stolz auf sich sind« oder »Niemals die eigene Fähigkeit unterschätzen, Träume zu verwirklichen«
EIN RAT AN DIE LESERINNEN: Lernen Sie, sich selbst zu lieben. Selbstbewusstsein erwirbt man mit der Zeit. Wenn Sie ungekünstelt Sie selbst sind, achten Sie und werden von den anderen geachtet. Also los!

Panik im »Ankleidezimmer«: jeden Morgen oder nie? Das kommt auf den Tag an, aber meistens überlege ich mir am Vortag, was ich anziehe, damit ich so spät wie möglich aufstehen kann. Panisch werde ich, wenn ich es mir im letzten Moment anders überlege, dann wird es stressig.
Besitzen Sie einen »Uniform«-Look? Ich wechsle häufig meinen Stil und trage gerne ganz verschiedene Outfits. Wenn ich gar nicht weiß, was ich anziehen soll, springe ich in Lederjacke, Lederoptik-Jeans und Stiefeletten oder meine Adidas, wenn ich es bequem haben möchte.
Leihen Sie sich Kleidung von Ihrem Partner aus? Von meinem Vater! Seine Pullis oder, sehr oft, seine Schals, die ihm eigentlich schon gar nicht mehr gehören!
Was machen Sie, wenn Sie sich vor einer Abendgesellschaft nicht mehr umziehen können? Ich finde immer Zeit, mich umzuziehen! Sonst würde ich matten Lippenstift und Mascara auftragen, der Rest bleibt natürlich, und auf geht's!
Ziehen Sie sich für sich selbst oder für andere an? Meistens für mich. Ich kleide mich nach meiner Laune, ganz egal, was die anderen davon halten! Die Art, sich anzuziehen, reflektiert einen Teil der Persönlichkeit. Es ist nicht nötig, sich wahnsinnig zu stylen, um ein guter Mensch zu sein.

Zitat links: Haben Sie keine Scheu, einfach Sie selbst zu sein!!

TAG

11

ICH

rieche gut

MEINE PERSÖNLICHE DUFTNOTE

WOHLGERUCH IST **WOHLBEFINDEN**

»Wer die Gerüche beherrscht,
der beherrscht das Herz der Menschen.«

Das Parfum, Patrick Süskind

Wer hat es je besser beschrieben, wie ein Geschmack oder Duft angenehme Erinnerungen hervorruft, als Marcel Proust in der Passage über die Petite Madeleine aus *In Swanns Welt?* Bei Proust war es die in den Tee getauchte Madeleine bei seiner Tante Léonie.

Heute bin ich in meinen Vierzigern, habe reichlich Lebenserfahrung gesammelt, und mein Geist ist voll von »proustschen Madeleines«: dem ganz speziellen Duft des Seifenladens *Saponifère* in der Rue Bonaparte, an dem ich nach Schulschluss vorbeikam, und dem Duft des Parfums Égoïste meines ersten Freundes. Der Geruch nach frisch gemähtem Gras erinnert mich immer noch an meinen Großvater bei der Gartenarbeit und das Parfum Elixir von Clinique an meine Mutter, als ich zehn war … Lange habe ich versucht, das Parfum meines Vaters wiederzufinden. Ich erinnere mich noch, wie er sich morgens von Kopf bis Fuß parfümierte!

All diese Dufterinnerungen sind dafür verantwortlich, dass ich mich gern parfümiere. Mein erstes Parfum war Ô von Lancôme. Darüber habe ich übrigens eine Collage gemacht. Seitdem habe ich mehrmals mein Parfum gewechselt – und jedes steht für eine Phase meines Lebens.

Als ich mit meinem zweiten Sohn Tao schwanger war, trug ich das Parfum Bois Farine von L'Artisan Parfumeur, das mich seither an diese besondere Zeit erinnert.

Seit einigen Jahren variiere ich Parfums und probiere gern neue Düfte.

Wir alle lieben Parfum, und diejenigen, die keines benutzen, wissen vielleicht, dass sie das schönste überhaupt haben: den natürlichen Duft ihrer Haut – das, was Jean-Baptiste Grenouille, der Protagonist in Patrick Süskinds *Das Parfum*, sein Leben lang versucht hat zu konservieren.

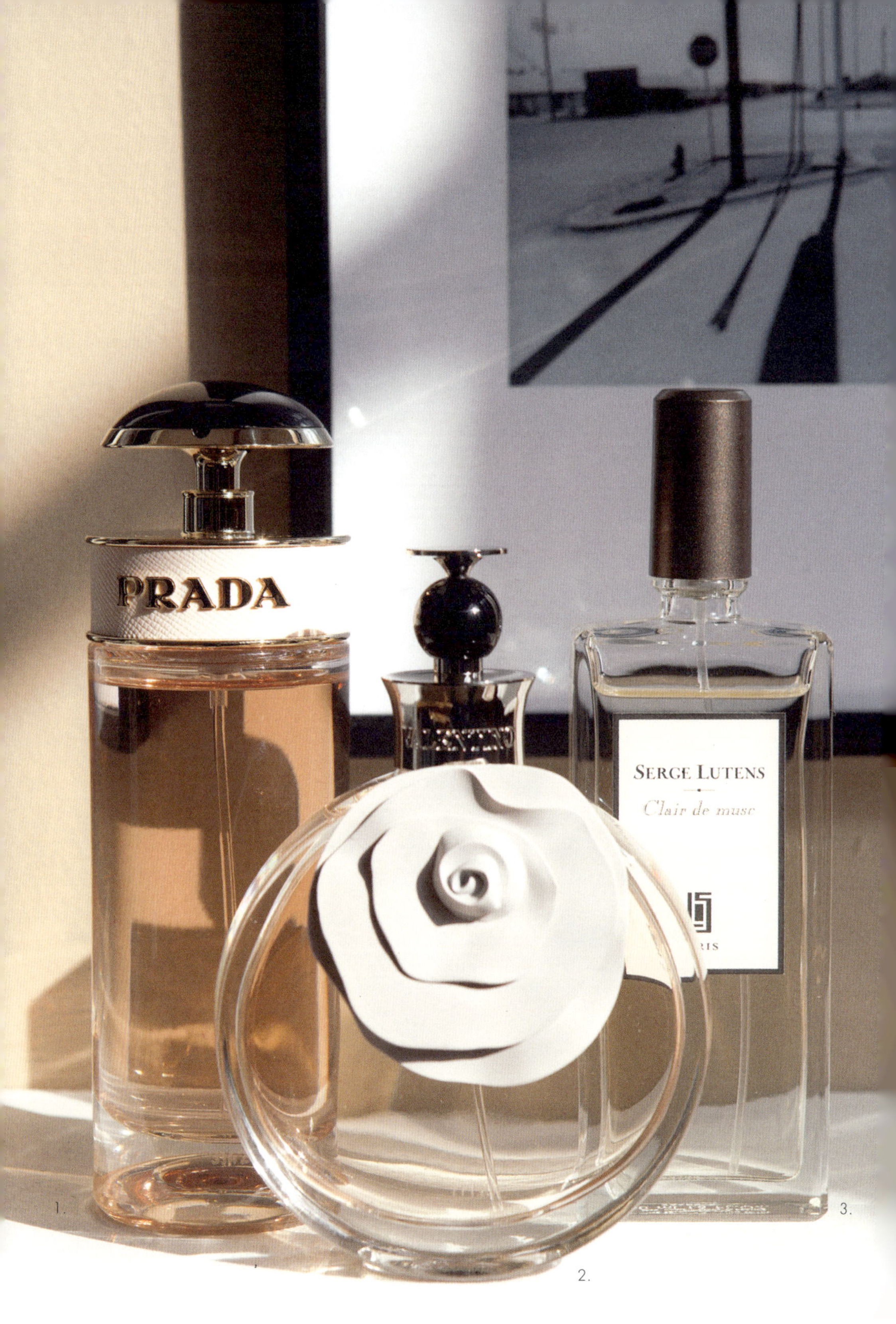

1.

2.

3.

EINE **FRAU** UND **IHR DUFT**

Sich zu parfümieren ist allerdings nicht leicht. Manche von uns schaffen es hervorragend und umgeben sich mit dem für sie allgegenwärtigen, typischen Duft, einer *olfaktorischen* Unterschrift gleich. Sie haben sicherlich schon einmal die Anwesenheit einer Person über ihr Parfum wahrgenommen. Diese Fähigkeit, eine Art Duftmarke zu setzen, ist letztendlich etwas sehr Animalisches, gleichzeitig jedoch – gekonnt eingesetzt – ein Höhepunkt an gutem Geschmack, eine regelrechte Macht, eine Waffe der Verführung. Ihr Parfum ist in gewissem Sinne die Fortsetzung Ihrer Aura. Es ist eine Form, sein Dasein über den Körper hinaus zu verströmen, es im Raum weit über die physische Anwesenheit hinaus auszudehnen und mit anderen auf feinstoffliche Weise in Kontakt zu treten.

Heute wollen wir Ihnen Wissen an die Hand geben, um *Ihr* höchstpersönliches Parfum zu finden, das sie dann auch als *Waffe* einsetzen können. Es gilt, in die schier unendlich Welt der Parfums einzutauchen und sich dort zurechtfinden zu lernen.

EINE WISSENSCHAFT FÜR SICH

Man kann keinen persönlichen Duft finden, ohne dabei auf Zusammensetzung und Konzentration der Parfums einzugehen. Vielleicht ist Ihnen schon bekannt, dass Parfums aus in Alkohol gelösten ätherischen Ölen bestehen. Aber wussten Sie auch, dass die Formeln sich durchaus unterscheiden, je nachdem, ob es sich um ein Extrait de Parfum oder ein leichteres Eau de Toilette handelt?

Zum Parfumverständnis gehört die sogenannte »Duftpyramide«, die sich wie folgt zusammensetzt:

- **Kopfnote:** Das ist die flüchtigste Note. Sie ist sofort präsent, wenn das Parfum zerstäubt wird, und verfliegt nach einigen Minuten.
- **Herznote:** Sie ist einige Stunden wahrnehmbar und ist die charakteristischste.
- **Basisnote:** Sie entwickelt sich langsam und kann sogar mehrere Tage anhalten.

DIE GROSSEN PRODUKTGRUPPEN

- **Extrait (de) Parfum:** Es ist reich an Basisnoten und hält über mehrere Stunden. Für eine starke Duftsignatur das Produkt der Wahl. Vorsicht, es hinterlässt mitunter Flecken auf der Kleidung. Duftkonzentration: 15–30 %
- **Eau de Parfum / EdP:** Es ist dem Extrait recht ähnlich, verfügt über viele Herz- und Basisnoten, verfliegt jedoch schneller. Duftkonzentration: 10–14 %
- **Eau de Toilette / EdT:** Es ist reich an sehr flüchtigen Kopfnoten, die Trägerin nimmt es intensiver wahr als das Umfeld. Verfliegt recht schnell. Duftkonzentration: 6–9 %
- **Eau de Cologne / EdC:** Am geringsten konzentriert ist das Kölnisch Wasser mit 3–5 % Duftstoffen.

1. Eau de Toilette »Candy l'Eau« von Prada
2. Eau de Parfum »Valentina« von Valentino
3. Eau de Parfum »Clair de Musc« von Serge Lutens

Je mehr Kopfnoten ein Parfum hat, desto frischer und flüchtiger ist es. Je mehr Basisnoten vorhanden sind, desto schwerer und sinnlicher wirkt es.

Zum Schluss unserer Betrachtung gehen wir noch auf die großen Duftfamilien ein:

1. **Citrus/hesperidisch:** Bergamotte, Zitrone, Orange, Mandarine, Pampelmuse, Orangenblüte, Neroli. Dynamische, vitalisierende Noten.
2. **Amber:** Rose, Jasmin, Veilchen, Amber, Sandelholz, Vanille. Verzaubernde, geheimnisvolle Noten.
3. **Aromatisch:** Salbei, Rosmarin, Thymian, Lavendel mit Citrus- und würzigen Noten. Stark und doch frisch.
4. **Blumig:** Rose, Jasmin, Ylang-Ylang, Nachthyazinthe, Nelke. Besonders feminine Noten.
5. **Ledrig:** Tabak, Duft nach Rauch und Leder. Diese Duftfamilie enthält am wenigsten Duftstoffe. Eher maskuline Noten, die aber auch bei manchen Frauen charaktervoll wirken können.
6. **Chypre (Duftkonzept):** Eichenmoos, Bergamotte, Jasmin, Rose, Patchouli, Labdanum und animalische Noten. Sehr ausdrucksstarke, lang anhaltende Noten.
7. **Fougère (Duftkonzept):** Lavendel, Eichenmoos, holzige Noten, Cumarin und Bergamotte. Das berühmte »Vétiver«, herbe, durch und durch maskuline Noten.

All das ist, da werden Sie mir recht geben, eine Frage des Geschmacks, der Sozialisierung, also etwas sehr Subjektives und Gefühlsmäßiges. In diesem Bereich gibt es keinen guten oder schlechten Geschmack, sondern lediglich persönliche Vorlieben.

Es ist vollkommen gleichgültig, ob Sie nun blumige, schwere oder aromatische Noten bevorzugen. Vor allen Dingen zählt,

1. Eau de Toilette »Aqua Allegoria Pamplelune« von Guerlain
2. Eau de Parfum »L'Air du Temps« von Nina Ricci
3. Eau de Parfum »L'Heure Bleue« von Guerlain

wie Sie sich parfümieren. Hier kann man viel falsch machen.

Wie schon für Haut und Haar, schlagen wir Ihnen vor, *Ihre* eigene Routine zu kreieren, eine Abfolge von Handlungen und Aufmerksamkeiten, die Ihre Duftsignatur einzigartig machen.

Um noch einmal mit **Coco Chanel** zu sprechen, die die Art, sich zu parfümieren, wunderbar beschrieben hat:

»Parfümieren Sie sich dort, wo Sie geküsst werden möchten.«

Oft besprühen oder betupfen wir nur etwas lieblos Hals und Handgelenke. Das Geheimnis einer gelungenen olfaktorischen Unterschrift liegt jedoch darin begründet, sich sparsam, jedoch an vielen verschiedenen Stellen zu parfümieren.

»Warme Stellen« verdienen hier besondere Beachtung. Dort fühlen wir unseren Puls, z.B. am Halsansatz, an den Handgelenken, im Nacken, rund ums Ohr oder zwischen den Brüsten, aber auch an den Fesseln, in der Nierengegend oder am Nabel. Die an diesen Stellen ausströmende Wärme und das Pulsieren sorgen dafür, dass über den ganzen Tag der dort aufgetragene Duft abgegeben wird.

Für die Eiligeren unter Ihnen ist auch Estée Lauders Trick hilfreich, nämlich »eine Parfumwolke vor sich zu verstäuben und sich dort hineinzubegeben«.

Aber nicht nur der Körper kann parfümiert werden. Wenn wir von Sillage sprechen, meinen wir die Duftwolke, die wir hinter uns herziehen oder die uns auch schon einmal vorauseilt. Die Kleidung zu parfümieren, ist daher ein wichtiger Schritt.

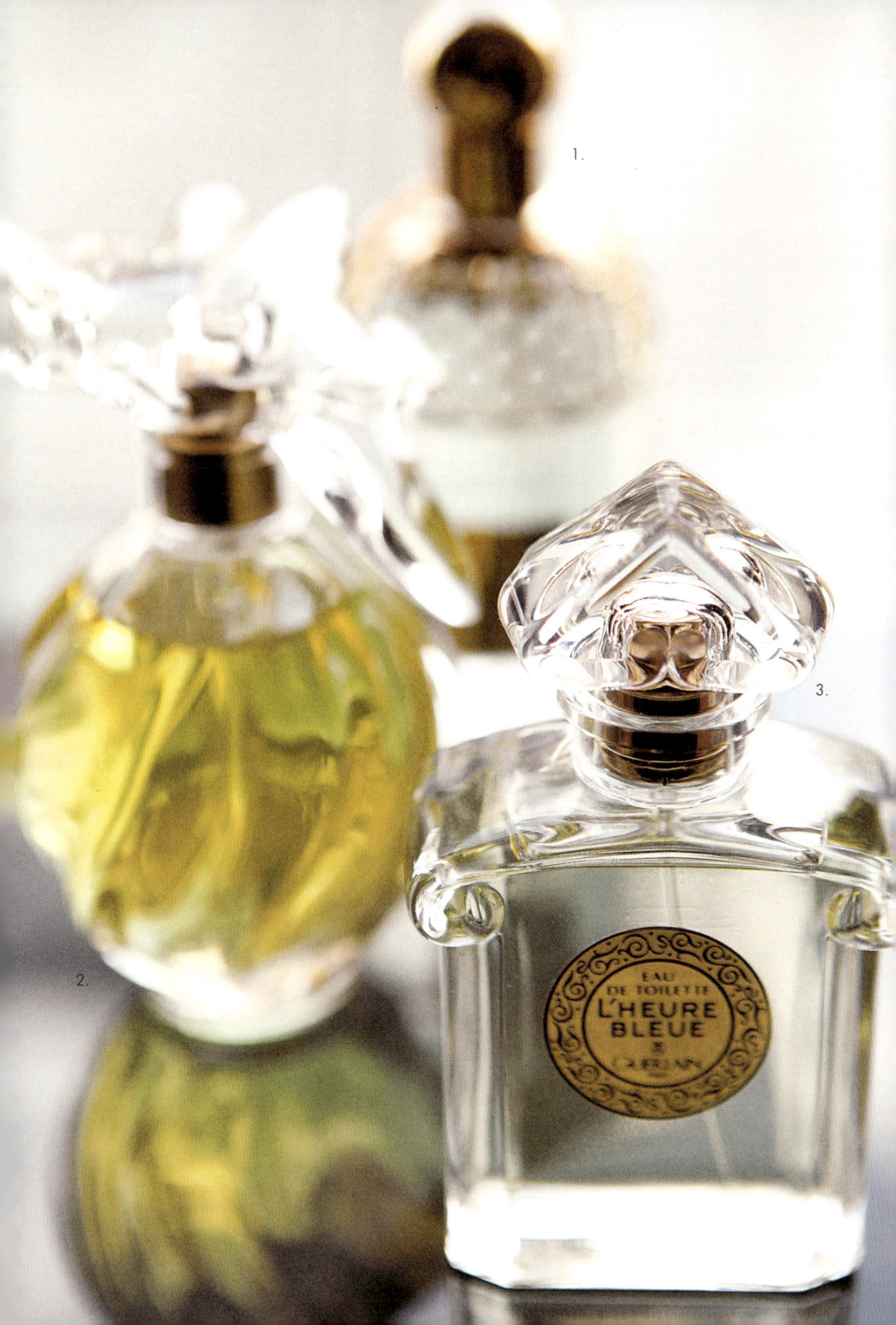
1.
2.
3.
EAU DE TOILETTE
L'HEURE BLEUE
GUERLAIN

1. Eau de Parfum »Narciso« von Narciso Rodriguez
2. Eau de Toilette »Chloé« von Chloé
3. Eau de Parfum »For Her« von Narciso Rodriguez
4. Eau de Toilette »Sì« von Giorgio Armani
5. Eau de Toilette »J'adore La Nouvelle Eau Lumière« von Dior

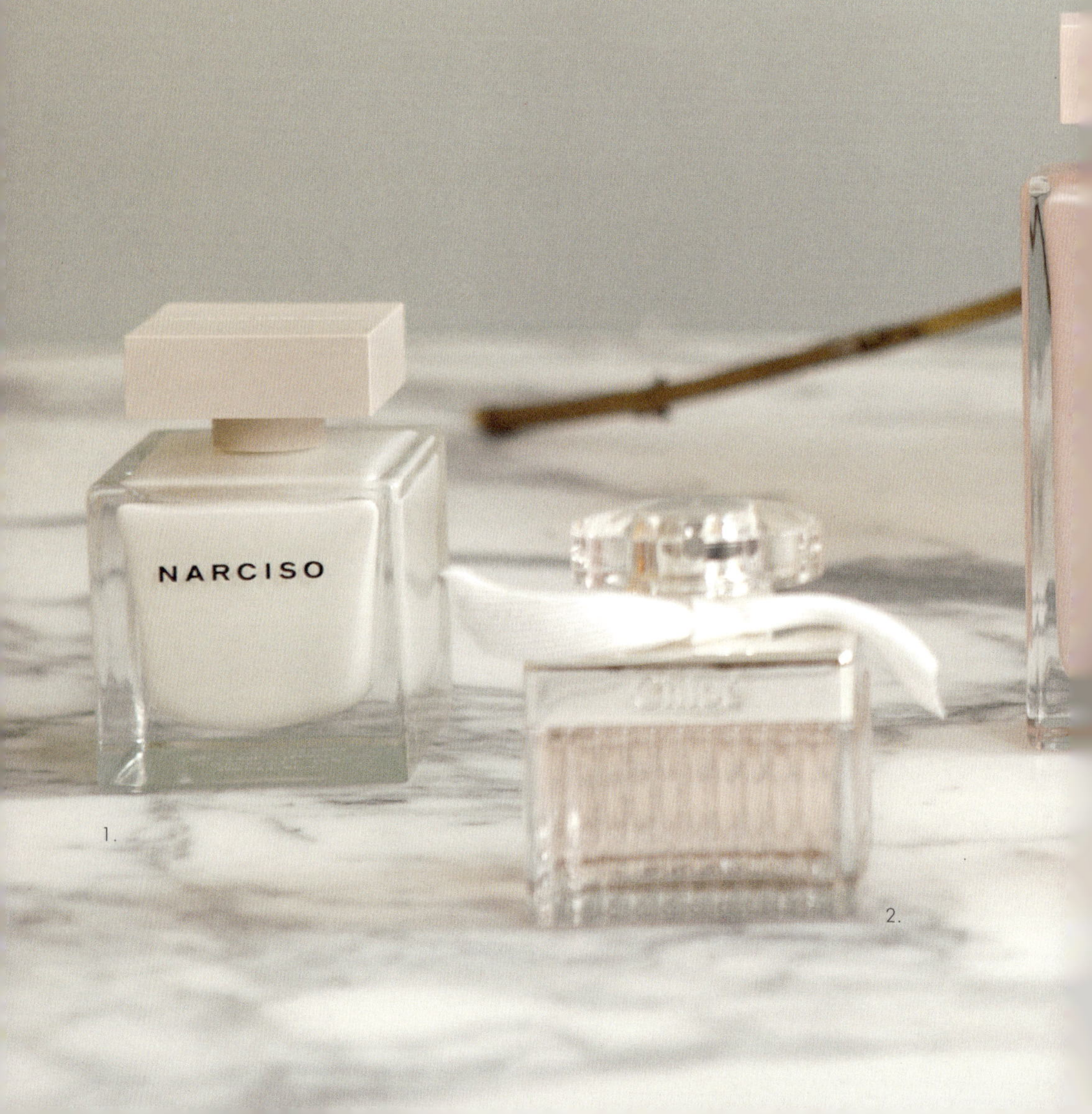

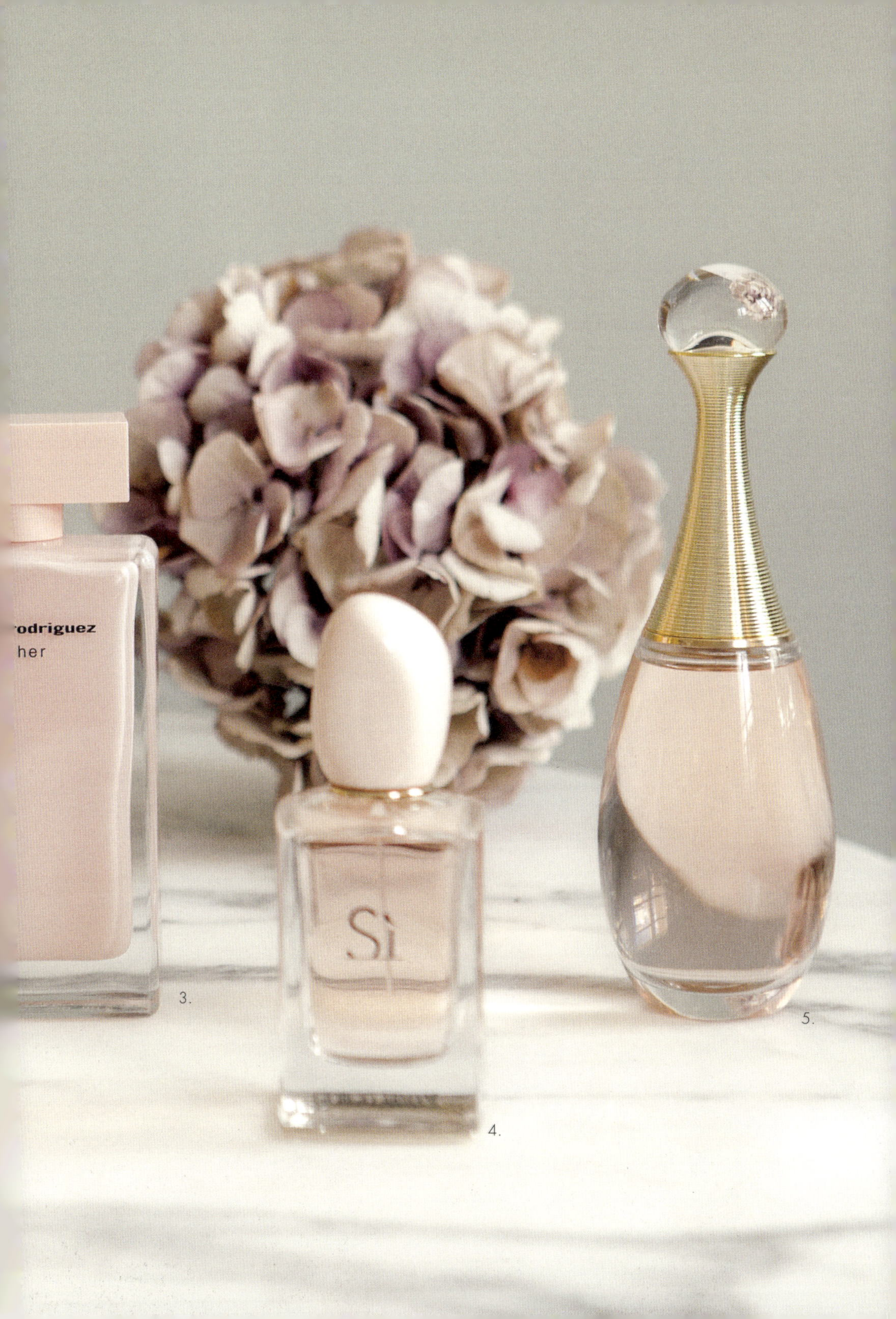
rodriguez
her
Sì
3.
4.
5.

Eau de Toilette »Classique« von Jean Paul Gaultier

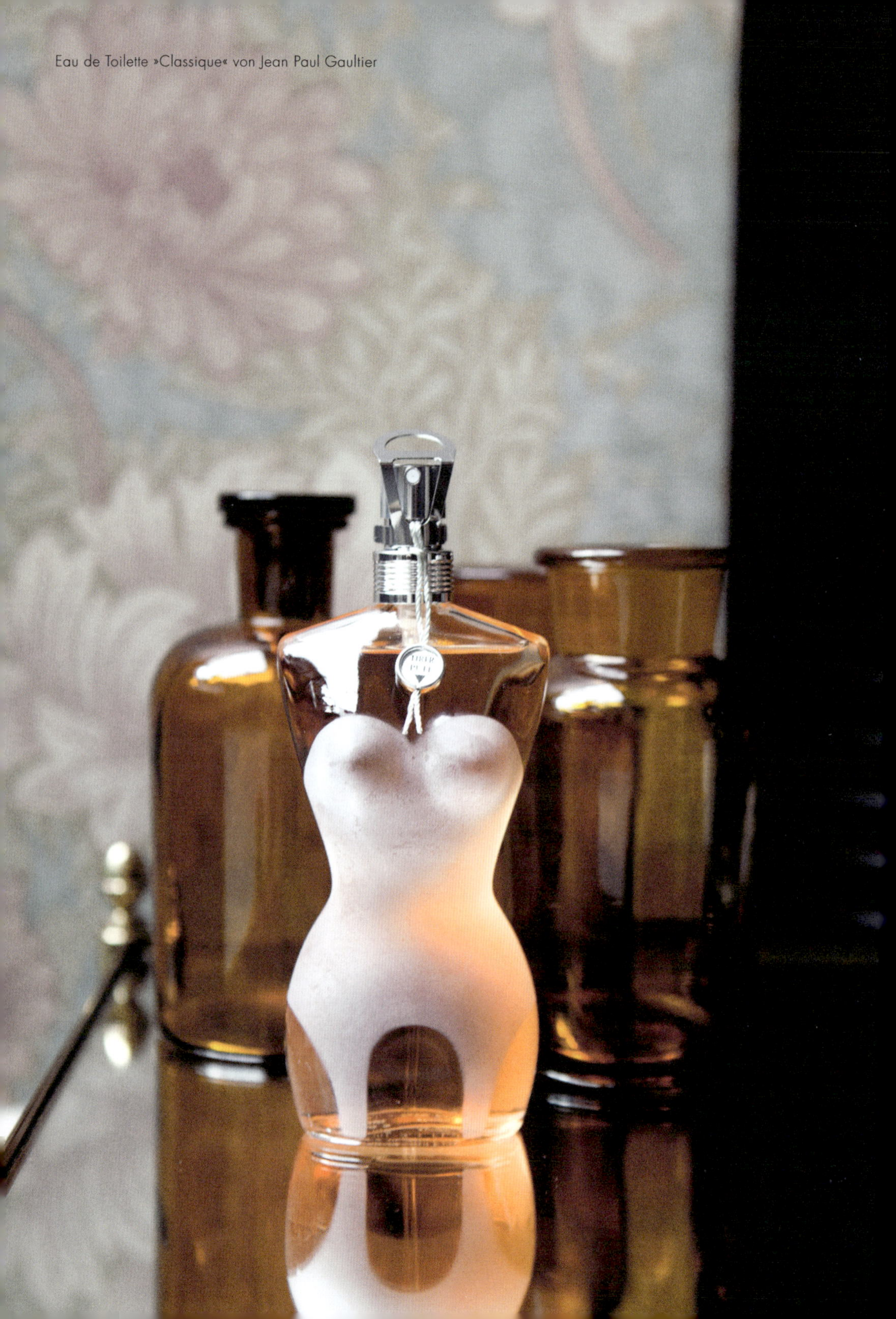

EINE FRAU, **EIN PARFUM!**

Nun sollten wir uns einmal über Markentreue unterhalten. Viele neigen dazu, das Parfum häufig zu wechseln, und das enorme Angebot auf dem Markt ist auch allzu verlockend. Wenn wir uns nun aber eine Duftsignatur zulegen wollen, geht dies nur mit Wiederholungen. Zu häufige Parfumwechsel machen eine Verinnerlichung nämlich unmöglich. Besonders problematisch ist das beabsichtigte oder unabsichtliche Parfümieren der Kleidung. Hier darf man nicht vergessen, dass die Basisnoten durchaus mehrere Tage überdauern. Bei einem Parfumwechsel kann es zu sehr unangenehmen Vermischungen kommen.

Ich rate daher unbedingt zur Parfumtreue – zumindest eine Reduktion auf ein Parfum für den Sommer und eins für den Winter. Das Ganze ist einer Liebesgeschichte nicht unähnlich. Sie können durchaus einige Kleidungsstücke parfümieren, vor allen Dingen solche, die häufig getragen, aber selten gewaschen werden wie Halstücher und Schals, aber auch das Futter eines Mantels oder die Innenseite einer Hose. Als besondere Raffinesse kann ein Taschentuch für Hosen- oder Rocktasche oder das Innere der Handtasche besprüht werden.

Und auch Ankleidezimmer oder Schrank (siehe *Tag 5: Eine übersichtliche Garderobe)* können parfümiert werden, in einem Zimmer kann man etwas Parfum auf die Heizung geben.

Beschließen wir dieses Kapitel mit anderen parfümierten Produkten, auch sie tragen zu einer Duftsignatur bei. Gemeint sind Körperlotion und -öl, Seife, Duschgel und Shampoo. Sie verändern die Wirkung eines Parfums. Im Zweifel gilt »weniger ist mehr«. Zu viel oder zu oft Parfum aufzutragen kann sogar dazu führen, dass Sie eines Dufts überdrüssig werden. Die zahlreichen subtilen Duftimpulse jedoch sind lauter kleine Fallen, in die die Männer hineintappen können.

Für eine lang anhaltende Duftsignatur Parfum an folgende Stellen sprühen:

- Halsansatz
- Nacken
- Ohrmuschel
- Zwischen die Brüste
- Handgelenke
- Nierengegend
- Nabel
- Fesseln
- Kleidung

WELCHES PARFUM TRAGEN SIE HEUTE?
 # beautychallenge21

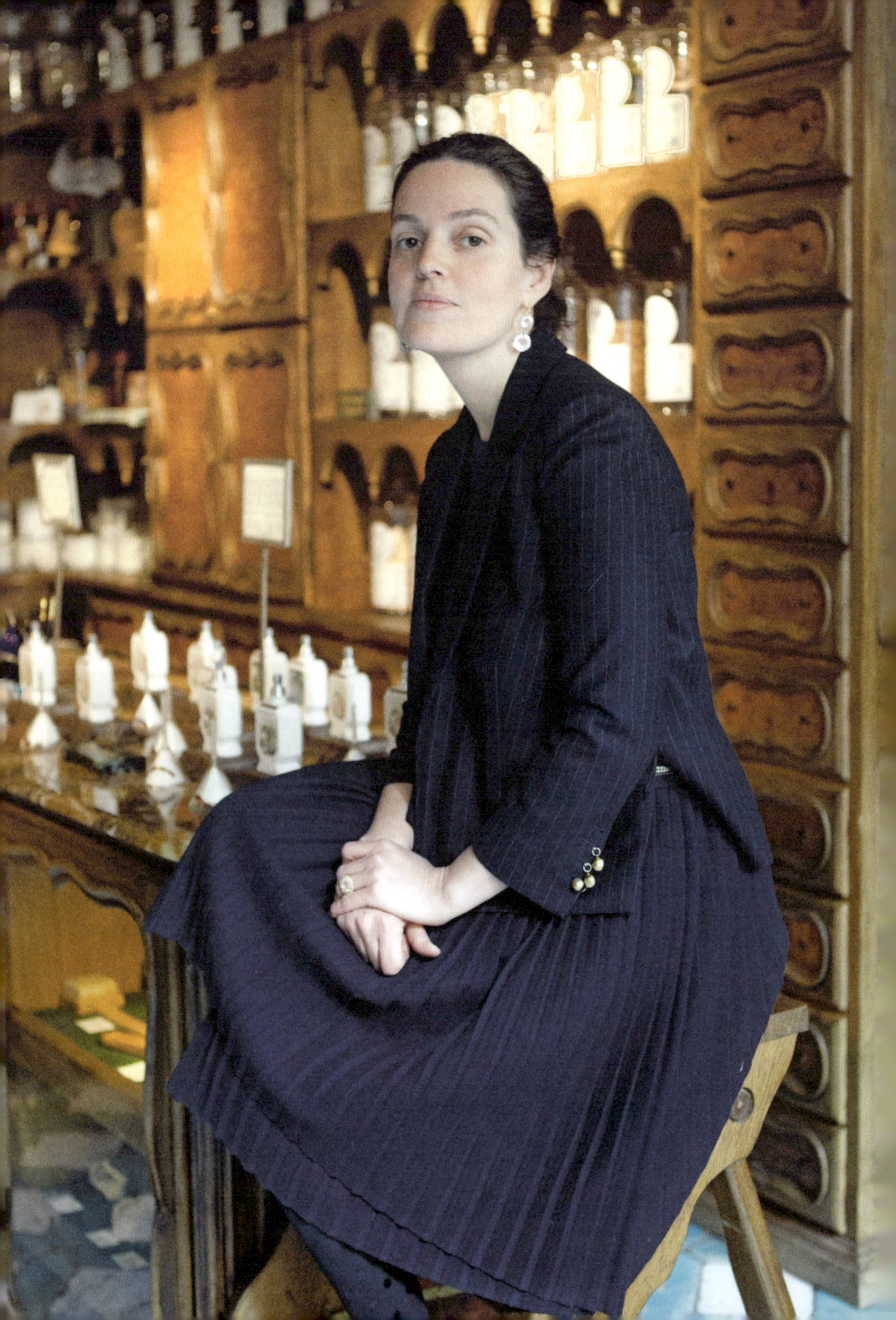

Victoire de Taillac

ALTER: 42 Jahre
BERUF: Gründerin von Buly 1803
ERSTER JOB: Pressesprecherin bei Colette
IHR LIEBLINGSFOTO: Ich mit meinen Kindern
STERNZEICHEN: Steinbock
BESONDERE KENNZEICHEN: Viele Haare
SIE KÖNNEN NICHT LEBEN OHNE ... Blumen
WAS GENIESSEN SIE BESONDERS? Gärtnern
3 WICHTIGE TEILE AUS IHRER GARDEROBE: Jacke, Kleid, Richelieu-Schuhe von Azzedine Alaïa
3 UNVERZICHTBARE KOSMETIKA: Eau Florale, Creme und Öl
IHR PARFUM: Eau Triple von Buly 1803
IHRE VORBILDER: Virginia Woolf
IHRE BETTLEKTÜRE: *Das große Wörterbuch der Kochkunst* von Alexandre Dumas
IHR GLÜCKSBRINGER: Ein japanischer Talisman
MEHR ODER WENIGER: Weniger
IHRE DEVISE: Einer für alle, alle für einen!
EIN RAT AN DIE LESERINNEN: Nicht verstecken, was Sie an sich nicht mögen, sondern herausstellen.

Welches ist Ihre proustsche Madeleine (eine Geruchserinnerung aus Ihrer Kindheit)? Der Duft von Johannisbeergelee, wenn meine Großmutter es frisch kochte
Welches war Ihr erstes Parfum? L'Air du Temps von Nina Ricci
Ist eine Duftsignatur wichtig? Nein, es macht Spaß, mit Düften zu spielen, sie zu kombinieren und auch zu wechseln.
Sind Parfums auf der Basis von natürlichen Essenzen zu bevorzugen? Nein, man sollte nur seinem Geschmack folgen und gute Hersteller wählen.
Eine Parfumwerbung, die Sie beeindruckt hat? Alle Kampagnen von Serge Lutens
Muss man seinem Parfum treu sein? Nein
Was sollte man außer seinem Körper noch parfümieren? Die Schränke
Welches Parfum würden Sie sich von Männern ausleihen? Ihr kölnisch Wasser

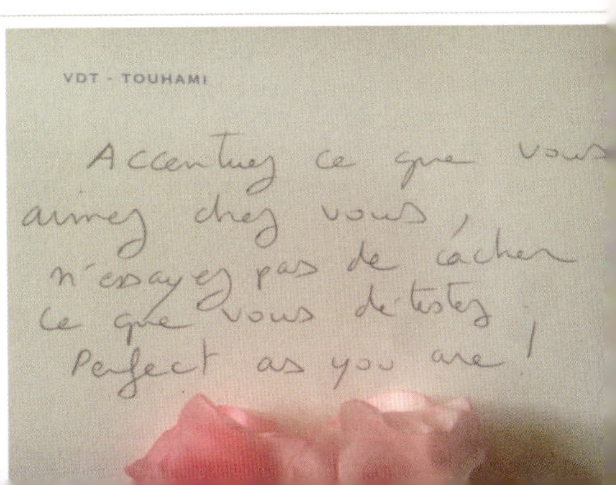

Rechts: Betonen Sie, was Sie an sich lieben, versuchen Sie nicht zu verbergen, was Sie an sich verabscheuen. Perfect as you are!

01 02 03 04 05 06 07 08 09 10 11 12 13 14 15 16

TAG

12

ZEIGT HER EURE

Schuhe

ABSATZ ODER FLACH –
DAS KOMMT AUF DEN ANLASS AN

NACH **SCHUHEN** SIND ALLE **VERRÜCKT**

»Seine Träume an den Füßen zu tragen, ist auch eine Art, sie zu verwirklichen.«

Roger Vivier

Es wird gefährlich. Wir kommen zu einem Thema, bei dem viele Frauen an die Grenze der Zurechnungsfähigkeit stoßen: *Schuhe*.

Die meisten von uns haben zu Schuhen ein gespaltenes Verhältnis. Einerseits brauchen wir sie, um »fest auf dem Boden« zu stehen, denn nur so können wir die Welt erobern. Aber Schuhe können uns auch um den Verstand bringen. Die meisten Frauen geben absurd viel Geld für Schuhe aus, sie sammeln und horten, und das nur, um sie zu besitzen. Mit Vernunft oder planvollem Handeln hat das nichts zu tun. Hinzu kommt, dass Schuhe oft Schmerzen bereiten, wenn sie zu neu, zu klein oder zu hoch sind. Andererseits verfügen sie mit ihrer erotischen Ausstrahlung – Stichwort Fetisch - über ein beachtliches Verführungspotenzial. Es hat schon seinen Grund, dass die roten Sohlen von Christian Louboutin so erfolgreich sind. Das Rot steht für zwei Konzepte, die gegensätzlich sind und einander doch offenbar auch ergänzen: Schmerz und Vergnügen. Und letztlich besitzen sie sogar eine soziale Funktion, wie Manolo Blahnik augenzwinkernd erläutert: »Viele Männer haben mir gesagt, dass ich ihre Ehe gerettet habe. Sie haben vielleicht ein Vermögen für meine Schuhe ausgegeben, aber eine Scheidung wäre definitiv teurer geworden. Sie sehen also: Ich bin ein Wohltäter.«

Die Wahl der Schuhe ist eine komplexe Angelegenheit, die leidenschaftliche Debatten auslösen kann. Da gibt es schließlich ganz unterschiedliche Standpunkte. Vielleicht sind Sie – wie ich – verrückt nach Absätzen; oder vielleicht kommen Ihnen nur flache Schuhe ins Haus. Letztlich geht es darum, den richtigen Schuh für Ihren Fuß zu finden.

Kommen wir also zur Sache. Unabhängig vom persönlichen Geschmack gibt es einige Regeln, die dabei helfen, ein gutes Paar Schuhe zu finden.

ICH BIN **VERRÜCKT** NACH **HOHEN ABSÄTZEN**

(JA, ICH REDE VON MIR)

Schuhe mit hohen Absätzen sind das ultimative feminine Accessoire. Männer hingegen haben sich trotz Jean Paul Gaultiers Bemühungen nicht mit ihnen anfreunden können.

Ich bewundere Frauen, die ihr Leben lang auf hohen Absätzen herumstolzieren und sich gar nicht vorstellen können, etwas anderes zu tragen. Bei aller Liebe zu Absätzen – so extrem bin ich nicht. Ich denke nicht daran, mich mit unbequemen Schuhen zu quälen, denn das ist gar nicht notwendig. Andererseits muss ich zugeben, dass ich bei wichtigen beruflichen Terminen – oder wenn ich Lust habe, verführerisch zu sein – auf Absätze niemals verzichte. Was die Höhe angeht, können schon drei kleine Zentimeter eine Menge bewirken. Das hat mit Psychologie zu tun, ganz ähnlich wie bei einem Blazer, in dem man sich gleich *wichtiger* fühlt. Absätze verändern die Haltung, den Gang und sogar die Kopfhaltung. Machen wir uns nichts vor: Es ist anstrengend, auf hohen Absätzen zu gehen, aber es ist auch eine Herausforderung – eine spannende und ein bisschen gewagte Art, seine Weiblichkeit zu präsentieren.

Natürlich sind Absätze auch ein probates Mittel, um ein paar Zentimeter größer zu wirken und den Beinen eine schönere Form zu geben.

Aber Vorsicht: Absätze allein machen noch keine tolle Ausstrahlung. Eher im Gegenteil. Ich sehe auf der Straße oft Frauen in High Heels, deren Gang unsicher, wacklig oder einfach ungeschickt ist.

Wen wundert es, dass jedes Mannequin zu Beginn seiner Karriere lernt, richtig zu gehen – selbstverständlich auf dem Laufsteg.

Der katzenhaft geschmeidige Gang der Models ist selten angeboren. Angehende Mannequins trainieren stundenlang, und man empfiehlt ihnen sogar, sich Videos von Laufstegshows auf YouTube anzusehen.

Sie sehen: Einen eleganten Gang auf hohen Absätzen kann man lernen.

Wenn Sie unsicher sind, üben Sie einfach zu Hause, und zwar so lange, bis es gut und natürlich aussieht. Die Mühe lohnt sich garantiert.

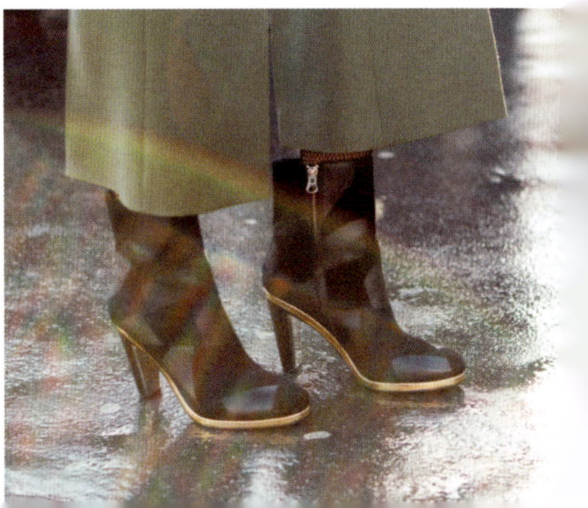

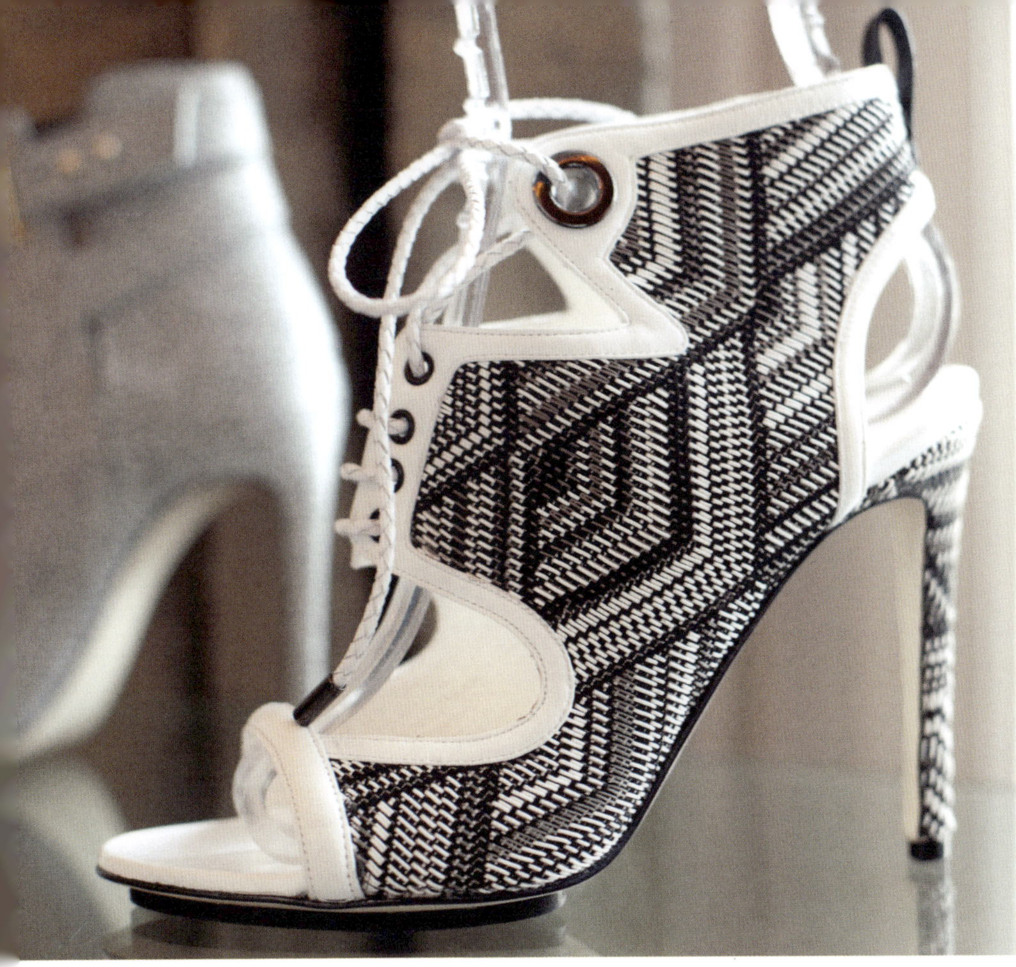

GOLDENE **REGELN** FÜR DEN SCHUHKAUF

- Schuhe mit Absätzen nie zu groß oder zu klein kaufen.
- Im Geschäft sorgfältig anprobieren und darauf achten, dass das Fußbett bequem ist.
- Besser nicht im Versandhandel kaufen, sondern viel anprobieren.
- Für Ungeübte empfehlen sich mittlere Absatzhöhen zwischen 5 und 7 cm.
- Lassen Sie sich beim Schuster eine dünne Gummisohle anbringen. Sie ist rutschfester als eine Ledersohle und sorgt für einen sicheren Gang.
- Immer schön langsam. Auf Absätzen ist man nicht so flott unterwegs wie mit Turnschuhen.
- Das Gewicht sollte immer auf dem Vorderfuß ruhen – nicht auf dem Absatz, sonst verliert man leicht das Gleichgewicht.

HIGH HEELS CLEVER WÄHLEN

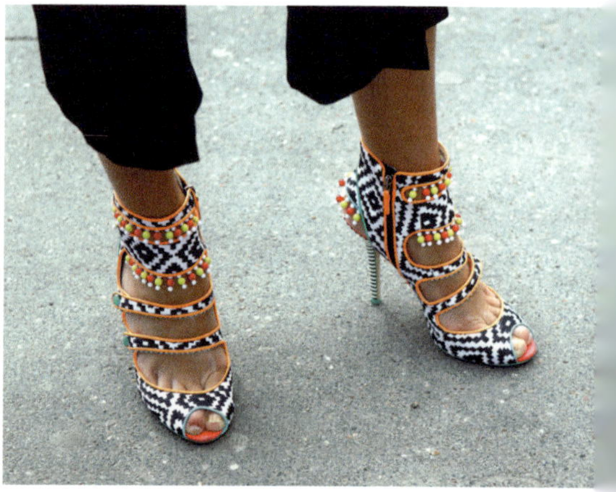

Schuhe, vor allem hochhackige, gehören zu den Elementen eines Outfits, die immer ins Auge fallen. Sie wirken wie eine Visitenkarte und signalisieren, dass Mittelmäßigkeit bei diesem Thema nicht infrage kommt. Immerhin war es keine Geringere als eine Königin, die im französischen Königreich die allerersten hohen Absätze getragen hat. Wir schreiben das Jahr 1533. Katharina von Medici lässt anlässlich ihrer Hochzeit mit dem Herzog von Orléans eigens ein Paar hochhackige Schuhe aus Florenz liefern. Im 16. Jahrhundert war der Absatzschuh ein Symbol für Wohlstand, Luxus und eine privilegierte Stellung. Nach der französischen Revolution kamen Absätze aus der Mode, tauchten im 19. Jahrhundert aber wieder auf, und im 20. Jahrhundert kamen die Frauen je nach Situation und Bedarf mal auf hohen, mal auf flachen Schuhen daher. So haben Absätze im Lauf der Jahrhunderte unterschiedliche Bedeutung gehabt, aber ein Statussymbol waren sie fast immer. Wer sich also entscheidet, hohe Absätze zu tragen, sollte keine halben Sachen machen.

Hier folgen einige Tipps, die Sie beim Kauf bedenken sollten.

1 WELCHE **ABSATZHÖHE** SOLL ES SEIN?

Meiner Meinung nach sind Pumps immer ein Statement. Ein bisschen extravagant dürfen sie schon sein, denn immerhin geht es in der Mode doch vorwiegend um die Optik. Für Mutige gibt es Höhen jenseits der 10 cm – vorzugsweise ohne Gummisohle, weil sie graziöser aussehen –, aber auch niedrige Höhen um die 3 cm stehen hoch im Kurs und können absolut sexy aussehen. Die mittleren Höhen um 5 cm gefallen mir nicht so gut, weil sie keine klare Aussage machen. »Ich würde ja gern hohe Absätze tragen, aber irgendwie traue ich mich nicht.«

2 **RUNDE** ODER **SPITZE KAPPE?**

Das ist letztlich eine Frage der Mode, und Moden ändern sich schnell. Gerade jetzt verlockt mich die irrsinnige Idee, mir ein Paar mit superlangen Spitzen anzuschaffen, die ich auf der letzten Show von Saint Laurent gesehen habe. Aber was werde ich in sechs Monaten von ihnen halten … Keine Ahnung! Nur eins kann ich mit Sicherheit sagen: Spitze Formen sehen eher elegant oder rockig aus, runde andererseits haben etwas Romantisches.

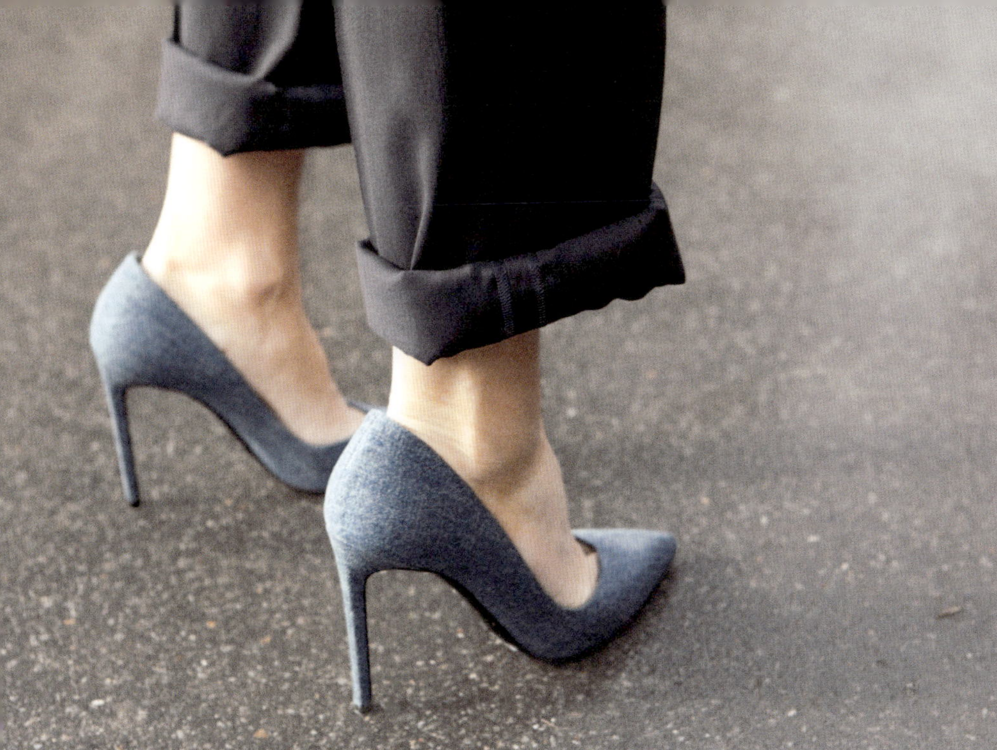

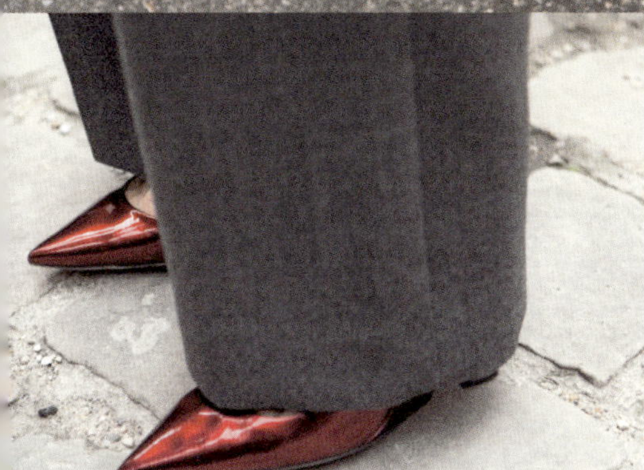

3 DÜNNER ODER DICKER ABSATZ?

Die Form ist gar nicht so wichtig, solange sie nicht halbherzig ist. Ein dünner Absatz sollte wirklich dünn sein und ein kantiger Absatz solide und kompakt, ein Plateauschuh richtig hoch. In jedem Fall sollte die Form klar und definiert sein. Von Fantasieabsätzen und allzu runden Formen rate ich eher ab. Das wirkt oft nur merkwürdig.

4 DER AUSSCHNITT

Nein, nicht das Dekolleté! Der Ausschnitt der Schuhe muss zu Ihrem Fuß passen – auch das ist ein Grund, warum man sie vor dem Kauf unbedingt anprobieren sollte. Vielleicht entdecken Sie ein hinreißendes Paar – aber die Zehenansätze schauen zu weit heraus, oder der kleine Zeh passt nicht mit unter die Riemchen. Oder Ihnen gefällt ein Modell, das jedoch einfach nicht Ihrer Fußform entspricht.

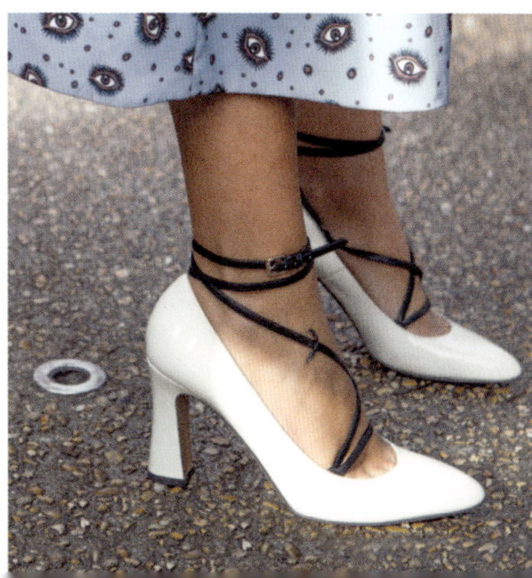

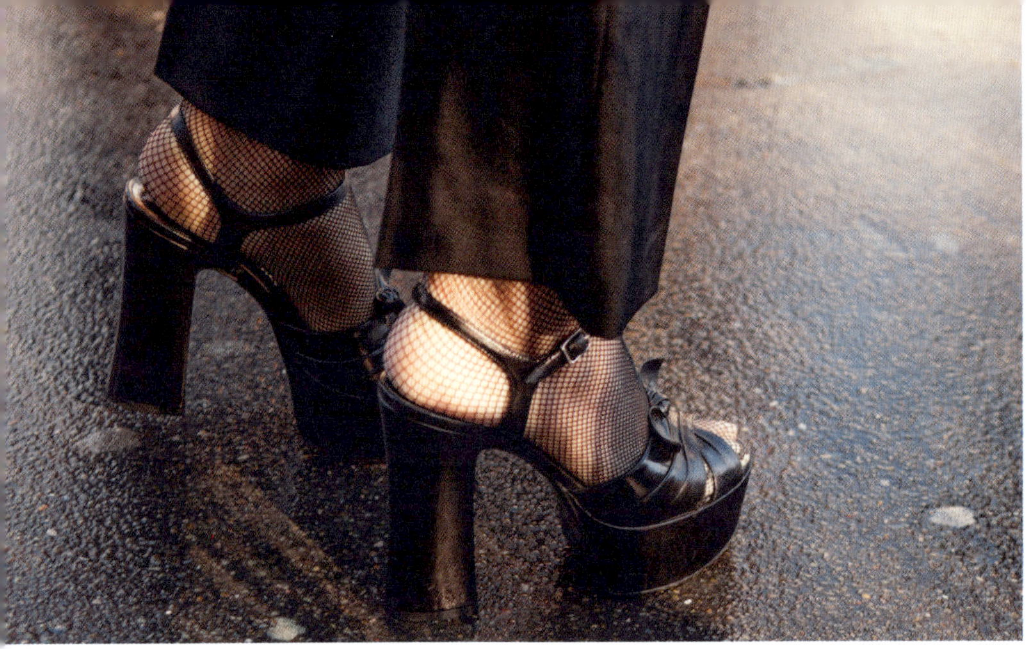

5 INVESTIEREN!

High Heels dürfen nicht mittelmäßig sein. Preiswerte Sportschuhe, vielleicht Vans oder Stan Smiths, können cool aussehen. Billige High Heels hingegen sehen immer aus wie … billige High Heels. Wenn Sie sich nicht mehrere Paare leisten können, ist es immer noch besser, in ein einziges wirklich stylishes, glamouröses Paar zu investieren, das Sie zu besonderen Anlässen tragen – abwechselnd mit flachen Schuhen. Glücklicherweise kann man heute bei Räumungsverkäufen, Rabattaktionen, Geschäftsauflösungen oder in Vintageläden für weniger Geld traumhafte Modelle finden, in denen man sich wie eine Märchenprinzessin fühlt.

Man möchte meinen, das optimale Paar sollte zu allem passen, aber das Gegenteil ist der Fall. Das ideale Paar Schuhe verlangt Beachtung und will ins Auge springen – so sehr, dass man nichts weiter braucht, um einem Minimal-Outfit (etwa Jeans und ein weißes T-Shirt) das i-Tüpfelchen zu verleihen.

6 TRÄUMEN!

Natürlich braucht jede Frau ein gutes, klassisches Paar schwarze Pumps. Aber ein einziges Paar genügt dann auch.

Bei allen anderen Schuhen sollten Sie bitte schön Ihren Spaß haben. Setzen Sie auf Farbe, spielen Sie mit Materialien, beweisen Sie Mut. Absätze sind ein bewährtes Mittel, um Ihrem Look den richtigen Dreh zu geben (siehe *Tag 16: Ich verändere meinen Look)*. Die Spitzenstylisten der großen Fashion Shows kennen sich damit aus und wetteifern mit gewagten, manchmal gewiss fragwürdigen, in jedem Fall aber aufsehenerregenden Modellen. Sie präsentieren unglaubliche Farben oder luxuriös wirkende Materialien wie Python oder Kroko – echt oder falsch –, sie fürchten sich auch nicht vor Lack oder Metallicleder. Sie experimentieren mit Absätzen aus Metall oder Edelhölzern – kurz gesagt: Sie toben sich aus.

ICH **STEHE** TOTAL AUF **FLACHE SCHUHE**

(DAS KANN TATSÄCHLICH VORKOMMEN!)

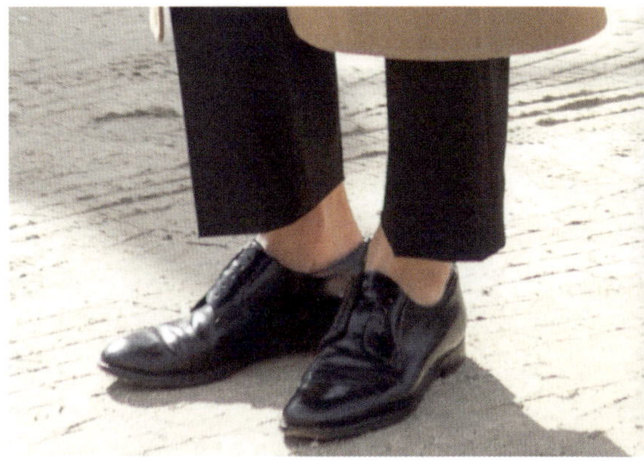

Der perfekte flache Schuh ist definitiv ein klassischer Männerschuh. Diesen Grundgedanken sollten Sie bei der Auswahl im Kopf behalten.

Wenn Sie sich feminin fühlen wollen, tragen Sie Absätze. Ansonsten bevorzugen Sie Modelle, die auch Männer tragen könnten. Hier kommen einige Modelle, mit denen Sie nichts falsch machen können.

TURNSCHUHE

Ich habe eine Abneigung gegen Sportschuhe, die übermäßig raffiniert, allzu girlyhaft oder unangemessen edel aussehen. Sportschuhe sollten ehrlich aussehen, fast minimalistisch. Farbe und Form sollten schlicht und einfach sein. Diese Kriterien erfüllen beispielsweise Nike Air, Stan Smith von Adidas oder knöchelhohe Converses.

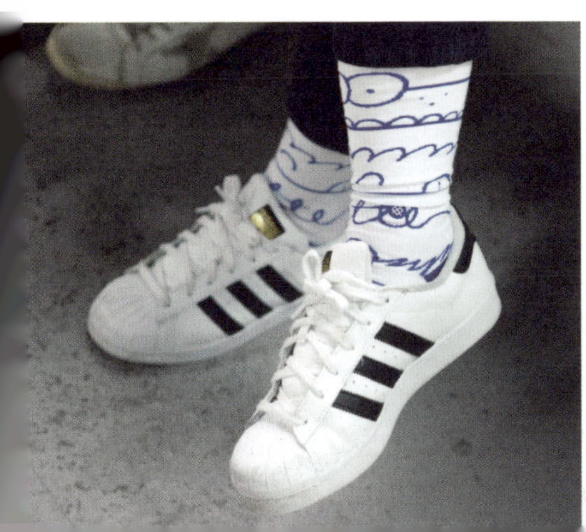

DERBYS

Das sind die ultimativen Männerschuhe. Schauen Sie nach klassischen Modellen mit runder Kappe aus robustem, maskulinem Leder. Auch die Farben sollten klassisch sein: Schwarz, Marineblau, Braun, Beige. Die einzige Ausnahme ist Metallicleder. Vielleicht träumen Sie von einem Paar von Church's oder Weston, aber Dr. Martens macht auch sehr schöne Modelle.

STIEFEL UND BOOTS

Hier gelten dieselben Regeln wie für Derbys. Wenn Sie schöne lange Beine haben, setzen Sie auf schlichte Langschaftstiefel vom Typ Reitstiefel aus wirklich gutem Leder. Gegebenenfalls können die Schäfte auch etwas kürzer sein. Auf Schnickschnack sollten Sie verzichten, aber vielleicht mögen Sie dicke Sohlen, mit denen Sie den einen oder anderen kostbaren Zentimeter gewinnen? Natürlich können Sie es auch mit echten Rangers versuchen, die es – wieder einmal – bei Dr. Martens gibt.

BALLERINAS

Darauf können wir nicht verzichten. Sie sind feminin, und sie haben jeder von uns schon einmal das Leben gerettet. Ich persönlich trage sie eher selten, um es mir in der Komfortzone – »risikolos und bequem« – nicht allzu gemütlich zu machen. Außerdem ist das Mädchenhafte, das sie zum Ausdruck bringen, kein Signal, das man jeden Tag aussenden will. Wenn Sie es klassisch mögen, schauen Sie bei Repetto. Mutigeren gefällt vielleicht ein Paar Souris von Marc Jacobs.

SANDALEN

Sie sind in gewisser Weise die Ausnahme von der Regel. Die Königinnen des Sommers lieben wir in allen Erscheinungsformen: superschlicht aus Leder von K-Jacques oder Rondini, strassglitzernd von Giuseppe Zanotti. Ob streng und maskulin oder ultrafeminin: Alles geht – mit gepflegten Füßen.

GUTE ADRESSE

Der einzige Schuster, der die offizielle Genehmigung besitzt, die berühmten roten Sohlen von Christian Louboutin zu erneuern:
»Minuit Moins 7«
10 Galerie Véro-Dodat
75001 Paris
+33 1 42 21 15 47
cordonnerie@minuitmoins7.fr

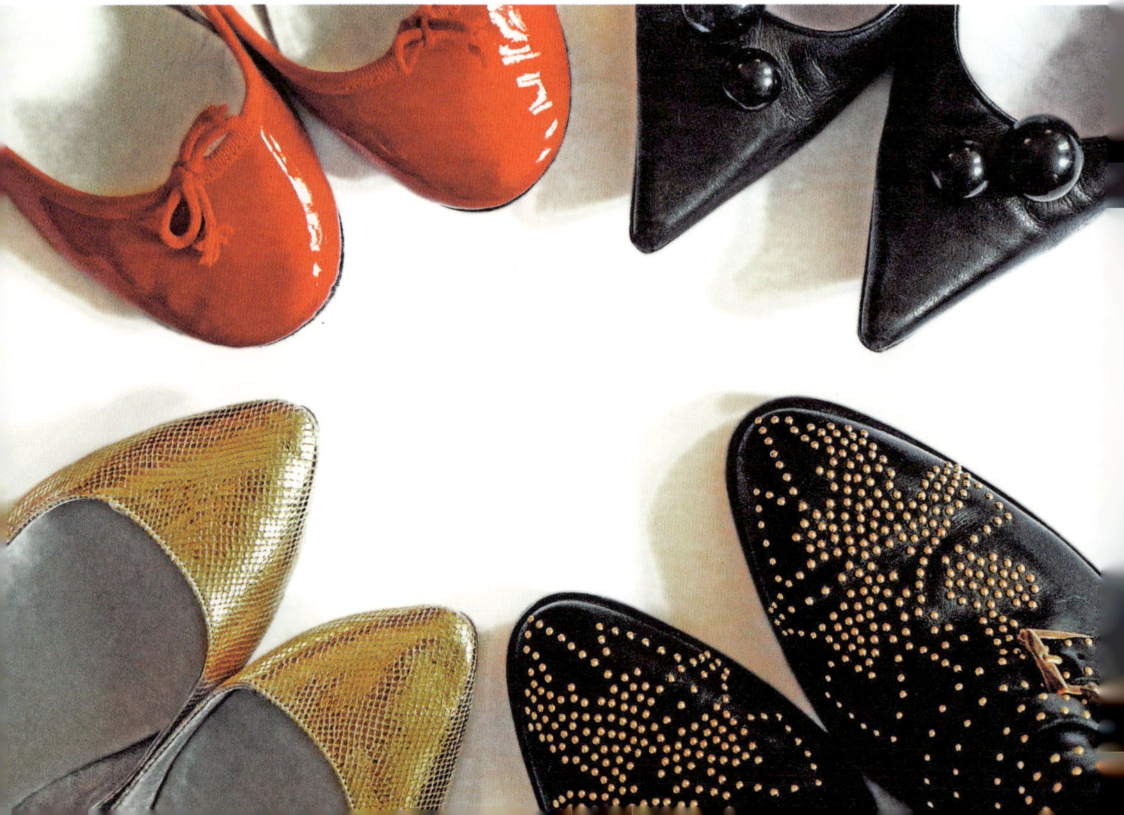

EINEN **SCHRITT WEITER** DENKEN

Nachdem Sie nun wissen, was beim Schuhkauf zu beachten ist, sollten Sie auch daran denken, etwas für die Gesamtwirkung und den Werterhalt zu tun.

- Ein gutes Paar Schuhe ist teuer, **pflegen Sie es darum gut**. Wenn die Schuhe etwas ramponiert sind, bringt ein guter Schuster sie wieder in Topform. Zum Reinigen und Fetten sollten Sie hochwertige Markenprodukte wie Saphir verwenden. Bewahren Sie die Schuhe sorgfältig auf (darum ging es schon an *Tag 5: Eine übersichtliche Garderobe),* und stopfen Sie sie mit Zeitungspapier aus, damit das Leder schön glatt bleibt.

- **Behandeln Sie auch Ihre Füße gut,** immerhin sollen sie die Schuhe den ganzen Tag lang aushalten. Leider sieht man in Luxusschuhen allzu oft mittelmäßig gepflegte Füße. Gönnen Sie sich regelmäßig eine Pediküre und achten Sie auch darauf, dass Strümpfe, Socken oder Strumpfhosen makellos aussehen. Natürlich dürfen Sie auch spielen, etwa indem Sie zu Derbys blumig gemusterte Strümpfe oder zu klassischen schwarzen Pumps silberne Lurexsocken tragen. Wie gesagt: Luxus liegt im Detail. Setzen Sie also ruhig Ihre Fantasie ein.

- **Achten Sie auf den Hosensaum.** Eine ungeschickte Länge kann die Wirkung schöner Schuhe zunichtemachen. Krempeln Sie Jeans hoch, damit Knöchel und Schuhe gut zu sehen sind. Maskuline Derbys andererseits wirken weniger mächtig, wenn der Saum einer Bügelfaltenhose vorn leicht aufstößt.

WELCHE SCHUHE TRAGEN SIE HEUTE?
 # beautychallenge21

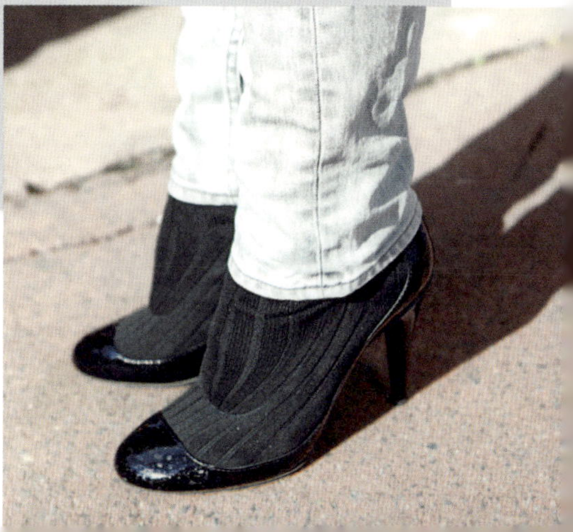

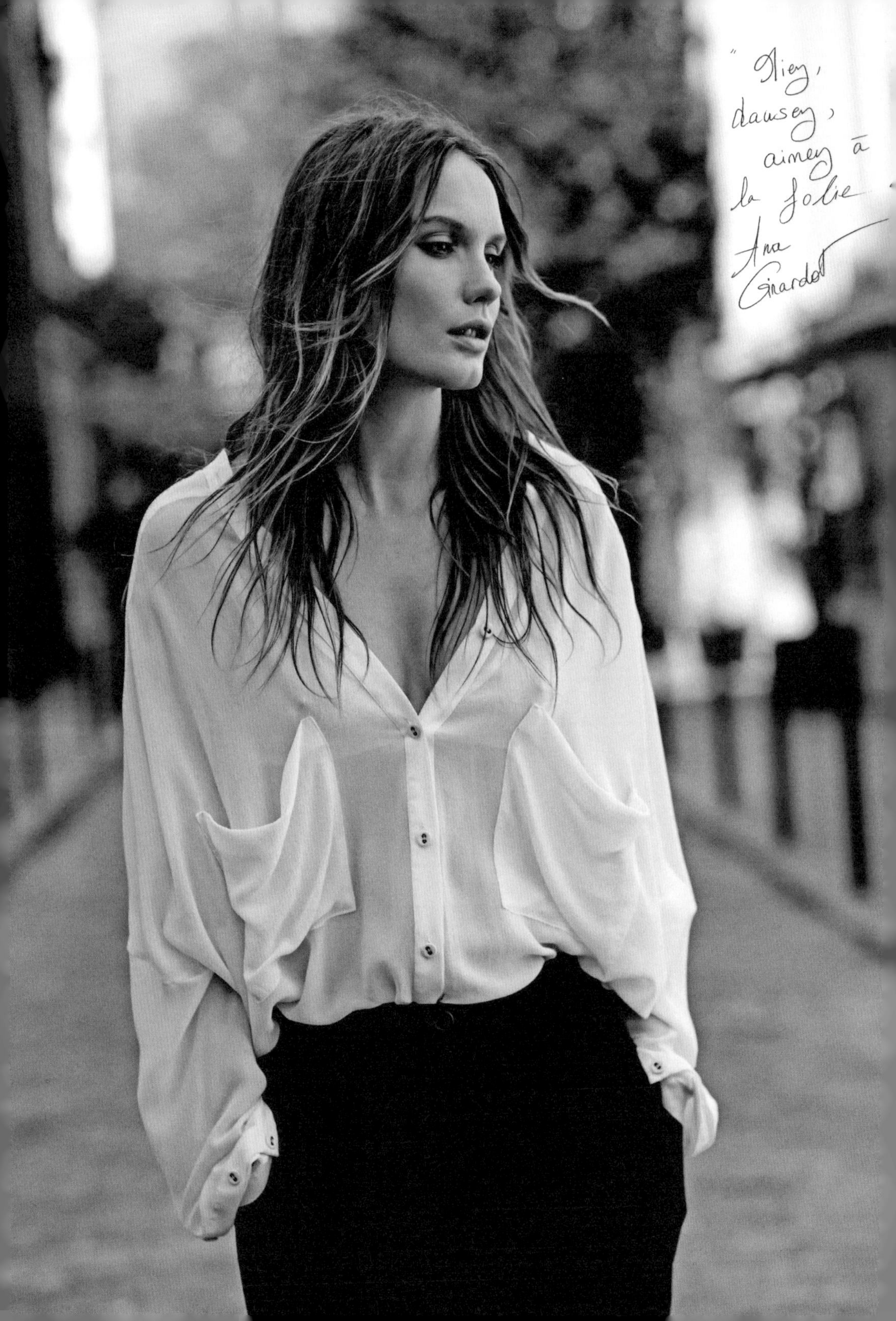
"Riez,
dansez,
aimez à
la folie."
Ana
Girardot

Ana Girardot

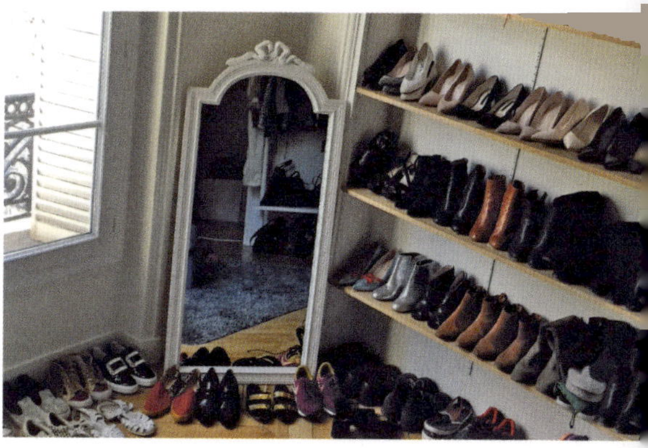

ALTER: 28 Jahre
BERUF: Schauspielerin
ERSTER JOB: Babysitter
IHR LIEBLINGSFOTO: Kichernd mit meiner Mutter. Wir haben das gleiche Lachen.
STERNZEICHEN: Löwe
BESONDERE KENNZEICHEN: Mein Lächeln
SIE KÖNNEN NICHT LEBEN OHNE ... Freude
WAS GENIESSEN SIE BESONDERS? Ein richtig ausgiebiges Frühstück
3 WICHTIGE TEILE AUS IHRER GARDEROBE: Ein Kamelhaarmantel, eine Chanel-Tasche und High Heels von Saint Laurent
3 UNVERZICHTBARE KOSMETIKA: Tagescreme, Lippenbalsam, Wimperntusche
IHR PARFUM: Das verrate ich nicht.
IHRE VORBILDER: Elvis
IHRE BETTLEKTÜRE: *Vierundzwanzig Stunden aus dem Leben einer Frau* von Stefan Zweig
IHR GLÜCKSBRINGER: Mein Liebster
MEHR ODER WENIGER? Lieber etwas weniger
IHRE DEVISE: Aufgeben? Für jedes Problem gibt es eine Lösung.
EIN RAT AN DIE LESERINNEN: Leben Sie leidenschaftlich. Haben Sie keine Angst, sich die Flügel zu verbrennen.

Sie bezeichnen sich selbst als »schuhsüchtig«? Ich habe viel, viel, viel zu viele Schuhe.
Hohe oder flache? Hauptsächlich flache, aber in allen Farben
Wie viele Paare besitzen Sie? Das Foto sagt doch alles.
High Heels – Freud oder Leid? Leid ... aber sie sehen eben hinreißend aus.
Die Basics in Ihrem Schuhschrank: Ein Paar Kitten Heels von Saint Laurent, Vintage
Ihre Lieblingsdesigner: Chanel, Gucci, Top Shop
Wie pflegen Sie Ihre Schuhe? Oh, Schande, eigentlich gar nicht.
Muss man für schöne Schuhe viel Geld ausgeben? Nicht unbedingt. Bei Zara gibt es tolle Modelle.
Ihre neueste Schwäche: Ich träume von Fell-Mokassins von Gucci ... Zu spät?

Zitat links: Lacht, tanzt, liebt bis zum Irrsinn.

TAG 13

PASSENDE *Accessoires*

VON DER WICHTIGKEIT DES ÜBERFLÜSSIGEN

ACCESSOIRES SIND **UNVERZICHTBAR**

»Kleinigkeiten machen die Vollkommenheit aus, aber Vollkommenheit ist keine Kleinigkeit.«

Leonardo da Vinci

Man könnte Accessoires als Tand oder Kleinigkeiten abtun, tatsächlich aber verleihen erst sie einem durchschnittlichen Look Chic und Ausstrahlung. Sie geben dem Auftritt das »gewisse Etwas«, und dadurch besitzen Sie enorme Wichtigkeit. Man sagt nicht umsonst, der Teufel stecke im Detail.

Models wird empfohlen, sich zu Vorstellungsterminen möglichst schlicht zu kleiden, um sich authentisch zu präsentieren und nicht durch ihre Garderobe abzulenken. Viele von ihnen wählen aber ihre Accessoires mit großer Sorgfalt aus – ähnlich wie die Stylisten, die sie für Fashion Shows ankleiden. Und genau darin liegt die Einzigartigkeit ihres Looks.

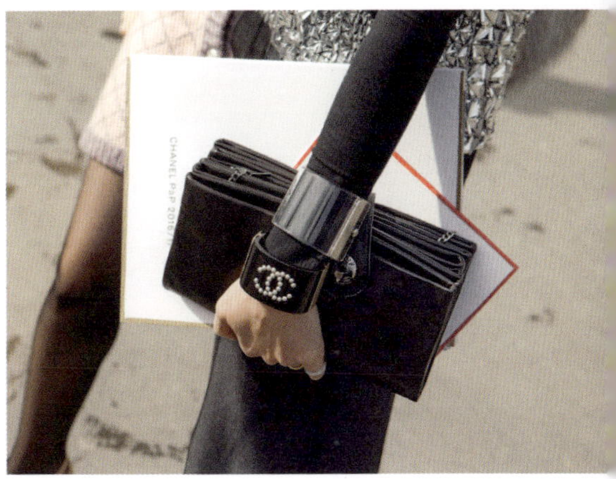

Ich kann mich schon immer für Accessoires begeistern – für Modeschmuck und Henkeltaschen, Tücher und Brillen. **Aber mein Lieblingsaccessoire ist die Handtasche.** Trotzdem wünsche ich mir paradoxerweise manchmal, ein Mann zu sein, um keine tragen zu müssen und stattdessen lässig mit den Händen in den Hosentaschen durch die Welt zu schlendern.

01 02 03 04 05 06 07 08 09 10 11 19 20 21

BEVOR WIR VON **TASCHEN** REDEN ...

... schauen wir uns verschiedene Kategorien von Kopf bis Fuß an, um einen guten Überblick zu bekommen.

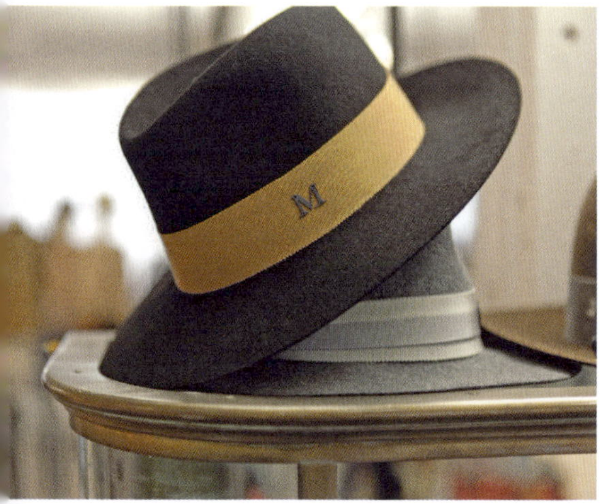

DER HUT

Ursprünglich war er einfach eine schützende Kopfbedeckung. Im 19. und frühen 20. Jahrhundert ging die Frau, die auf sich hielt, nicht ohne Hut aus. Auch heute trägt man Hut, um das Outfit aufzuwerten.

- Der Fedora, ursprünglich ein Männerhut, sieht bei einer Frau immer etwas geheimnisvoll aus.
- Die Baseballkappe passt zum Teenie-Outfit.
- Die Schiebermütze wirkt lässig und salopp.
- Sonnenhüte aus Stroh sind genau richtig für den Saint-Tropez-Look.

In jedem Fall ist ein Hut das i-Tüpfelchen, mit dem Sie auffallen.

DIE MÜTZE

Bei Kälte unentbehrlich, aber sie kann auch ein Outfit durchaus aufwerten. Wählen Sie am besten ein einfarbiges Modell ohne überflüssigen Schnickschnack – das sieht chic und garantiert nicht kleinmädchenhaft aus.

CHINESISCHES PORTRÄT

»WENN ICH ALS MODISCHES ACCESSOIRE WIEDERGEBOREN WERDEN KÖNNTE, WÄRE ICH GERN EINE EINKAUFSTASCHE.«

KARL LAGERFELD

Wenn ich eine Tasche wäre, dann wäre ich

....

Wenn ich eine Sonnenbrille wäre, dann wäre ich

....

Wenn ich ein Hut wäre, dann wäre ich

....

Wenn ich ein Halstuch wäre, dann wäre ich

....

Wenn ich ein Paar Ohrringe wäre, dann wäre ich

....

Wenn ich eine Halskette wäre, dann wäre ich

....

Wenn ich ein Armband wäre, dann wäre ich

....

Wenn ich eine Armbanduhr wäre, dann wäre ich

....

Wenn ich ein Männer-Accessoire wäre, dann wäre ich

....

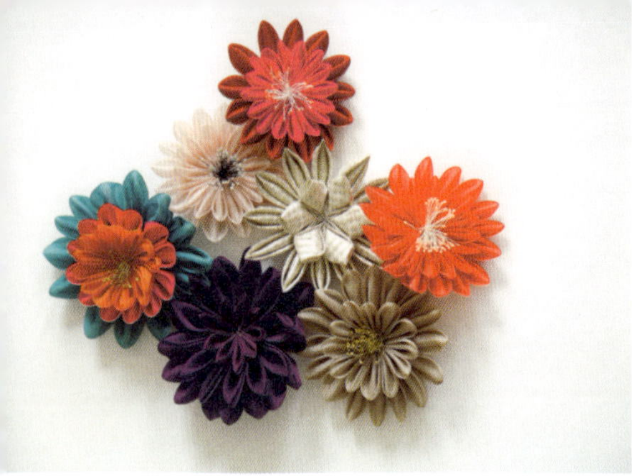

Blumen-Haarschmuck von Karuna Balloo

TIPP

Damit klassische Ohrringe nicht zu brav wirken, tragen Sie nur einen und kombinieren dazu stylishe, vielleicht etwas punkige Exemplare wie eine dünne Kreole oder ein Stahlpiercing.

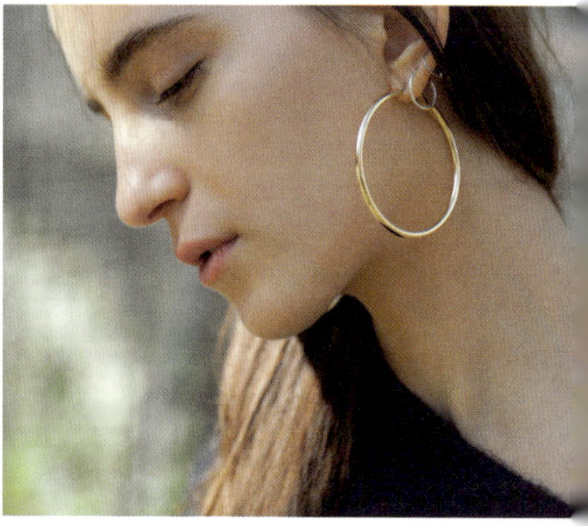

Fay, FORD MODELS

HAARSCHMUCK

Haarreifen, Haarnadeln, Spangen und Blumen schmücken die Frisur. Sie können romantisch, verspielt oder heiter wirken, aber Vorsicht: nicht übertreiben. Wie fast immer in Stilfragen gilt: Weniger ist mehr.

OHRRINGE

Ohrringe flankieren und verschönern das Gesicht. Es sieht einfach hinreißend chic aus, wenn hinter einer Haarsträhne kleine Brillanten hervorblitzen.

Schon seit Urzeiten schmücken Frauen sich. Jahrhundertelang wurde in jedes Ohrläppchen ein Loch gestochen, vielleicht auch zwei, aber inzwischen dürfen es auch viel mehr sein.

Ich rate allerdings dazu, Maß zu halten und sich auf drei bis vier Piercings zu beschränken, sonst verwechselt man Sie noch mit einer Eisenwarenhandlung.

In den letzten Jahren sind Ear Cuffs in Mode gekommen, die sich um die äußere Rundung der Ohrmuschel schmiegen. Diese auffälligen Schmuckstücke trägt man nur in einem Ohr, und vorzugsweise mit zurückgesteckten Haaren.

Wer lieber konventionellen Schmuck mag, könnte in beiden Ohrläppchen glitzernde Diamanten tragen, vielleicht auch Kreolen – mit großem oder winzigem Durchmesser – oder edle, nicht zu kleine Perlen. Ganz preiswert sind diese Klassiker nicht, aber sie sind eine Anschaffung fürs Leben.

Superlange Hänger, Strassklunker und andere Fantasiemodelle passen nur zu wenigen Frauentypen oder sind zumindest nicht für jeden Tag geeignet, sondern allenfalls für besondere Anlässe.

RINGE UND ARMBÄNDER

Sie schmücken die Hände und lenken den Blick auf die Gestik. Mehr als ein imposanter Ring auf einer Hand oder dünnere Ringe auf zwei oder drei Fingern sollten es nicht sein.

Seit einiger Zeit sieht man auch Ringe, die auf dem Mittel- oder Endglied des Fingers getragen werden, was durchaus raffiniert aussehen kann.

Fantasie-Modeschmuck mag effektvoll sein, doch lohnender ist es, in Werte zu investieren – vielleicht einen zeitlos-edlen Siegelring, der auf dem Ringfinger getragen wird. Am Ende der Teenagerjahre gibt es ja mehrere Anlässe, etwas mehr für ein schönes Stück auszugeben. Schauen Sie sich doch einmal in Geschäften um, die mit antikem Schmuck handeln. Dort gibt es sehr schöne Stücke, vor allem aus den 1930er-, 1940er- und 1950er-Jahren. In den Jahren zwischen den Weltkriegen und in der Nachkriegszeit wurden ausgesprochen ansehnliche synthetische Steine in Gold oder Platin gefasst, um sie zu moderaten Preisen anbieten zu können. Bewahren Sie unbedingt auch den altmodischen Ring auf, den Sie von der Oma geerbt haben. Tragen Sie doch all die kleinen Schmuckstücke aus Gold, die sich mit der Zeit angesammelt haben, zu einem Goldschmied, der Ihnen aus dem Metall und den Steinen ein Schmuckstück nach Ihrem Geschmack fertigen kann.

Nicht anders ist es mit dem Armschmuck, den man manchmal vergisst. Ich persönlich mag farbige Armreifen aus Bakelit, die wunderbar zu einem schlichten Sommerkleid aus Baumwolle passen. Mir gefallen aber auch dünne Armreifen aus Gold oder Silber, die man immer zu mehreren trägt und die bei jeder Bewegung des Handgelenks zart klimpern.

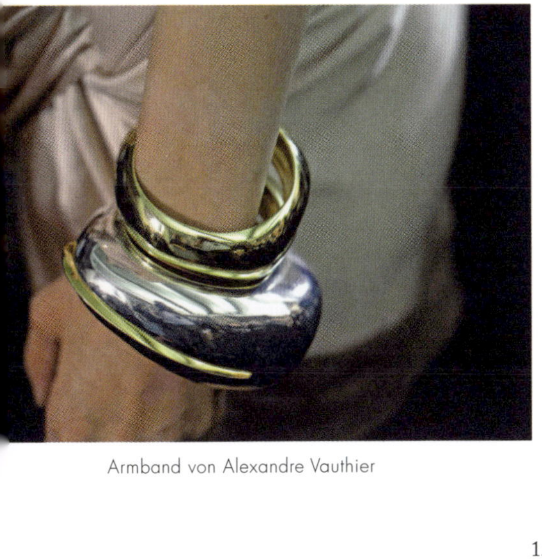

Armband von Alexandre Vauthier

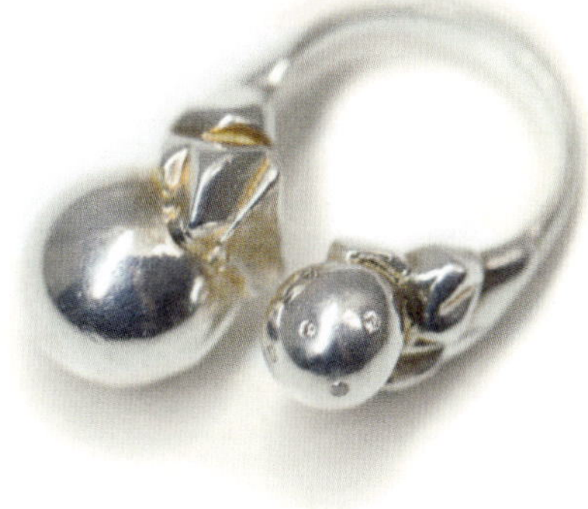

Ring von En attendant Serge

HALSKETTEN

Halsketten, lang oder kurz, ein- oder mehrreihig, sind die Stars in der Schmuckschatulle. Ganz unabhängig von Länge und Stil schmücken sie nicht nur das Dekolleté, sondern betonen auch das Gesicht. Immerhin bilden Metall und Steine kleine Lichtpunkte mit Blickfangwirkung, die Ihren Look beleben.

Jedes Jahr begleite ich meine Mannequins zum Festival in Cannes. Wenn sie ihr Outfit für den roten Teppich ausgesucht haben, kommt das Beste: Sie besuchen die großen Juweliere, um sich mit Preziosen ausstaffieren zu lassen. Die Models sind an solche Events gewöhnt, aber gegen die Magie der edlen Steine sind sie keineswegs immun. Ihre Augen strahlen immer. Seien wir ehrlich: Im Herzen sind wir doch alle Prinzessinnen.

Dünne Goldketten und zierliche Anhänger kosten kein Vermögen, und man kann sie wunderbar miteinander kombinieren – je schlichter und unauffälliger sie sind, umso besser klappt das. Accessoires wollen nicht allein bleiben. Also, viel Spaß beim Zusammenstellen!

BROSCHEN

Ursprünglich trug man Broschen etwas über dem Herzen. Heute zieren diese Schmuckstücke, die unsere Großmütter so liebten, auch Handtaschen oder die Taille. Varianten sind erlaubt. Eine tolle Brosche kann einem ganz schlichten Pulli Glanz verleihen.

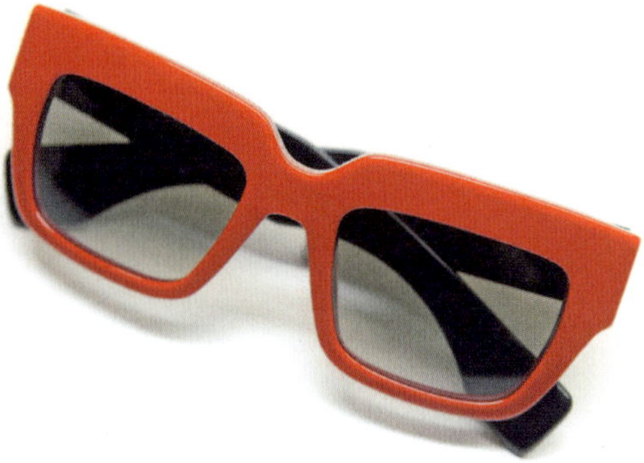

Sonnenbrille von Prada

SONNENBRILLEN

Natürlich braucht man sie, um die Augen vor UV-Strahlen zu schützen, aber das ist beileibe nicht alles. Eine Sonnenbrille ist geradezu eine Geheimwaffe. Mit ihr wirken Sie geheimnisvoll und ein bisschen glamourös, und wenn Sie ein abgespanntes Gesicht oder müde Augen haben, ist sie die allerbeste Freundin. Bei einer Brille mit getönten Gläsern muss man gleich an Hollywood-Filmstars denken. Tun Sie es ihnen gleich: Tragen Sie sie auch im Winter oder an grauen Tagen – extragroß, Vintage, rund, eckig oder Typ Katzenaugen. Ich empfehle allerdings dringend, sich bei einem qualifizierten Optiker beraten zu lassen, denn nichts ist schlimmer als eine Brillenform, die nicht zu Ihrer Gesichtsform passt.

Denken Sie daran, die Gläser immer vor dem Tragen zu putzen. Mit solchen Kleinigkeiten steht und fällt die Wirkung.

Einkaufstipp: In Vintage-Läden gibt es schöne Modelle aus den 1950er- bis 1970er-Jahren.

TÜCHER

Ursprünglich dienten sie lediglich dazu, unseren Hals vor kalter Zugluft zu schützen. Heute dürfen Tücher auch das Handgelenk und den Handtaschengriff schmücken oder zum Gürtel umfunktioniert werden. Gönnen Sie sich edle Materialien wie Seide – ich denke da besonders an das berühmte Hermès-Seidentuch. Und natürlich kommt ein tolles Tuch zu einem schlichten Outfit am besten zur Geltung.

Das Taschentuch als kleiner Bruder des Halstuchs wird oft unterschätzt, ist aber ein ausgesprochen feminines Accessoire. Ein Taschentuch aus Seide oder feinem Baumwollbatist, vielleicht mit Spitzenkante, sieht so raffiniert aus und wie »aus gutem Hause«! Geben Sie etwas Parfüm darauf und tragen Sie es locker in der Handtasche, in der Tasche der Jeans oder, wie die Herren, in der Blazertasche.

Und dann ist da noch das Kopftuch, das in den 1980ern als Bandana ein Kultobjekt war. Es ist gerade wieder im Kommen – und vor allem an Sommerabenden ein schöner Kopfschmuck.

SCHALS UND STOLEN

Sie schmiegen sich weich um den Hals und sollen an kalten Wintertagen vor allem wärmen. Grobmaschig gestrickt sehen sie lässig aus, feiner Kaschmirjersey »riecht« nach Luxus, und wer den Stil von BCBG mag, setzt auf Schottenkaros. Im Trend liegen Großformate. Schals sind eher dünn, aber extralang, Stolen und Schultertücher dürfen gern 100 × 100 cm messen.

Stylingtipp: Extralange Schals und Stolen können Sie locker und voluminös um den Hals drapieren. Dadurch sieht die restliche Silhouette gleich etwas schmaler aus, sofern Sie nicht sehr klein sind.

KRAWATTEN UND FLIEGEN

Diese Anleihen aus dem Kleiderschrank der Herren sind wie geschaffen für den angesagten Tomboy-Stil.

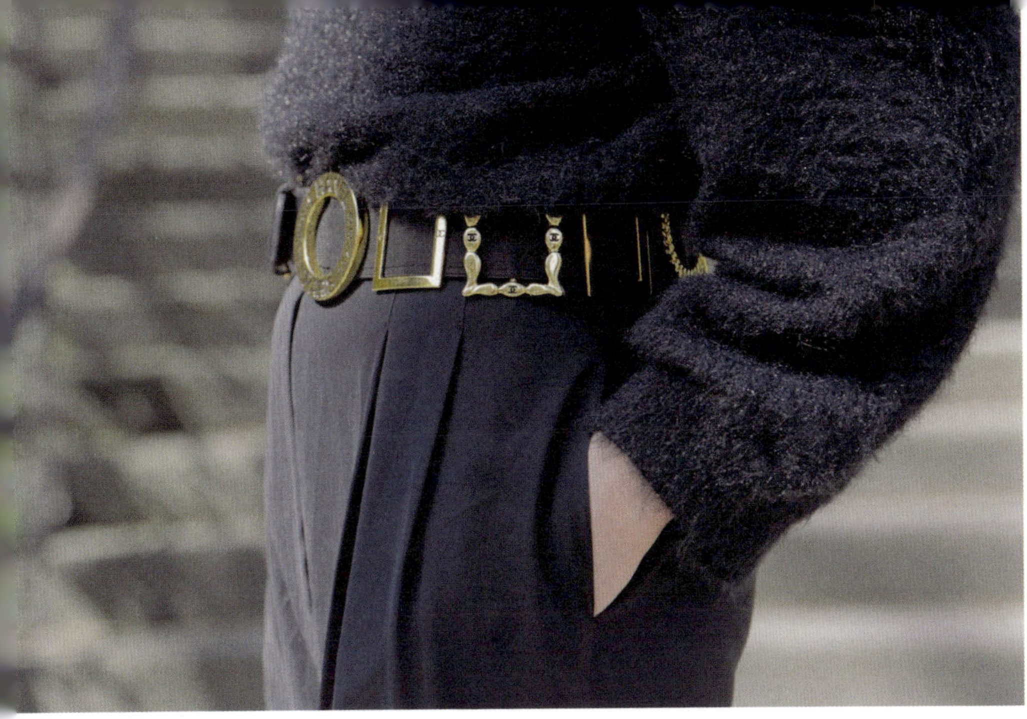

Gürtel von Chanel (Vintage)

HOSENTRÄGER

Ursprünglich taten sie, was der Name verspricht. Heute trägt man beide auf einer Schulter, was verblüffend sexy aussieht.

ARMBANDUHREN

Die Generation Smartphone braucht keine Armbanduhr mehr, um die Zeit abzulesen. Trotzdem wäre es schade, auf dieses Accessoire zu verzichten, denn es ähnelt einem Armband. Für allzu auffällige Modelle kann ich mich allerdings nicht begeistern. Auch hier ist Vintage eine sichere Bank. Schlichte, sachliche Formen sehen immer elegant aus, darum haben Herrenuhren manchmal die bessere Wirkung. Bei Juwelieren und Uhrmachern gibt es Leder- und Textilbänder in schönen Farben, mit denen sich eine Vintage-Uhr – oder das Modell, das Sie Ihrem Partner stibitzt haben – gut schmücken lässt. Für den Sommer ist allerdings auch die simple Swatch aus Kunststoff wie geschaffen.

GÜRTEL

Sie halten die Hose und betonen die Taille, aber sie können ein Outfit, etwa ein schlichtes Kleid, auch ohne eigene Funktion aufwerten. Hüten Sie sich aber vor Billigmodellen. Echte Lieblinge sind immer aus Leder, keinesfalls aus Kunstleder, aber auch gewebte Gürtel sind durchaus eine Option. Im Zweifelsfall lieber etwas zu lang kaufen und das Ende hängen lassen. Zu kurze Gürtel gehen gar nicht.

STRUMPFHOSEN UND STRÜMPFE

Zu Shorts und Röcken fallen sie ins Auge, unter langen Hosen sieht man sie kaum, aber sie gehören zur absoluten Grundausstattung. Die Wahl der Strumpfhose kann Einfluss darauf haben, ob Ihre Beine schlank oder wie Stelzen aussehen. Netz- und Musterstrumpfhosen sowie Strümpfe, ob halterlos oder mit Straps, gehören in die Kategorie der Verführungswaffen. Farbige oder gemusterte Strümpfe können die Wirkung des ganzen Outfits verändern (siehe *Tag 16: Ich interpretiere meinen Look neu)*.

SCHUHE

Über sie gibt es so viel zu sagen, dass wir ihnen ein ganzes Kapitel gewidmet haben (siehe *Tag 12: Zeigt her Eure Schuhe)*.

TASCHEN

»Niemals ohne meine Tasche!« Die Handtasche ist wahrscheinlich das Accessoire, auf das die wenigsten Frauen verzichten möchten. Manche Modelle haben im Lauf der Jahre Kultstatus erworben, beispielsweise die Kelly Bag oder die Birkin Bag von Hermès. Ein Leben lang wühlen wir in der Handtasche. Ob klein oder groß, klassisch oder witzig: Die Handtasche ist so wichtig, dass die Auswahl besondere Aufmerksamkeit verlangt.

Pflegen Sie die Tasche gut, fetten Sie Ledertaschen regelmäßig und legen Sie sie nicht einfach irgendwo ab. (Es gibt kleine Haken, mit denen man sie am Tisch im Restaurant aufhängen kann). Stopfen Sie sie auch nicht zu voll, sonst verliert sie die Form.

Die Auswahl an Taschenmodellen ist so riesig, dass man sich schwer zurechtfindet. Ich rate aber dazu, von allzu trendigen Modellen Abstand zu nehmen. Eine gute Tasche hat ihren Preis. Es wäre nicht klug, in etwas zu investieren, das voraussichtlich schon bald aus der Mode kommen wird. Zeitlose Formen und Modelle sind dagegen ihr Geld wert. Achten Sie auf hochwertiges, stabiles Leder mit schöner Patina. Dünne, leichte Materialien reißen schnell aus. Setzen Sie auf klassische Farben wie Beige, Marine oder Bordeaux. Und wenn Ihnen der Klassiker zu brav aussieht, können Sie ihn mit wenig Aufwand immer wieder neu dekorieren: Knoten Sie ein bunt gemustertes Tuch an den Henkel.

Befestigen Sie einen witzigen Anhänger im Stil der Roboter von Prada oder der kleinen Pelztierchen von Fendi.

Personalisieren Sie die Tasche mit einem Monogramm – diesen Service bieten viele Schuster an.

Statten Sie die Handtasche mit bunten oder supermodischen – ja, in diesem Fall wirklich! – Lederwaren aus: Portemonnaie, Schlüsseletui, Scheckkartenhülle, Terminplaner, Moleskine …

Denken Sie daran, die Handtasche regelmäßig auszumisten. Und wenn Sie es ganz perfekt mögen, geben Sie ein paar Tropfen Parfüm auf das Futter.

ABENDTASCHEN

Die Abendversion der Handtasche ist so klein, dass man sich ruhig etwas Extravaganz oder sogar Verrücktheit erlauben kann. Da gibt es mit Strass besetzte Modelle, edle Stoffe (Brokat, Velours oder Seide), starre »Boxen« aus Kunststoff oder Metall und sogar Fantasiemodelle wie die kleinen Cliptaschen von Olympia Le-Tan, die wie Bücher aussehen. Minimalismus liegt nicht mehr im Trend, also variieren Sie ruhig: mal chic, mal bunt, mal schillernd und mal klassisch. Sie haben die Wahl – viel Vergnügen!

ZEIGEN SIE UNS IHR LIEBLINGSACCESSOIRE AUF # beautychallenge21

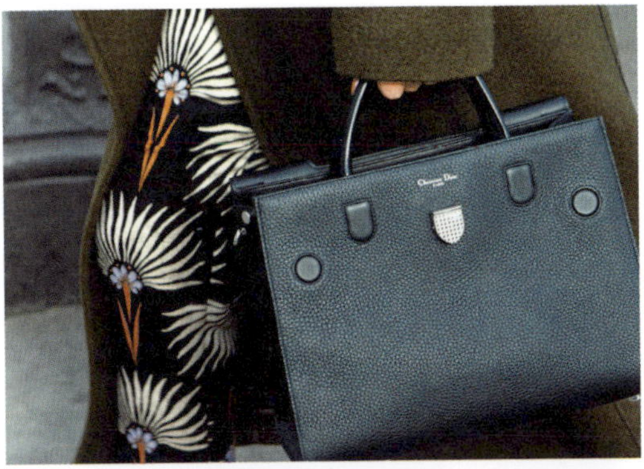
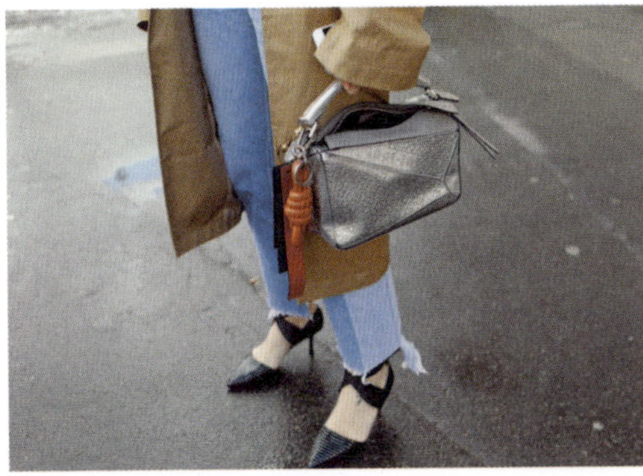
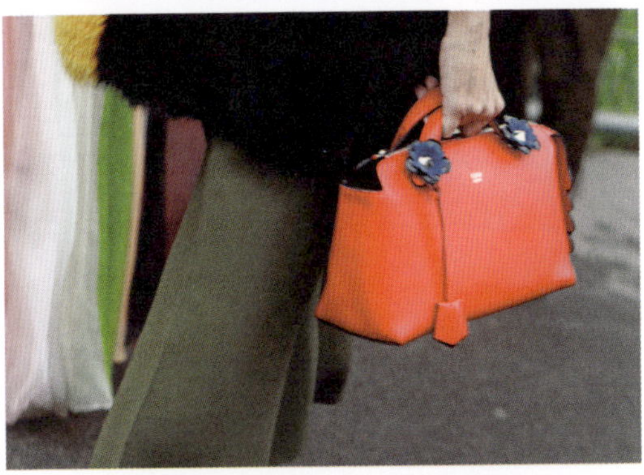
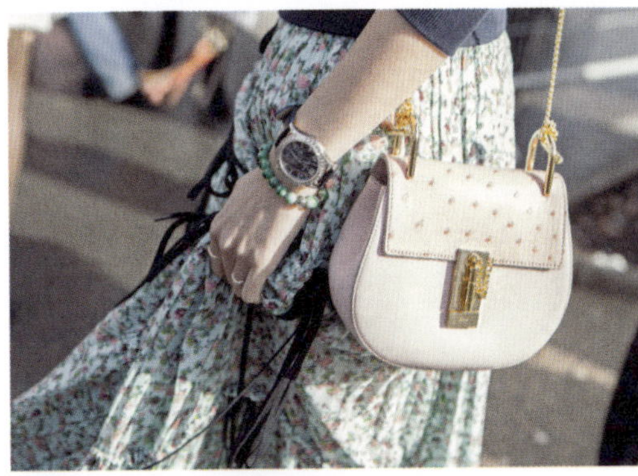
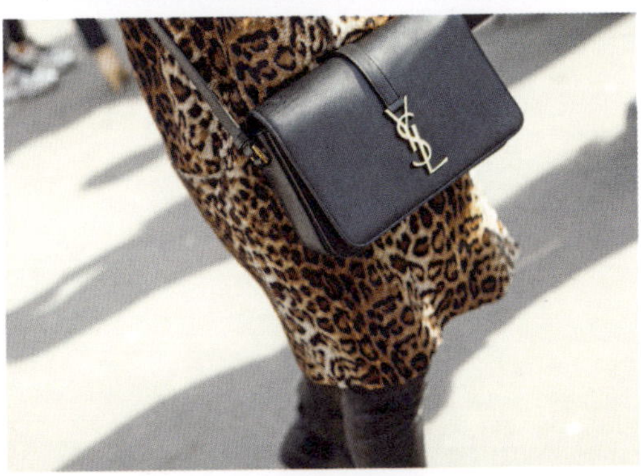
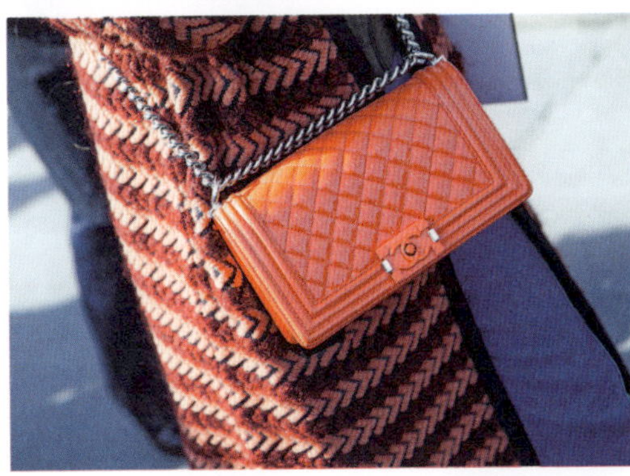
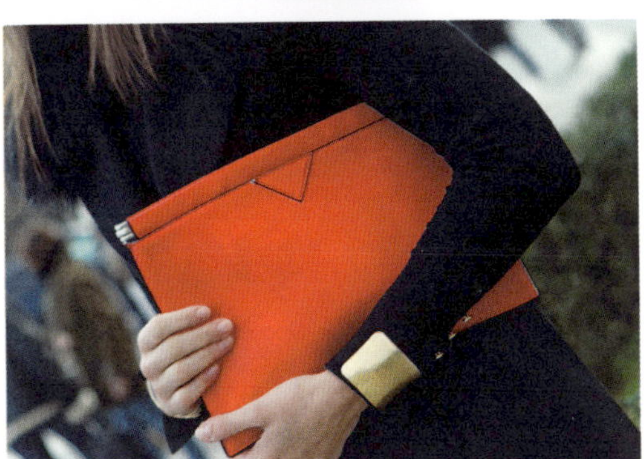
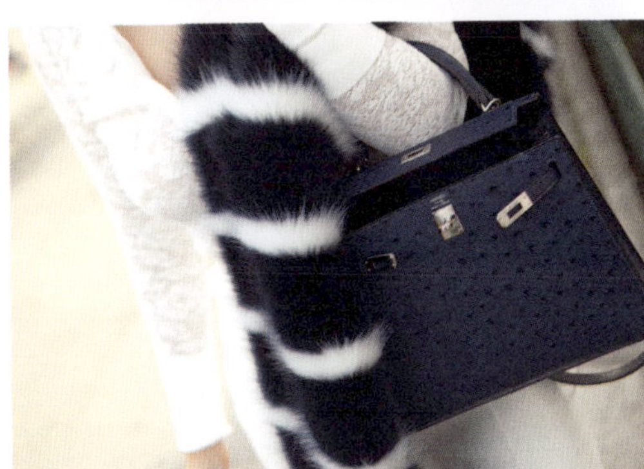

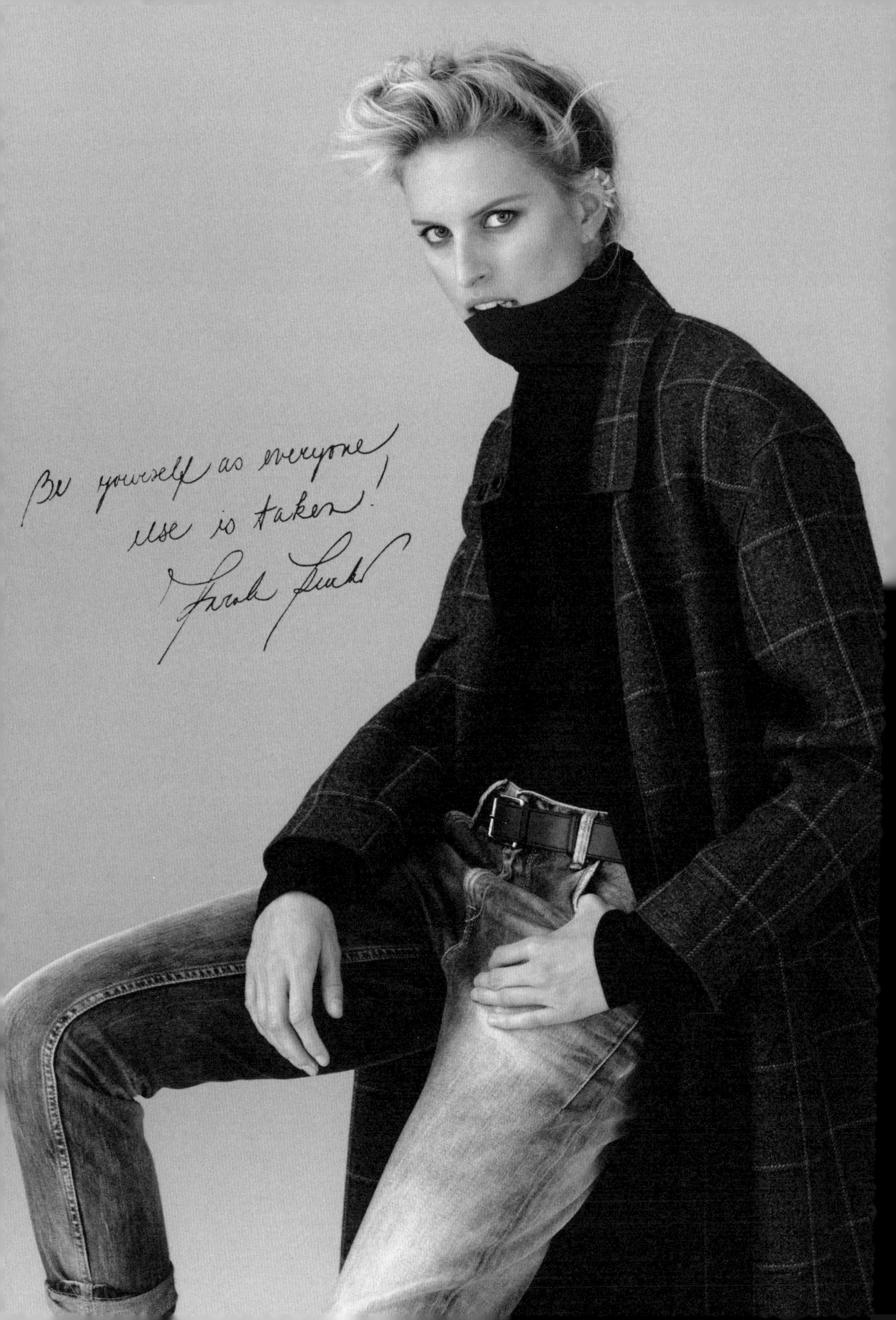
Be yourself as everyone
else is taken!

Karolina Kurková

ALTER: 33 Jahre
BERUF: Model
ERSTER JOB: Exklusivvertrag bei Prada und Eröffnung der Show
IHR LIEBLINGSFOTO: Ein Porträt im Stil von Marilyn Manson, fotografiert von Steven Meisel für *VOGUE*, geschminkt von der großartigen Pat McGrath
STERNZEICHEN: Fische
BESONDERE KENNZEICHEN: Meine Beine und mein Lachen!
SIE KÖNNEN NICHT LEBEN OHNE ... Musik und Sonne
WAS GENIESSEN SIE BESONDERS? Eine Massage
3 WICHTIGE TEILE AUS IHRER GARDEROBE: Eine weiße Bluse, ein schwarzer Blazer, eine weiße Jeans
3 UNVERZICHTBARE KOSMETIKA: Ein matter Lippenstift, ein Highlighter und ein Augenbrauenstift
IHR PARFUM: Ich benutze ätherische Öle und entscheide je nach Stimmung. Die sanft-warme Aura von Moschus finde ich schön, und ich mag es auch, wenn maskuline und feminine Noten aufeinandertreffen.
IHRE VORBILDER: Ich bewundere so viele Leute, die Liste wäre viel zu lang.
IHRE BETTLEKTÜRE: *Die Chancen unserer Kinder* von Paul Tough
IHR GLÜCKSBRINGER: Ich habe auch ohne Glück.
MEHR ODER WENIGER? Mehr *und* weniger – je nach Situation, Gelegenheit und Stimmung.
IHRE DEVISE (Zitat links): Sei du selbst. Alle anderen sind schon besetzt.
EIN RAT AN DIE LESERINNEN: Tragt immer bequeme Kleidung. Seid einfallsreich, strebt nicht den perfekten Look an. Mixt Stile so, dass sie zu eurer Persönlichkeit passen. Habt keine Angst. Sich wohlzufühlen ist letztlich wichtiger, als anderen zu gefallen.

Kann ein Outfit ohne Accessoires schön sein?
Ja. Zu manchen Stücken braucht man nichts weiter als eine gute Handtasche und gute Schuhe.
Accessoires können einen Look retten ... Richtig oder falsch? Richtig. Ein schönes oder witziges Accessoire kann sogar den Look ausmachen und ihm richtig Pep verleihen. Es ist wichtig, die Details im Blick zu haben.
Müssen Accessoires (Tasche, Gürtel, Schuhe ...) immer aufeinander abgestimmt sein? Keineswegs
Setzen Sie bei Accessoires auf Minimalismus oder Maximalismus? Das hängt von meiner Stimmung ab und davon, welchen Look ich anstrebe. Was ich trage, muss zu meinem Gemütszustand passen und zu dem, was ich tue.
Sollte man Modeschmuck tragen oder lieber in ein zeitloses Stück investieren? Ich mag Stücke, die die Zeit überdauern und nicht aus der Mode kommen. Aber ich sehe auch ständig in Zeitschriften, bei Ausstellungen und in Concept-Stores die Neuheiten der Designer. Schmuckgestaltung ist enorm kreativ, und ein Schmuckstück sollte ins Auge fallen. Ich kann nur raten: Bleiben Sie neugierig.
Welches Accessoire steht ganz oben auf Ihrem Wunschzettel? Woran kommen Sie nicht vorbei? Bei Sonnenbrillen werde ich leicht schwach, aber an erster Stelle steht immer die Handtasche. Ganz wichtig ist mir auch ein Paar Ohrringe – eins, das mir steht, zu jedem Anlass passt und angenehm zu tragen ist, mit dem ich also ganz ich selbst bin.

TAG

14

IN MEINEN

Kleidern

FÜHLE ICH MICH WOHL

BEQUEMLICHKEIT – ERZFEIND DES STILS?

SCHÖNHEIT IN TURNSCHUHEN

»Ich glaube an die Bequemlichkeit. Wenn man sich in seinen Kleidern nicht wohlfühlt, ist es schwierig, sich auf etwas anderes zu konzentrieren.«

Donna Karan

Wenn gut angezogen zu sein und Stil zu haben bedeutet, schöne Kleidung mit elegantem Touch zu tragen (siehe *Tag 15: Das ist mein Stil),* wo bleibt dann die Bequemlichkeit? Haben wir nicht alle einen alten Flanellschlafanzug oder eine ausgebeulte Jogginghose? Müssen wir uns wirklich für immer von den Oversize-Teilen, den weiten Hosen und den Turnschuhen verabschieden? Keineswegs! Natürlich kommt es immer auf den Anlass an, aber seit sich in den 1970er-Jahren in New York Streetwear etablierte, schließen sich Stil und Bequemlichkeit nicht mehr aus.

Wie der Name verrät, entstand diese Stilrichtung auf der Straße. Getragen wurde Streetware ursprünglich von einer Bevölkerungsgruppe, die damit Rebellion und ihre Ablehnung des Establishments ausdrücken wollte. Punks, Skater, Rapper und andere haben mit ihren anarchistischen Forderungen und Sichtweisen zur Entstehung einer urbanen Kultur beigetragen, die von der Industrie schnell aufgegriffen wurde und sich ebenso schnell demokratisiert hat. In Frankreich erinnern sich alle Menschen meiner Generation an den Jeans-und-Pulli-Look, den Vanessa Paradis 1987 in dem Videoclip »Joe le Taxi« trug und der sie berühmt

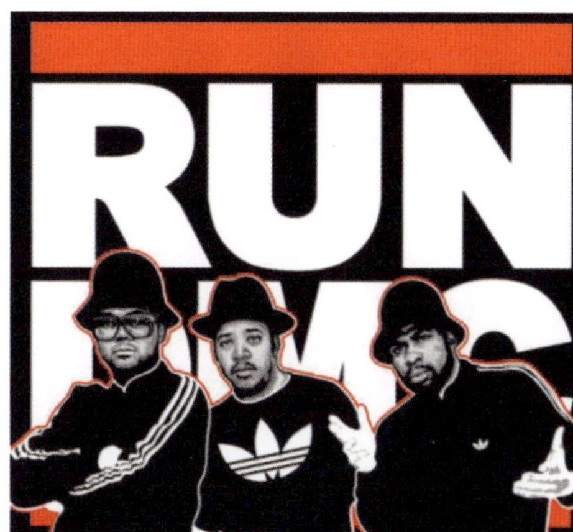

machte. Nach einem kurzzeitigen Faible für den Stil der 1950er habe ich mich bald dem Hip-Hop-Look verschrieben – passend zur Musik, die ich hörte. Wie meine bevorzugten Rap-Gruppen trug ich Kapuzen-Sweatshirts, Leggings und Adidas-Schuhe. Übrigens hat die Rap-Gruppe RUN DMC, die in den 1980er-Jahren gegründet wurde, genau diesen Schuhen mit den drei schwarzen Streifen auf weißem Grund einen Song gewidmet: »My Adidas«.

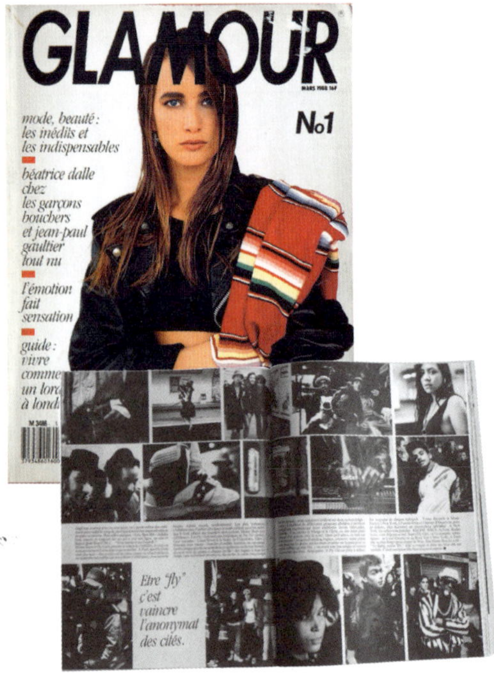

Der neue urbane Look basierte auf wenigen Eckpfeilern: Sweatshirts, weiten Jeans, Radlershorts und wuchtigen Basketballschuhen. Die erste französische Ausgabe der Zeitschrift *GLAMOUR* beschrieb den Look im Jahr 1988 als »fly sein« – nicht zu verwechseln mit dem Jugendwort des Jahres 2016; das hat eine andere Bedeutung! Der Stil, der anfangs nur von Jugendlichen getragen wurde, hat sich seitdem entwickelt und in allen Altersgruppen verbreitet. Neben der Musik haben dazu auch bekannte Marken wie Adidas, Fila, Nike und Carhartt beigetragen, die heute Klassiker sind. Neben diesen Labels, die ursprünglich für Sport und Arbeit standen, konkurrieren heute viele neue Streetwear-Labels um die Gunst der – nicht nur – jungen Kundschaft, beispielsweise Rocawear, Eckō oder in Frankreich Wrung und Royal Wear. H&M und Zara haben zur Demokratisierung der Mode beigetragen, indem sie diese Looks aufgegriffen und zu erschwinglichen Preisen angeboten haben.

All diese Labels bieten immer neue Streetwear-Basics an, und seit den 2000ern werden sie sogar von Superstars der Musikbranche getragen und promotet. Ich weiß noch, dass ich auf der Suche nach der Boutique *Bathing Ape* ganz New York abgeklappert habe, denn dort gab es das berühmte Hoody (Kapuzen-Sweatshirt), das der Hip-Hopper Pharrell Williams trug.

In dieser Zeit begannen Luxusmarken mit Künstlern zusammenzuarbeiten und die berühmten »Collabs« ins Leben zu rufen: kurzlebige Sonderkollektionen. Diese Geschäftsstrategie sorgte für Aufruhr in der Branche, begeisterte aber alle Fashionistas für die »Sammler-Editionen«, die oft in Concept Stores verkauft wurden. Dass sich selbst große Firmen diesem Trend nicht entziehen konnten, zeigen die Schuhmodelle Chanel × Reebok Pump Fury, das 2001 auf den Markt kam, oder Junya Watanabe × Nike Vintage Project aus dem Jahr 2007. Und für die eingefleischten Fans gibt es auch »Collabs« in limitierter Auflage, beispielsweise den Sportschuh Eminem × Jordan × Carhartt.

In den letzten Jahren haben sich auch die Stylisten der großen Couture- und Prêt-à-porter-Häuser der Streetwear angenommen. Riccardo Tisci, Designer bei Givenchy, hat sich bei der Gestaltung seiner Kollektionen mit sicherem Blick an diesem Trend orientiert. Seit 2014 arbeitet er mit Nike zusammen und hat für das Unternehmen die Serie Nike × RT entworfen. Alexander Wang wurde mit seinem gleichnamigen Label eine Größe der Branche. Dass er 2012 unerwartet als Chefdesigner des renommierten Hauses Balenciaga engagiert wurde, beweist deutlich, welche Tragweite diese Entwicklung hat. Wangs Nachfolger in dem italienischen Unternehmen wurde Demna Gvasalia, der erst vor Kurzem als Gründer des Kollektivs »Vêtements« in der Pariser Modeszene für Aufsehen sorgte. Denken wir außerdem an Stella McCartney, die seit 2004 mit Adidas zusammenarbeitet und der ein Spagat gelungen ist, eine zugleich technische und sehr feminine Kollektion zu lancieren.

Wenn ich mir nicht schon »coole« Klamotten und Sneakers dieser Marken geleistet hätte, würde ich bei einem Paar von Isabel Marant mit ebenso originellem wie raffiniertem verdecktem Keilabsatz schwach werden.

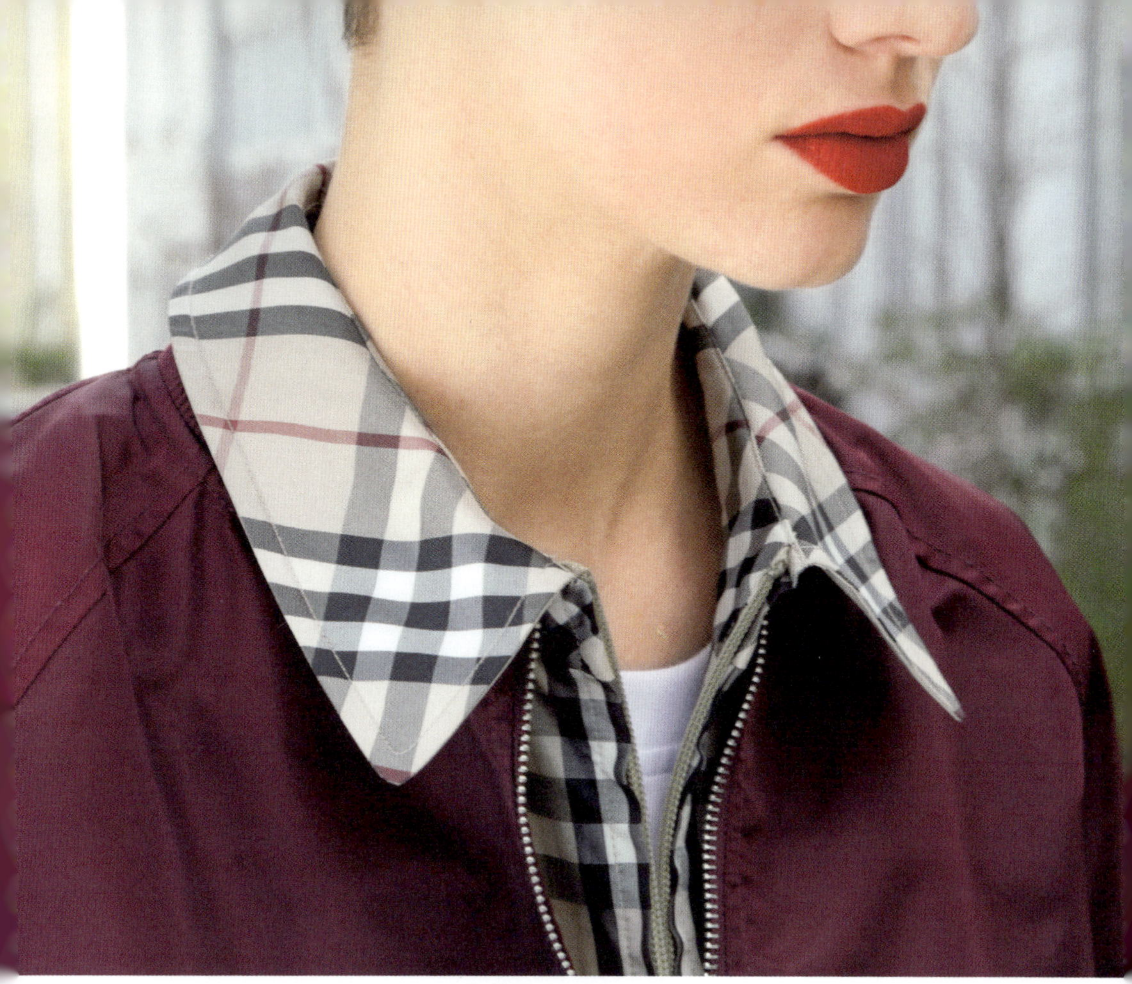
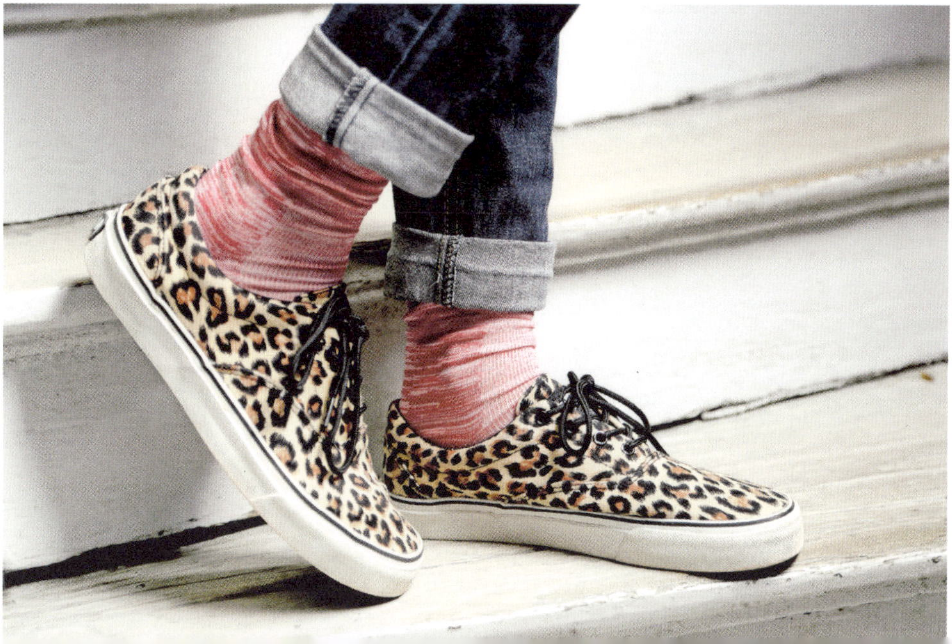

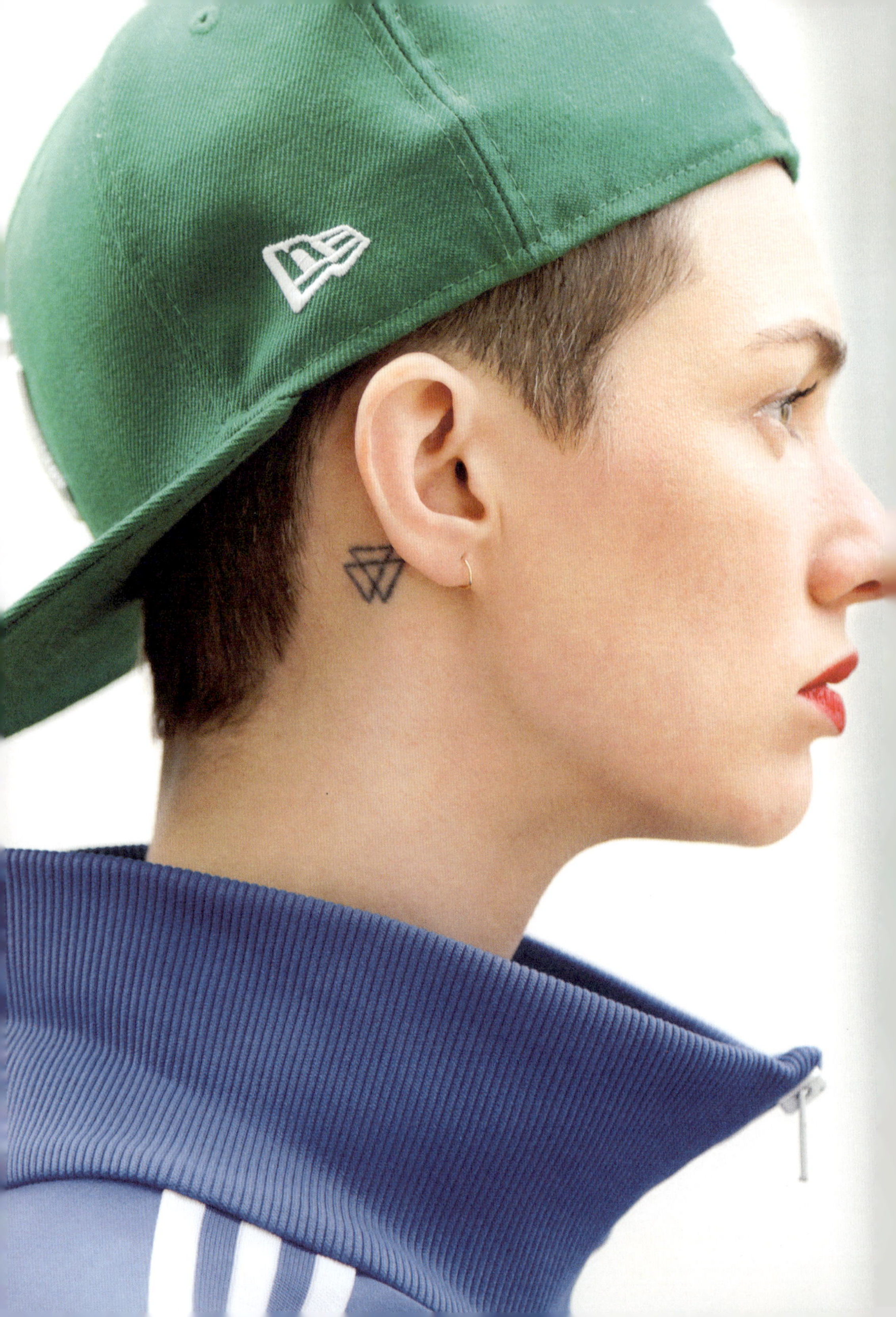

HARMONY BOUCHER, MODEL UND MEINE FREUNDIN, ERKLÄRT:

SO TRÄGT MAN **STREETWEAR**

Streetwear ist also in unsere Kleiderschränke eingezogen. Aber wie trägt man die Stücke nun, ohne darin wie eine Abiturientin auszusehen? Wie schaffen es die Models und die Stars, die ihre Turnschuhe anscheinend nie ausziehen, auch in Streetwear noch elegant auszusehen? Hier kommen einige Tipps für die vier Basic-Teile eines Streetwear-Outfits: Cap, Sweatshirt, Jogginghose und Sneakers.

CAP

Die Schirmkappe, die wir uns bei Baseballspielern und Rappern ausgeliehen haben, gibt jedem Outfit eine coole Note. Trägt man sie zum Kleid oder Zweiteiler, wirkt sie elegant und modern, und in einer knalligen Farbe peppt sie ein allzu braves Outfit auf. Ob Sie den Schirm nach vorn oder hinten tragen – etwas Knabenhaftes hat die Cap immer. Lange Haare dürfen unter der Cap herabhängen, Sie können sie aber auch im Nacken zusammenstecken oder zum Zopf flechten und über die Schulter hängen lassen. Sind die Haare mittellang, zupfen sie einige Strähnen ums Gesicht herum unter der Cap heraus. Wenn Sie kurze Haare haben, ist es ganz einfach: Cap aufsetzen – fertig.

Dann wäre da noch die Beanie: klein und eng anliegend, mit Umschlag, lang und weich, im Winter aus Wolle, im Sommer aus Baumwolle. Sie ist inzwischen ein unverzichtbares Streetwear-Accessoire. An Tagen, an denen ich mit meinen Haaren gar nichts anfangen kann, ist sie meine Rettung.

CAP IST NICHT GLEICH **CAP**

- **Snapback:** Das Besondere an diesem Typ ist, dass die Cap größenverstellbar ist, man kann sie also nahezu jedem Kopfumfang anpassen. Dafür hat sie am Hinterkopf einen Druckknopf (»Snap«).
- **Strapback:** Hier ist für die Größenverstellung am Hinterkopf ein Riegel (oft aus Leder) eingearbeitet.
- **Trucker-Cap:** Der Klassiker aus Amerika hat im Bereich des Hinterkopfs Einsätze aus Netzmaterial.
- **New Era:** Caps des berühmten Labels New Era sind (wie andere Fan-Caps auch) momentan sehr angesagt. Ich empfehle die Modelle mit gewölbtem Schirm, die sehen einfach besser aus.

HOODY – DAS KAPUZEN-SWEATSHIRT

Sweatshirts mit Kapuze oder rundem Halsausschnitt hat wohl jeder schon getragen – früher allerdings nur zum Sport. Es gibt sie inzwischen auch bei Luxus-Labels wie Versace, Moschino und Karl Lagerfeld. Ich persönlich trage liebend gern innen angeraute Sweatshirts mit oder ohne Taschen zu einer schmalen Hose oder einem Minirock. Ich besitze sie in allen Farben und mag sie gern mit aufgedrucktem Schriftzug. Als ich Directrice der Agentur Wang in Paris war, habe ich mit dem Label Wrung für unsere Models Shirts mit ihrem Vornamen entwickelt. Die Show war ein irrer Erfolg, alle Kunden wollten solche Shirts.

JOGGINGHOSE

Die bequeme Hose für den Sport oder die Gymnastik zu Hause kann sich jetzt auch im Büro oder beim Ausgehen sehen lassen – allerdings *nur*, wenn man dazu feinere Teile trägt. Tragen Sie zur Hose, die nicht zu groß sein sollte, ein körpernahes Oberteil. Inzwischen gibt es auch »salonfähige«, schmal geschnittene Modelle, die nicht aufgebläht oder formlos aussehen. Ziehen Sie die Taillenkordel nicht zu straff, tragen Sie die Hose lieber auf der Hüfte. Am Knöchel sollte sie schmal auslaufen und vorzugsweise einen Saum haben. Tragen Sie dazu High Heels, wenn Sie feminin und nicht zu salopp wirken möchten.

DIE **BASICS**

- **Converse:** Chuck Taylor All Star ist sicherlich der weltweit bekannteste Stoffturnschuh. Von James Dean bis Jane Birkin hat er die Füße der Prominenz angezogen. Ob hoch oder niedrig, die schwarzen und weißen gefallen uns am besten. Aber die farbigen sind auch nicht schlecht, um ein etwas fades Outfit zu beleben.
- **Nike:** Das berühmte Modell Air Max kann man sich beim Kauf personalisieren lassen. Passt zu Skinny-Jeans oder zum Rock und sieht nicht übermäßig nach Fitnessstudio aus.
- **Adidas:** Der minimalistische Stan Smith passt buchstäblich zu allem und bietet nahezu grenzenlose Kombinationsmöglichkeiten. Besonders schön zu einer maskulinen Hose mit Bügelfalte.
- **Vans:** Unser Favorit ist das berühmte Modell Authentic, das einem Segelschuh ähnelt. Besonders elegant und leger wirkt es zu einer hüftig sitzenden Hose oder einem Faltenrock. Ob klassisch mit Schnürsenkeln oder zum schnellen Hineinschlüpfen (Slip-On) – ein Paar davon kann ruhig jeder im Schrank haben.

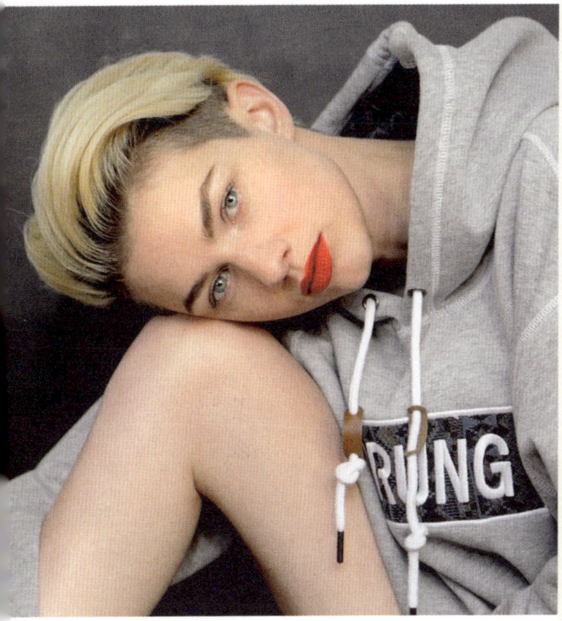

AUCH BELIEBT

- Die Espadrilles, mit denen wir alle so gern am Strand spazieren gehen, sind neuerdings stadtfein geworden.
- UGG Boots aus Australien sind wunderbar bequem. Berühmt wurden sie vor allem durch Sarah Jessica Parker in *Sex and the City*.
- Und vergessen wir nicht die kleine Pariser Marke Rivieras, die seit einigen Jahren mit Slippern Erfolg hat, die wir von südspanischen Großvätern kennen. Sie sind aus Stoff und aus geflochtenem Leder in hinreißenden Farben zu haben. Fantastisch für den Sommer.

LEGGINGS

Bei diesen Strumpfhosen ohne Fuß ist Vorsicht geboten. Gertenschlanke Teenager lieben sie, und tatsächlich sind Leggings auch sehr praktisch. Aber es liegt in der Natur des Materials, dass es – wenn die Figur nicht wirklich makellos ist – allzu leicht wie eine Wurstpelle aussieht.

TURNSCHUHE ODER SNEAKERS

Turnschuhe wurden schon immer auch im Alltag getragen, aber seit einigen Jahren geht es in der Modewelt nicht mehr ohne. Models, Moderedakteurinnen und das Publikum – alle tragen sie. Zwar beherrschen die Klassiker die Szene, aber es gibt auch Edelsneakers von Chanel, Givenchy und anderen, die man zu einem femininen Rock oder einer feinen Hose tragen kann, ohne damit wie eine Sonntagsjoggerin auszusehen. Solche Kombinationen wirken gut angezogen und trotzdem lässig. Generell empfehle ich aber die guten, bewährten Basics, vorzugweise in einfarbiger Ausführung.

Sie sehen, heute kann man getrost Sportkleidung mit klassisch-eleganter Mode kombinieren. Dieser neue Trend, im Stadtalltag Sportschuhe und -kleidung zu tragen, hat sogar einen Namen: Athleisure, ein Kofferwort aus »athletics« (Sport) und »leisure« (Freizeit). Vielleicht ist es in diesem Zusammenhang sogar dem Einfluss der Sportmodehersteller zuzuschreiben, dass Sportarten wie Yoga und Pilates hoch im Kurs stehen und dass die Menschen wieder mehr zu Fuß gehen. Auf jeden Fall ist es trendy, sich sportlich zu zeigen und das auch durch die alltägliche Citygarderobe zum Ausdruck zu bringen. Nehmen Sie sich ein Beispiel an den Stars unserer Zeit, die in sportbetonter Streetwear unterwegs sind.

ZEIGEN SIE IHRE SCHÖNSTEN TURNSCHUHE
 # beautychallenge21

Restez vous-même en toute circonstance

Noémie Lenoir

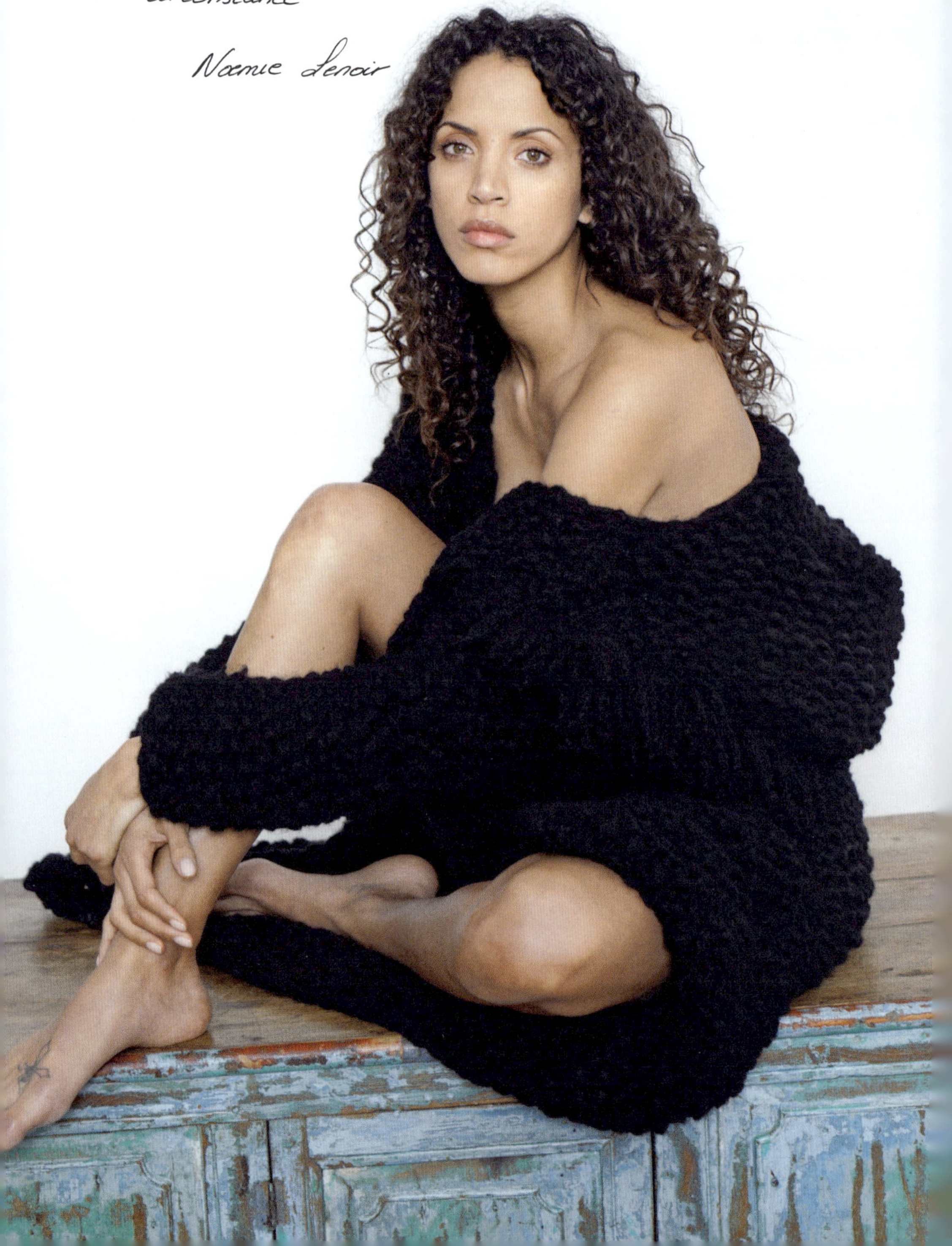

Noémie Lenoir

ALTER: 37 Jahre
BERUF: Model
ERSTER JOB: Hundesitter
IHR LIEBLINGSFOTO: Ein Cover für die französische *VOGUE*, fotografiert von Mario Testino
STERNZEICHEN: Jungfrau
BESONDERE KENNZEICHEN: Ein kleines Muttermal zwischen den Augen
SIE KÖNNEN NICHT LEBEN OHNE: Meine Kinder
WAS GENIESSEN SIE BESONDERS? Ins Kino zu gehen
3 WICHTIGE TEILE AUS IHRER GARDEROBE: Ein Paar High Heels, eine Lederhose, ein einfarbiges T-Shirt
3 UNVERZICHTBARE KOSMETIKA: Feuchtigkeitscreme, Sonnencreme und ein Wasserspray
IHR PARFUM: White Suede von Tom Ford
IHRE VORBILDER: Mutter Teresa
IHRE BETTLEKTÜRE: Momentan lese ich *Cyrano von Bergerac* von Edmond Rostand und *Célibataire longue durée* von Véronique Poulain.
IHR GLÜCKSBRINGER: Eine Muschelschale, die mir mein Sohn geschenkt hat
MEHR ODER WENIGER? Weniger Hass, mehr Respekt
IHRE DEVISE: »Beurteilt mich nicht aufgrund meiner Erfolge. Beurteilt mich nach der Anzahl der Male, die ich gefallen und wieder aufgestanden bin.« Nelson Mandela
EIN RAT AN DIE LESERINNEN (Zitat links): Was immer passiert, bleib du selbst.

Ist es falsch, Streetwear zu tragen, weil sie so schön bequem ist? Nein. In seinen Klamotten sollte man sich wohlfühlen. Vor allem, wenn man weiß, dass man sie den ganzen Tag tragen wird.
Kann man Streetwear mit edleren Stücken kombinieren? Aber sicher, zum Beispiel eine Jeans mit schönen Sneakers und einer Bluse. Da gibt es viele Möglichkeiten. Wenn ich zu einem wichtigen Termin gehe, zu einem Empfang oder einer Hochzeit, trage ich persönlich gern etwas Schickes, zum Beispiel ein Kleid. Zu Jeans ziehe ich dann eine feine Jacke an, High Heels und ausgesuchten Schmuck.
Sind Turnschuhe der Feind der Weiblichkeit? Nein, allerdings kommt es immer auf das Modell an. Ich würde nie Jordans zu einem Rock tragen. Andererseits kann ein Paar Stan Smith zu einer gut geschnittenen Hose und einem T-Shirt sexy oder elegant, auf jeden Fall sehr feminin aussehen.
Kann man sich in einem Red-Carpet-Outfit wohlfühlen? Es ist eine Ehre, so prächtige Kleider tragen zu dürfen, und wenn ich mich schön fühle, dann fühle ich mich auch wohl – sogar, wenn ich ein Korsett anhätte.
Haben Sie gute Tipps, wie man in High Heels nicht leidet? Zwanzig Berufsjahre als Model fordern ihren Tribut von den Füßen. Wenn Fußbett und Absatz nicht bequem sind, wechsle ich die Schuhe oder die Marke, weil das Fußbett von Marke zu Marke variieren kann.
Welcher Designer hat Ihrer Meinung nach Stil und Bequemlichkeit am besten in Einklang gebracht? Riccardo Tisci von Givenchy

TAG

15

DAS IST MEIN

Stil

UND DAZU STEHE ICH

STIL …
WAS IST DAS EIGENTLICH?

Stil: Die individuelle Art und Weise, sich durch Kleidung, Frisur und Verhalten zu präsentieren.

STIL – DAS GEWISSE EXTRA

Manche Frauen besitzen Stil, ohne sich dafür anzustrengen. Eleganz, Präsenz, Ausstrahlung … Stil ist der sichtbare Teil der Identität, der ungemein schwer zu definieren ist, weil sie sich von Person zu Person immer anders darstellt.

Während ich diesen Text schreibe, läuft im Fernsehen ein Werbespot mit der 94-jährigen New Yorker Mode-Ikone Iris Apfel. Ihr Motto: »I don't have any rules, it's just a waste of time … No trends, no rules but I have style.« Das bedeutet übersetzt: »Ich halte mich an keine Regeln, das ist nur Zeitverschwendung. Keine Trends, keine Regeln, aber ich habe Stil.«

Sobald das Bild, das man von sich selbst vermittelt, von anderen nicht nur wahrgenommen, sondern beurteilt wird, kommt es auf Alleinstellungsmerkmale an: nicht so zu sein wie alle anderen, aufgrund des Aussehens und der Ausstrahlung wahrgenommen zu werden. Welchen Stellenwert dieses Ziel haben kann, sieht man beispielsweise an Stilikonen wie Anna Dello Russo mit ihren farbenfrohen Outfits oder Anna Wintour mit ihrem unverkennbaren Haarschnitt.

Selbst innerhalb einer sozio-ökonomisch homogenen Gruppe mit ähnlichen Ansichten und ähnlichem Lebensstandard ist es wichtig, sich durch Kleidung, Stimme, Bewegungen und andere Ausdrucksformen des Stils als Individuum abzuheben.

Eine gewisse Selbstsicherheit und ein positives Selbstbild sind meist nicht angeboren, und auch ein Stil bildet sich erst mit den Jahren heraus. Stil zu haben – oder *Swag*, wie die ganz Jungen sagen – bedeutet, die eigenen Stärken und Schwächen zu kennen und zu wissen, wie man sie gezielt nutzen kann, um sich von anderen zu unterscheiden – so wie Rossy De Palma ihre imposante Nase zu ihrem Markenzeichen gemacht hat.

Stil ist zeitlos. Darum faszinieren uns bis heute Ikonen wie Audrey Hepburn, für die »Eleganz die einzige Schönheit, die nie vergeht« war, oder exzentrische Persönlichkeiten wie Grace Jones oder Madonna.
Die Lippen rot geschminkt wie Paloma Picasso, den Hut schräg auf dem Kopf wie Anna Piaggi, ein simples T-Shirt wie Jane Birkin – das sind individuelle Merkmale mit hohem Wiedererkennungswert, die diese Persönlichkeiten auszeichnen.

MEINE FREUNDIN FAY, MODEL UND DESIGNERIN, GIBT EINEN ÜBERBLICK:

STIL HABEN – WIE GEHT DAS?

Ich weiß nicht, ob es ein Geheimrezept gibt, aber ich kenne einige Tipps, die dabei helfen, sich »gut gestylt« zu fühlen.

• **Stil zu haben heißt,** sich bewusst von der breiten Masse zu unterscheiden. Trauen Sie sich!

• **Stil zu haben heißt,** Elemente der Mode aufzugreifen, aber gezielt. Statt unnötig Geld auszugeben, tragen Sie lieber Schnitte und Farben, die Ihnen schmeicheln. Über Ihre Figur sind Sie sich ja schon im Klaren (siehe *Tag 1: Meine Bestandsaufnahme).* Holen Sie sich auch den Rat anderer Personen, um herauszufinden, was Ihnen gut steht. Bekommen Sie häufig ehrliche Komplimente, wenn Sie schmale Hosen tragen? Dann sollten Sie diesen Hosenschnitt bevorzugen.

• **Stil zu haben heißt,** neugierig zu bleiben. Halten Sie die Augen offen, blättern Sie in Zeitschriften. Lassen Sie sich von Mode-Ikonen ebenso inspirieren wie von Frauen auf der Straße.

• **Stil zu haben heißt,** individuell zu sein. Versuchen Sie nicht, aller Welt zu gefallen.

• **Stil zu haben heißt** Kontinuität. Tragen Sie regelmäßig dasselbe Kleidungsstück oder Outfit, um Ihre modische Identität nach außen zu zeigen. Der eigene Stil sollte optisch klar erkennbar sein. Designer wie Karl Lagerfeld sehen immer gleich angezogen aus, und das liegt garantiert nicht daran, dass es ihnen an Geld oder Ideen mangelt. Sie besitzen einfach ein starkes Selbstbewusstsein und haben gezielt ein Bild von sich selbst erschaffen, das über Zeit und Modeerscheinungen erhaben ist.

• **Stil zu haben heißt** zu tragen, was Ihnen steht – und zwar unabhängig von Trends.

• **Stil zu haben heißt,** echt zu sein. Bleiben Sie authentisch. Sie müssen vor allem sich selbst gefallen. Nichts ist schlimmer, als Kleidung zu tragen, in der man sich nicht wohlfühlt, nur weil sie gerade modern ist.

• **Stil zu haben heißt,** sich vom Konformismus zu lösen. Sie haben die Wahl, also wählen Sie!

• **Stil zu haben heißt,** sich nicht beeinflussen zu lassen. Hören Sie auf Ihren Körper. Tragen Sie, was zu Ihrer Figur passt. Was an einem 1,80 m großen Model toll aussieht, wirkt an einer Frau von 1,60 m ganz anders. Haben wir nicht alle – weil wir dem Modediktat gehorcht haben – ein paar gruselige Fehlkäufe im Schrank?

• **Stil zu haben heißt,** nicht um jeden Preis auffallen zu wollen. Stil hat nichts mit

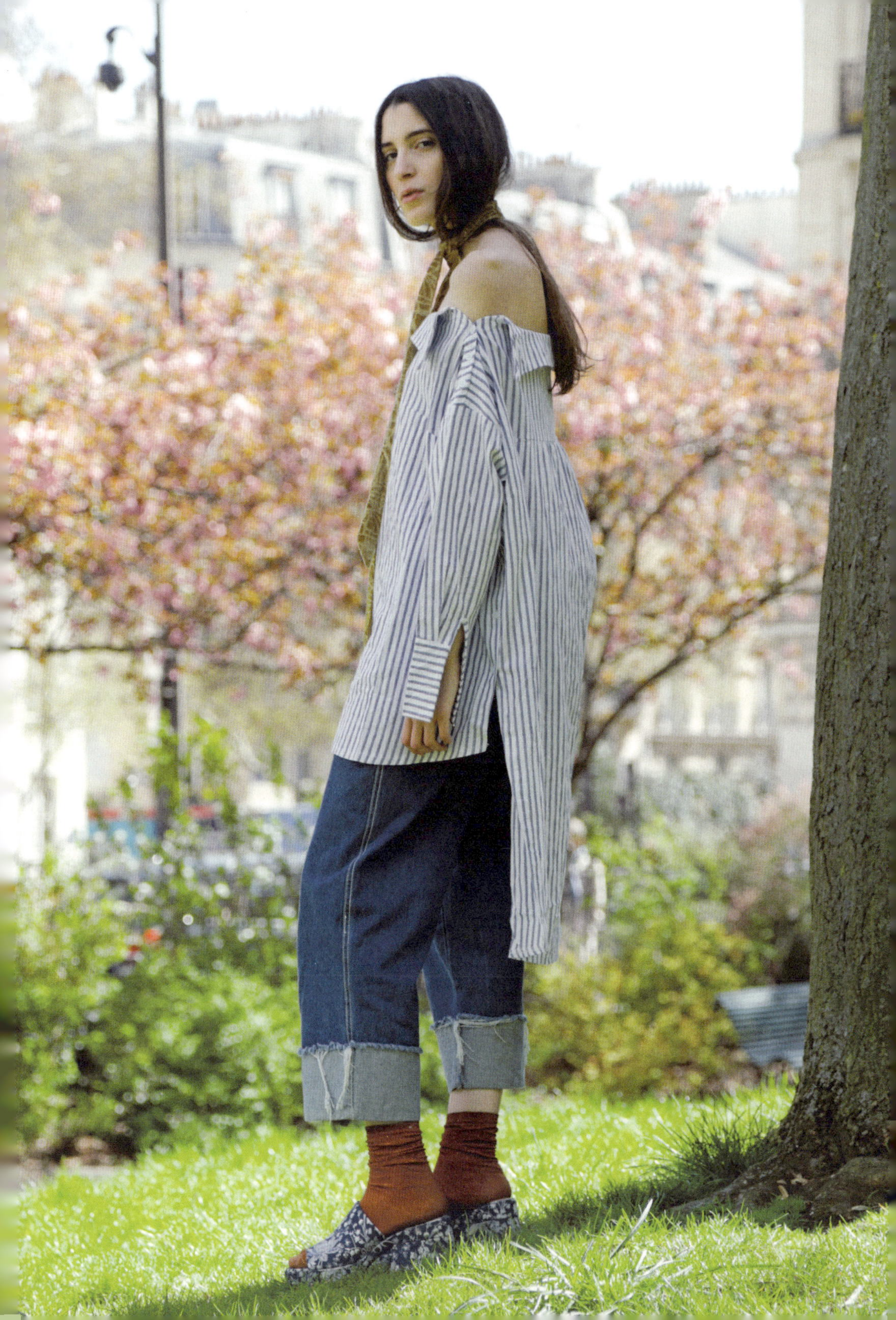

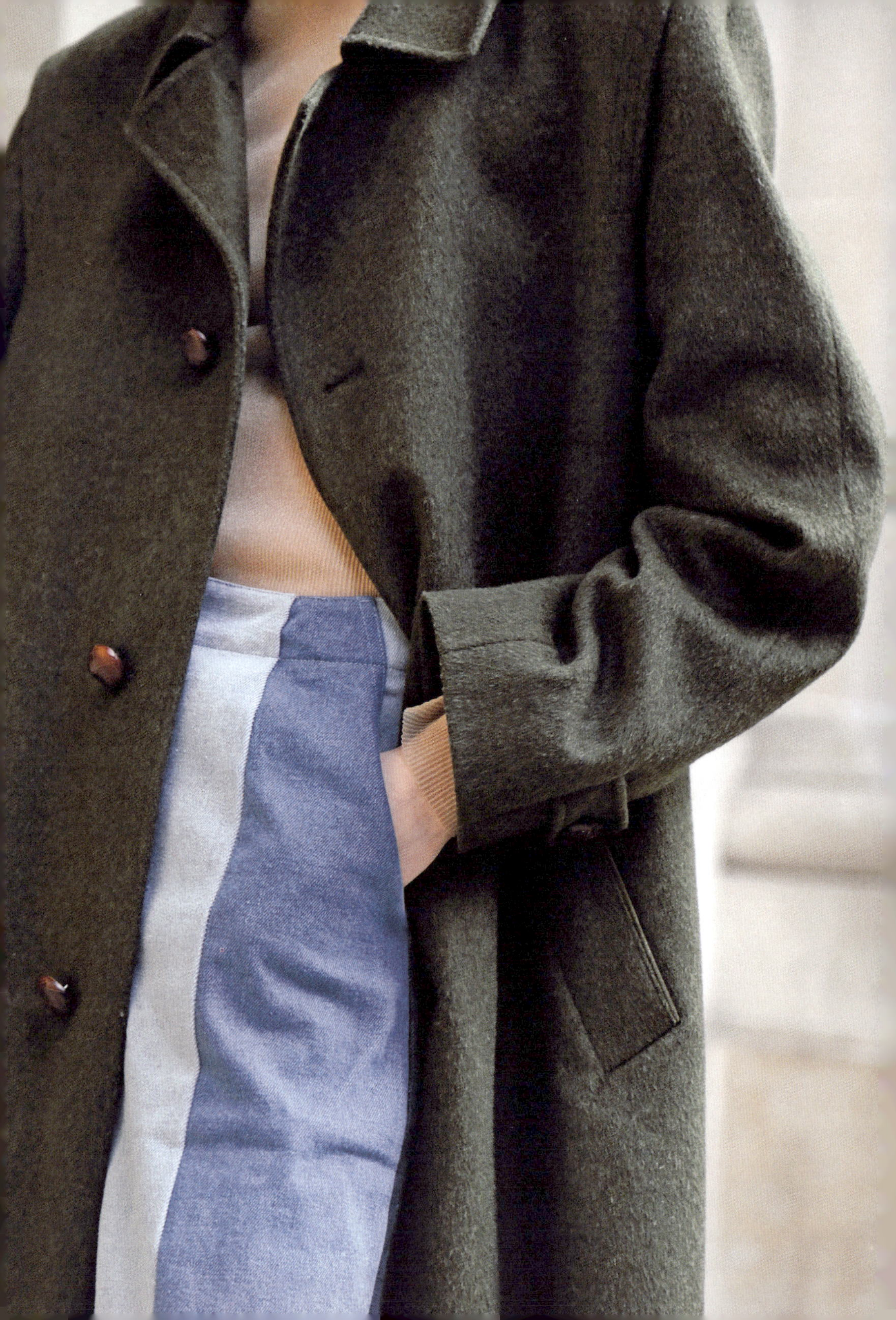

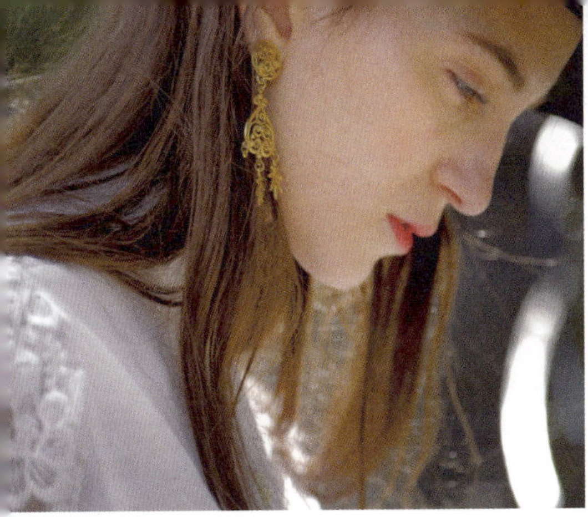

Exzentrik zu tun. Aufgesetzte Originalität kann sogar ein Stilkiller sein. Das sieht man gelegentlich an den Ausgängen der großen Fashion Shows, wo manche Fashionistas mit ihren absonderlichen Looks auffallen wollen, sich aber nur lächerlich machen.

• **Stil zu haben heißt,** auf Sorgfalt Wert zu legen. Saubere und gut gebügelte Kleidung macht den Unterschied.

• **Stil zu haben heißt,** auf die Körperhaltung und den Gang zu achten. Jedes Model lernt frühzeitig, dass Stil mit Eleganz und Ausstrahlung zu tun hat. Models bewegen sich graziös, manchmal sehr langsam, und sie halten sich aufrecht. Genau darauf beruht ihre außergewöhnliche Präsenz. Yoga und Tanzkurse sind ideal, um ein besseres Körpergefühl zu entwickeln.

• **Stil zu haben heißt,** auch auf die eigene Stimme und Redeweise zu achten. Es gibt Stimmen, die ganz für sich genommen stilprägend sind – ich denke da beispielsweise an das Timbre von Jeanne Moreau. Eine klare, selbstsichere und gewählte – aber nicht manierierte – Ausdrucksweise unterstreicht den Look. Manchmal ist aber auch Schweigen klug, denn geheimnisvolle Persönlichkeiten besitzen ihre eigene Anziehungskraft. Françoise-Marie Santucci hat dieses Phänomen in ihrer Kate-Moss-Biografie anschaulich erklärt: Das Topmodel hat bei öffentlichen Auftritten stets geschwiegen. Aber gerade das hat Kate Moss interessant gemacht und kam ihrer Bekanntheit zugute.

• **Stil zu haben heißt letztendlich,** an sich selbst zu glauben. Das hat etwas mit Persönlichkeitsentwicklung zu tun. Selbst wenn Sie zu Selbstzweifeln neigen, können Sie grundsätzlich lernen, sich zu lieben, sich wertzuschätzen und sich selbst Komplimente zu machen. Das ist sogar notwendig. Wie wollen Sie denn anderen Leuten zeigen, dass Sie Stil haben und etwas Besonderes sind, wenn Sie davon nicht selbst hundertprozentig überzeugt sind? Nehmen Sie sich jeden Morgen eine Minute Zeit, um Ihrem Spiegelbild zu sagen: »Ich finde dich schön und elegant, und ich liebe deinen Stil.«

KEIN STIL!

In der schnelllebigen, konsumorientierten Zeit der Fashion Victims und des vergänglichen Ruhms hat Stil überhaupt nichts damit zu tun, Moden um jeden Preis mitzumachen. Finden Sie lieber heraus, was Ihnen – und Ihnen allein – steht. Designer und Fotografen benutzen den Begriff Stil auch für Modeserien oder Looks wie Glamour, Punk oder den klassischen Brit Chic. Dabei handelt es sich aber um Stilrichtungen – nicht um den individuellen Stil.

CHRISTELS TIPPS FÜR ORIGINELLE FEINHEITEN

Wussten Sie, dass die großen Modelabels für Ihre Fashion Shows professionelle Stylisten – oft von trendweisenden Zeitschriften – engagieren, um ihre Kollektionen zu »stylen«? Es ist erstaunlich, wie groß der Einfluss dieser Stylisten auf die Präsentation der Kollektion sein kann.

Es gibt zahllose Möglichkeiten, durch kleine Kunstgriffe die Wirkung eines Kleidungsstücks total zu verändern. Obwohl ich in dieser Hinsicht eine Menge Erfahrung besitze, entdecke ich immer neue Tricks.

Schauen Sie gut gekleidete Menschen auf der Straße einmal genau an. Oder studieren Sie in Frauenzeitschriften Fotostrecken, die den »Street Style« zeigen.

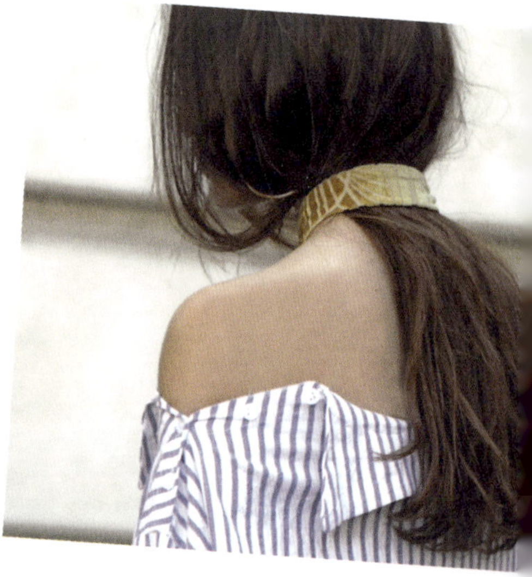

Zeigen Sie

Schulter, wenn Sie einen Oversize-Pullover tragen.

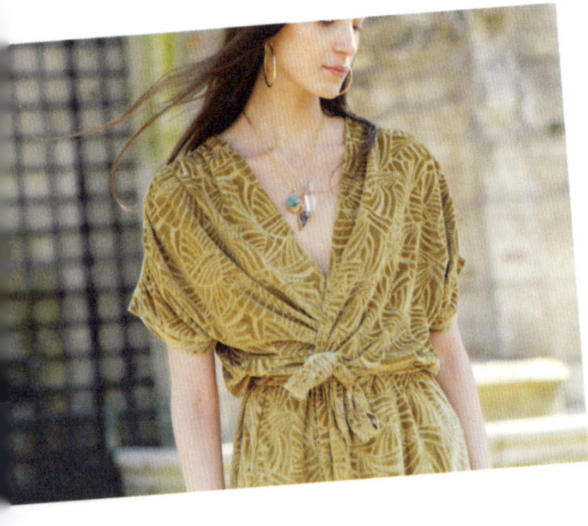

Raffen Sie

Kleider und Mäntel mit einem Gürtel.

Krempeln Sie

die Ärmel von Blusen und Jacken hoch. Hosenbeine auch!

Stibitzen Sie

dem Liebsten die große Armbanduhr, sein Lieblingshemd oder einen Pullover. Am besten mit einem schmalen Gürtel raffen.

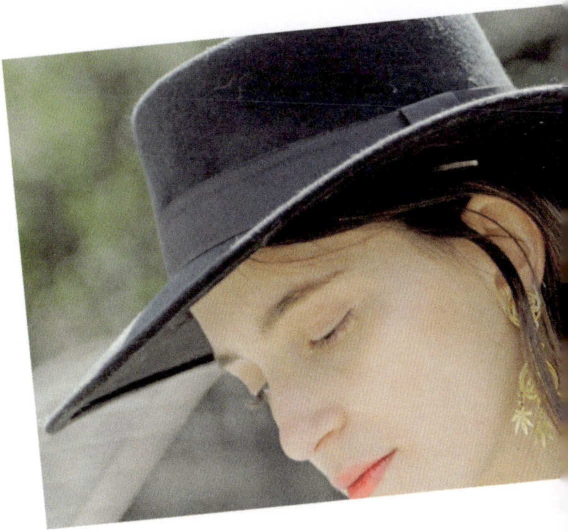

Mixen Sie

Schnitte, Stoffe und Längen. Hautenges T-Shirt zum bauschig-weiten Minirock …

Tragen Sie

einen Blazer oder Mantel lässig auf den Schultern (ohne in die Ärmel zu schlüpfen).

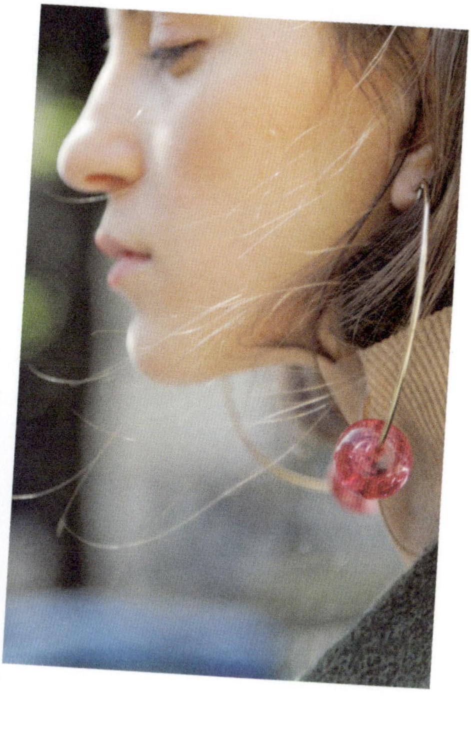

Schmücken Sie

- den Mantel mit einer großen Brosche.
- nur ein Ohr mit einem großen Ohrring.
- eine Vintage-Tasche mit einem klassischen Accessoire.
- Ihren Kopf mit einem Hut.

Vergessen Sie

Schnürsenkel in Ihre Derbys zu fädeln.

Lassen Sie

den (makellos gebügelten) Blusensaum lässig zur Hälfte aus dem Hosenbund hängen.

POSTEN SIE IHREN STILTIPP AUF
 # beautychallenge21

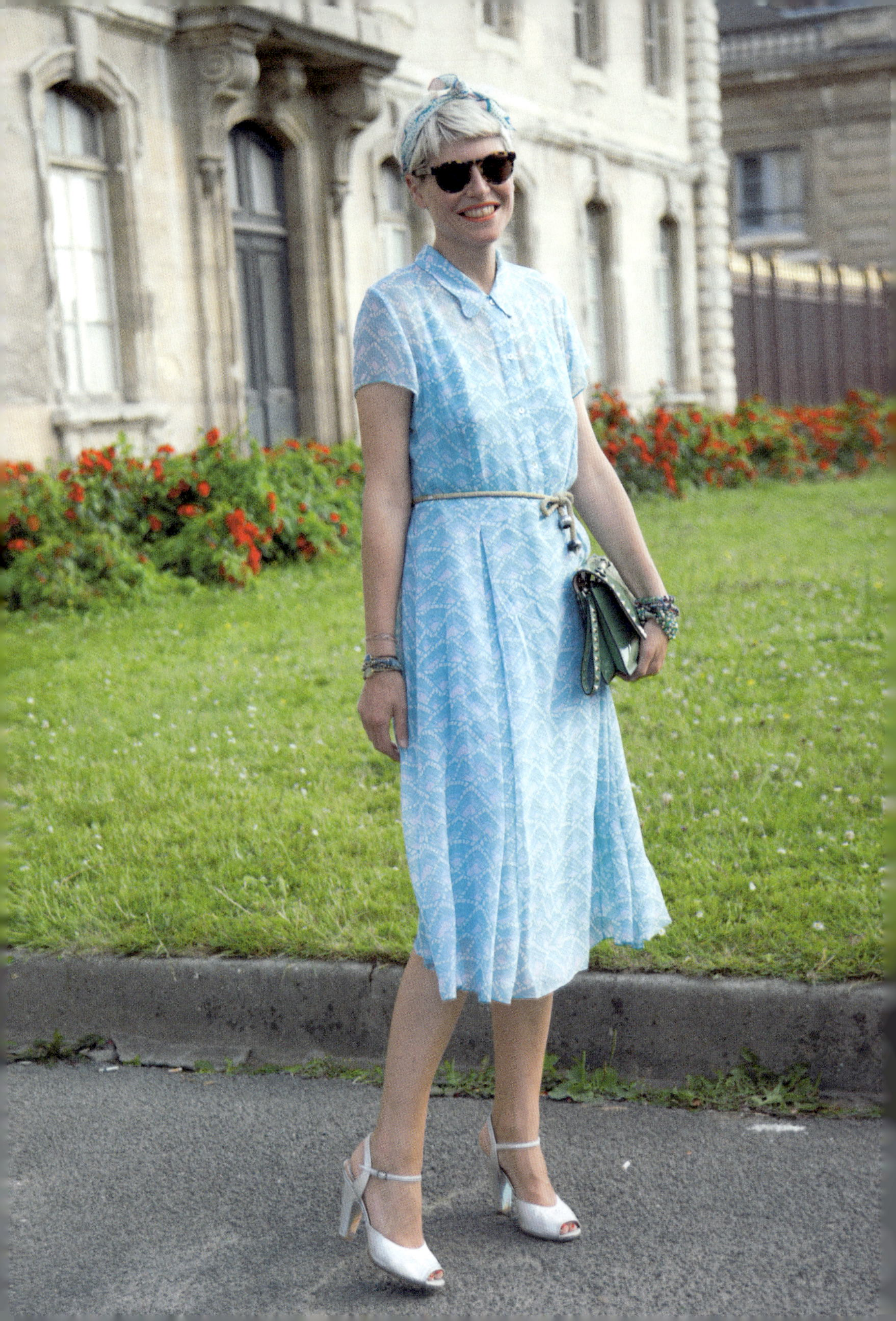

Elisa Natin

ALTER: 39 Jahre
BERUF: Modedesignerin, Beraterin, Mama
ERSTER JOB: Junior Designer bei Costume National
BESONDERES KENNZEICHEN: Ich lächle immer.
STERNZEICHEN: Fische, Aszendent Stier
LIEBLINGSFOTO: Ich bin oft fotografiert worden, und viele Aufnahmen gefallen mir. Aber sie haben eins gemeinsam: mein Lächeln!
IHR GLÜCKSBRINGER: All die Armbänder, die ich von Reisen mitgebracht habe
IHRE BETTLEKTÜRE: Momentan *La Bible du Boudoir* von meiner Freundin Betony Vernon
SIE KÖNNEN NICHT LEBEN OHNE ... Humor
IHRE VORBILDER: Vorbilder würde ich sie nicht nennen, aber ich bewundere einige Frauen, etwa Coco Chanel, Wallis Simpson und meine Großmutter.
3 WICHTIGE TEILE AUS IHRER GARDEROBE: Ein Herrenoberhemd aus himmelblauer Seide, eine gerade geschnittene, knöchellange, maskuline Hose in Marineblau und ein paar Turnschuhe ohne Schnürsenkel von Mira Mikati
3 UNVERZICHTBARE KOSMETIKA: Schwarze Mascara, ein mattroter Lippenstift von M.Ä.C. und der Glow Maximizer Light Boosting Primer von Dior für einen strahlenden Teint
IHR PARFUM: Das Eau de Parfum Ginger von Centrale Formentera
MEHR ODER WENIGER? Mehr, unbedingt
WAS GENIESSEN SIE BESONDERS? Zwei Stunden traditionelle Thai-Massage
IHRE DEVISE: Du bist verantwortlich für das, was du tust, sagst und denkst. Suche immer bei dir, nicht bei anderen.
EIN RAT AN DIE LESERINNEN: Bleiben Sie sich treu. Haben Sie keine Angst, etwas zu riskieren, mehr zu lachen und mehr Farbe in Ihr Leben zu bringen.

Muss man sich auf einen einzigen Look festlegen, oder kann man mehrere Stile haben? Mehrere Stile sind möglich, solange sie alle eine persönliche Note haben. Mein Stil ist eigenwillig und verändert sich oft. Den Unterschied machen meist die Accessoires, die Farben, mein Haarschnitt etc.
Ist es wichtig, einen absolut einzigartigen Stil zu haben? Das kommt darauf an. Wichtiger ist, sich selbst treu zu bleiben und auf den eigenen Geschmack zu vertrauen, statt irgendjemanden blind zu imitieren.
Sollte man Trends mitmachen? Nein. Besser ist, sich inspirieren zu lassen. Ich erfinde meine Trends gern selbst, aber mir ist dabei natürlich bewusst, was gerade angesagt ist.
3 Stiltipps: 1. Mixen Sie Stile, Muster und Farben.
2. Scheuen Sie sich nicht, Regeln zu brechen, die Ihnen nicht gefallen. Wer behauptet, dass Pünktchen nicht zu Streifen passen oder Blumen nicht zu Schottenkaros?
3. Haben Sie keine Angst, dick aufzutragen – aber vergessen Sie nicht, dass Sie eine echte Frau in der echten Welt sind.
Stimmt es, dass das Styling die Ausstrahlung eines Kleidungsstücks verändern kann? Absolut! Ein Herrenhemd beispielweise kann man auf tausenderlei Weise tragen. Sogar die Frage, ob man dazu die Haare hochsteckt oder nicht, spielt eine Rolle. Da braucht man nur ein bisschen Fantasie.
Glauben Sie, dass man eine Aura »züchten« kann? Na sicher. Dafür muss man nur das innere Ich pflegen, also gut für die Seele sorgen und der eigenen Spiritualität Raum lassen. Es geht ja nicht nur um Äußerlichkeiten. Ich bin überzeugt davon, dass sich innere Schönheit im Gesicht zeigt – je älter man wird, desto mehr.

TAG

16

ICH INTERPRETIERE MEINEN

Look

NEU

UND VERLEIHE IHM EINEN ORIGINELLEN TOUCH

MODESCHÖPFER ALS INSPIRATIONSQUELLE

Interpretieren: Deuten Sie Vorstellungen, Verhaltensweisen oder Äußerungen auf Ihre persönliche Weise.

Die aktuelle Mode zu interpretieren bedeutet, sie aufzufrischen und mit einem überraschenden Detail oder Accessoire, das ganz bewusst leicht verfremdend eingesetzt wird, an seinen eigenen Stil anzupassen oder eine etwas biedere Ästhetik zu brechen.

Das ist die große Spezialität der britischen Designer, die immer gern provozieren und mit ihrem besonderen Humor Kleider und Accessoires ihrem eigentlichen Zweck entfremden. Dabei denkt man natürlich gleich an Vivienne Westwood und Paul Smith, aber in gewissem Sinn auch an den Nordiren Jonathan Anderson, den brillanten Creative Director bei Loewe. Ich bin Paul Smith bei seinen Modeschauen oft hinter der Bühne begegnet, und neben seiner freundlichen Art hat mich immer sein lausbubenhafter Charme eingenommen. Während die meisten Designer sich am Tag ihrer Modeschau im Hintergrund halten, oft sogar sichtlich gestresst sind, ist Paul Smith immer gut aufgelegt und scherzt mit seinen Models.

Obwohl Amerikaner, gehört auch Jeremy Scott in diese Kategorie: Er ist ein verrückter Querkopf, an dessen Streetwear-Linie mit Pop-Einflüssen sich die Geister schieden, doch heute feiert er große Erfolge an der Spitze des Hauses Moschino, schafft Kollektionen, die sich durch Humor und Exzentrik auszeichnen, und lässt sich zum Beispiel von McDonald's- oder Coca-Cola-Verpackungen oder auch von Comic-Superhelden inspirieren.

Allen diesen Modeschöpfern ist eines gemeinsam: die Liebe zu Farben, ein ausgeprägter Sinn für Accessoires sowie die Fähigkeit, uns durch den Einsatz von originellen Querverweisen zu überraschen. Teilweise distanzieren sie sich sogar von der Modewelt, die sich allzu ernst nimmt. Selbstverständlich ist Mode ein Business, der Einsatz ist hoch und der Druck enorm, aber gerade deshalb sollte man sich beim Styling auch etwas Unbeschwertheit und Humor erhalten, um nicht deprimierend zu wirken oder gar abzuschrecken.

Auch Frankreich besitzt einige außergewöhnliche Modeschöpfer, deren Exzentrik und Selbstironie zum Markenzeichen geworden sind. So zum Beispiel Jean Charles de Castelbajac mit seiner berühmten Jacke aus Plüschbärchen, die von Stars wie Madonna,

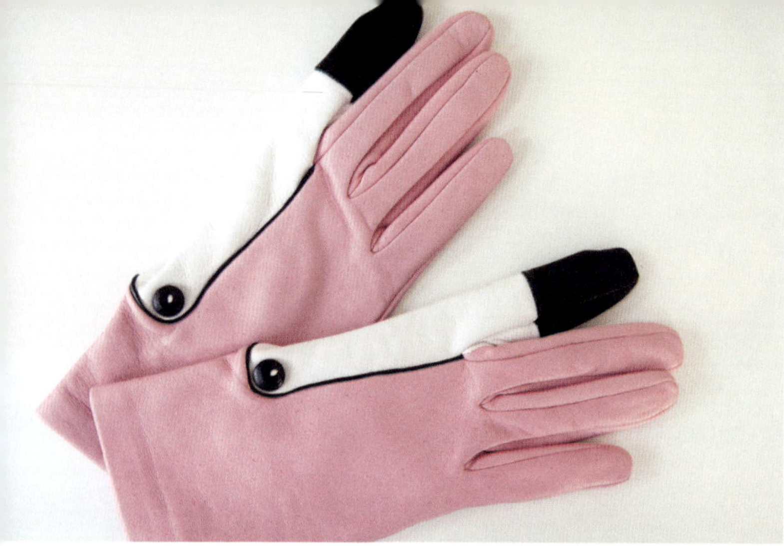

Handschuhe von Yazbukey

Diana Ross u.a. getragen wird oder auch Sonia Rykiel: Die Ikone von Saint-Germain-des-Prés hätte es sich einfach machen und ganz klassisch-bürgerliche Linien anbieten können, aber das genügte ihr nicht. Durch den Spaßfaktor in ihren Kollektionen – es finden sich beispielsweise Disco-Referenzen, die manche Kritiker für vulgär halten, die aber sehr gut zu den kleinen Strickensembles passen –, hat sie ein Rezept gefunden, das immer und überall funktioniert. Von zentraler Bedeutung waren für Sonia Rykiel Farben – ach ja, die berühmten bunten Streifen! – und außerdem Fröhlichkeit. Sie verlangte von ihren Models ausdrücklich, dass sie auf dem Laufsteg lächeln, ganz im Gegensatz zu dem, was man sonst so sieht.

Allerdings sind es meiner Meinung nach die Italiener, die diese Übung am besten und intuitiv beherrschen. Miuccia Prada ist zweifellos die Königin des *Twists*. Ohne Einschränkung elegant, kreativ und genial, so hat die Modeschöpferin die außergewöhnliche Fähigkeit, Mode mit jeder Kollektion neu zu interpretieren, ohne dabei jedoch ihrem eigenen und unverkennbaren Stil untreu zu werden. Ihr gelingen immer wieder neue Silhouetten aus luxuriösen Materialien, die durchaus klassisch anmuten, aber immer eine Prise Humor besitzen und leicht abgedreht wirken. Ich denke dabei an die bunten geometrischen Grafikprints, die schrägen Accessoires, etwa die Taschen und Schuhe im Look amerikanischer Autokarosserien der 1950er-Jahre oder auch ihre farbigen Hasen-Prints.

Aber auch Stylistinnen italienischer Magazine wie Anna Piaggi, die legendäre Chefredakteurin von *VOGUE Italien*, oder Anna Dello Russo, Beraterin von *VOGUE Japan*, haben sich nie gescheut, ihre Leserinnen mit Modeschauen, deren Look manchmal haarscharf an dem von Verkleidungen oder Theaterkostümen vorbeischrammte, zu überraschen oder gar zu schockieren.

Bestimmt haben Sie bereits verstanden, was ich meine: Wichtig ist, dass man auch Spaß hat beim Styling, dass man Dresscodes bricht, dass man zuweilen den sogenannten guten Geschmack etwas »twistet«. Damit zeigen Sie Persönlichkeit, beweisen aber auch ganz einfach, dass Sie sich gern etwas Gutes gönnen und Freude am Leben haben!

Natürlich geht es nicht darum, sich in einen Clown zu verwandeln und sich jedes abgedrehte Accessoire umzuhängen, dem Sie über den Weg laufen. Bei der nicht ganz leichten, aber spannenden Interpretationsübung müssen Sie sich immer vor Augen halten, dass Sie nicht witzig aussehen sollen, sondern einfach nur schön, strahlend und irgendwie besonders.

»ICH FÜHLE MICH VON MENSCHEN ANGEZOGEN, DIE VERSUCHEN HERAUSZUFINDEN, WAS IHNEN STEHT. ALLEIN DAS MACHT SIE EINZIGARTIG UND ELEGANT.«

VIVIENNE WESTWOOD

GOLDENE **REGELN**

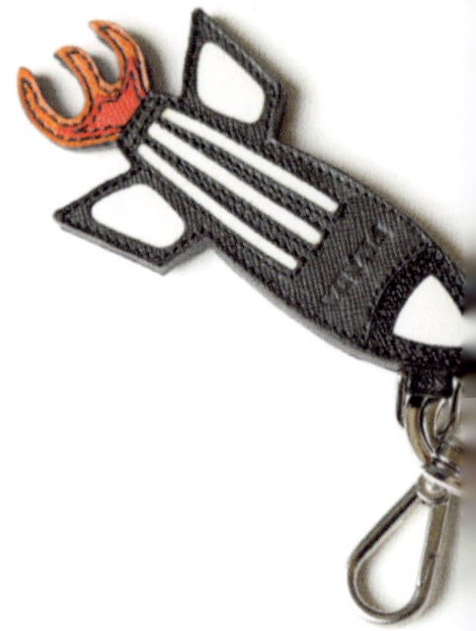

Schlüsselanhänger von Prada

1 ICH BEKENNE **FARBE**

Die Farbe gehört zusammen mit der Form zu den wichtigsten Kriterien, auf die Sie beim Kauf eines Kleidungsstücks achten sollten. Wie wir bereits erklärt haben (siehe *Tag 4: Die Auswahl der Basics,* und *Tag 5: Eine übersichtliche Garderobe)*, ist es wichtig zu wissen, welche Farben Ihnen gut stehen. Setzen Sie vorzugsweise auf nur zwei oder drei Grundfarben (Schwarz, Grau, Marineblau, Weiß, Jeansblau, Camel usw.), statt sich durch die ganze Farbpalette hindurchzukaufen. Dabei sollen Sie natürlich nicht darauf verzichten – ganz im Gegenteil –, mit einem lebhaften und überraschenden Farbtupfer einen unifarbenen oder in abgestuften Tonalitäten gehaltenen Look aufzufrischen. Wie so oft in der Mode gilt auch hier: *less is more,* ein ausdrucksstarkes Detail kann den ganzen Look auffrischen, deshalb sollten Sie sich auf eine einzige lebhafte Farbe beschränken, das verstärkt die Wirkung des Ensembles. Es gibt unzählige farbliche Kombinationsmöglichkeiten, die wir hier gar nicht alle auflisten können, aber Blutrot lässt sich bestens mit Kaki kombinieren oder Altrosa mit Marineblau, Knallgelb mit Hellgrau oder auch Grünblau mit Nude-Tönen.

2 ICH MIXE **TEXTUREN**

Eine weitere Variable, die Ihnen erlaubt, Ihren Look zu schärfen: die Texturen. Mit den strukturellen Eigenschaften der Kleidung zu spielen ist eine hervorragende Alternative, wenn Sie nicht auf Farbe setzen wollen. So können Sie einen Total-Black-Look veredeln, indem Sie Strickwaren mit Leder, matte und glänzende Materialien, glatte und plastische Gewebe kombinieren. Schimmernde Noten können ebenfalls sehr interessant sein, egal ob bei den Schuhen oder mit einer Ledertasche im Metallic-Look, einem Schmuckstück, einem Zierreißverschluss oder bei den Knöpfen.

3 ICH KOMBINIERE **UNTERSCHIEDLICHE FORMEN**

In der Mode sollte man sich nie scheuen, Gegensätze zu kombinieren. Eine etwas strenge Silhouette lässt sich ideal mit einer Oversize-Jacke oder einem XL-Pullover auflockern, und umgekehrt verleihen weite Hosen in Kombination mit einem eng anliegenden Turtleneck-Pullover Ihrem Look Spannung. Sehr chic ist natürlich immer ein langes Herrenhemd über kurzen Jeans-Shorts oder eine sehr lange Hose und darüber ein sexy Crop-Top. Unterschiedlich voluminöse Kleidungsstücke schaffen eine Art visuelle »Überraschung« und erlauben ganz nebenbei, kleine Schwachstellen bei Ihren Körperformen zu kaschieren.

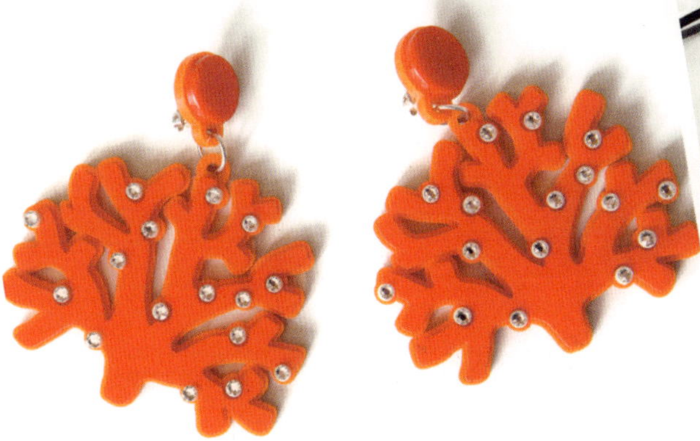

Ohrringe von Yazbukey

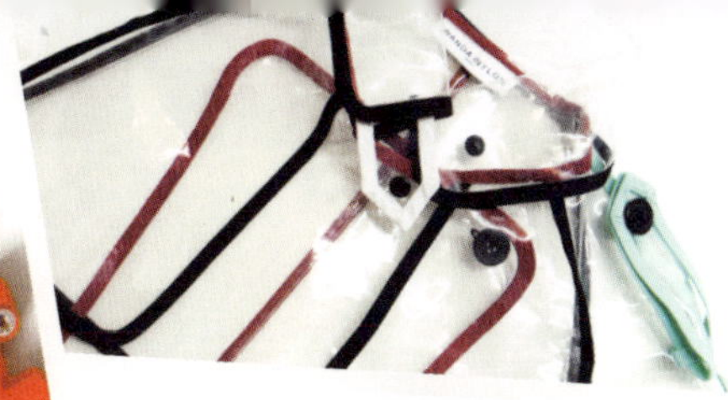

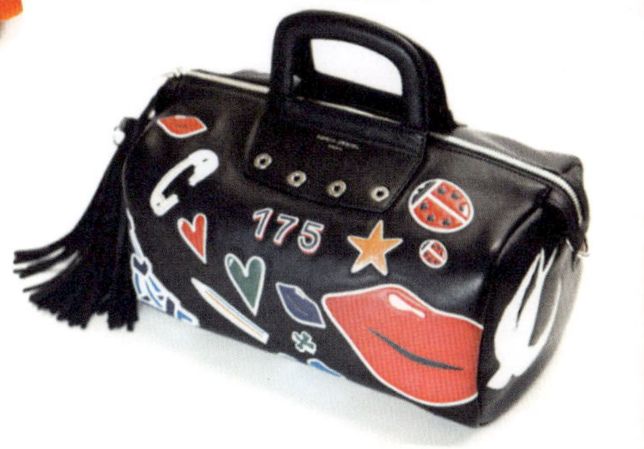

Nylon-Trenchcoat
und Handtasche
von Sonia Rykiel

GANZ SCHÖN WILD

»Animal Prints« (Leopard, Zebra oder auch Schlange) sind als Zeichen schlechten Geschmacks verschrien, aber lassen Sie sich nicht beirren: Das stimmt nicht in jedem Fall! Nehmen Sie sich Zeit und betrachten Sie einfach mal ein paar Bilder von Carine Roitfeld auf Google, da sehen Sie, dass man Animal Prints auch mit sehr viel Eleganz einsetzen kann. Kombinieren Sie also gern ein Paar Schuhe im Leo-Look mit einem Total-Camel-Style oder tragen Sie über einer Jeans und einem weißen T-Shirt eine Lederjacke mit Schlangen-Print – das ist einfach perfekt!

4 ICH WAGE MUTIGE **DRUCKE**

Wer sagt, man könne Punkte nicht mit Karos oder einen Prince-of-Wales-Check nicht mit Streifen kombinieren? Frauen, die gewagte Muster gekonnt zusammenstellen, sind faszinierend. Die goldene Regel dafür lautet, nur ähnliche Farben zu verwenden. Viel Spaß beim Kombinieren einer marineblauen Anzughose mit weißen Nadelstreifen und einer weißen Bluse mit blauen Punkten! Beschränken Sie sich zu Beginn auf zwei Muster und fügen Sie ein großes unifarbenes Teil derselben Farbe hinzu, um das Ganze harmonisch zu verbinden.

5 ICH SETZE AUF **ACCESSOIRES**

Accessoires einzusetzen und – warum nicht? – vielleicht sogar zweckentfremdet zu verwenden (siehe *Tag 13: Passende Accessoires*) ist zweifellos die einfachste, amüsanteste und zugleich die kostengünstigste Art, schlichte Kleidung zu individualisieren.

Mischen Sie Ihrem Look eine Prise Verrücktheit bei, nehmen Sie sich Zeit, finden Sie das richtige Maß, doch vor allem haben Sie Spaß dabei. Glauben Sie mir: Sie werden es nicht bereuen!

WER HAT DAS SCHÖNSTE ACCESSOIRE?

 # beautychallenge21

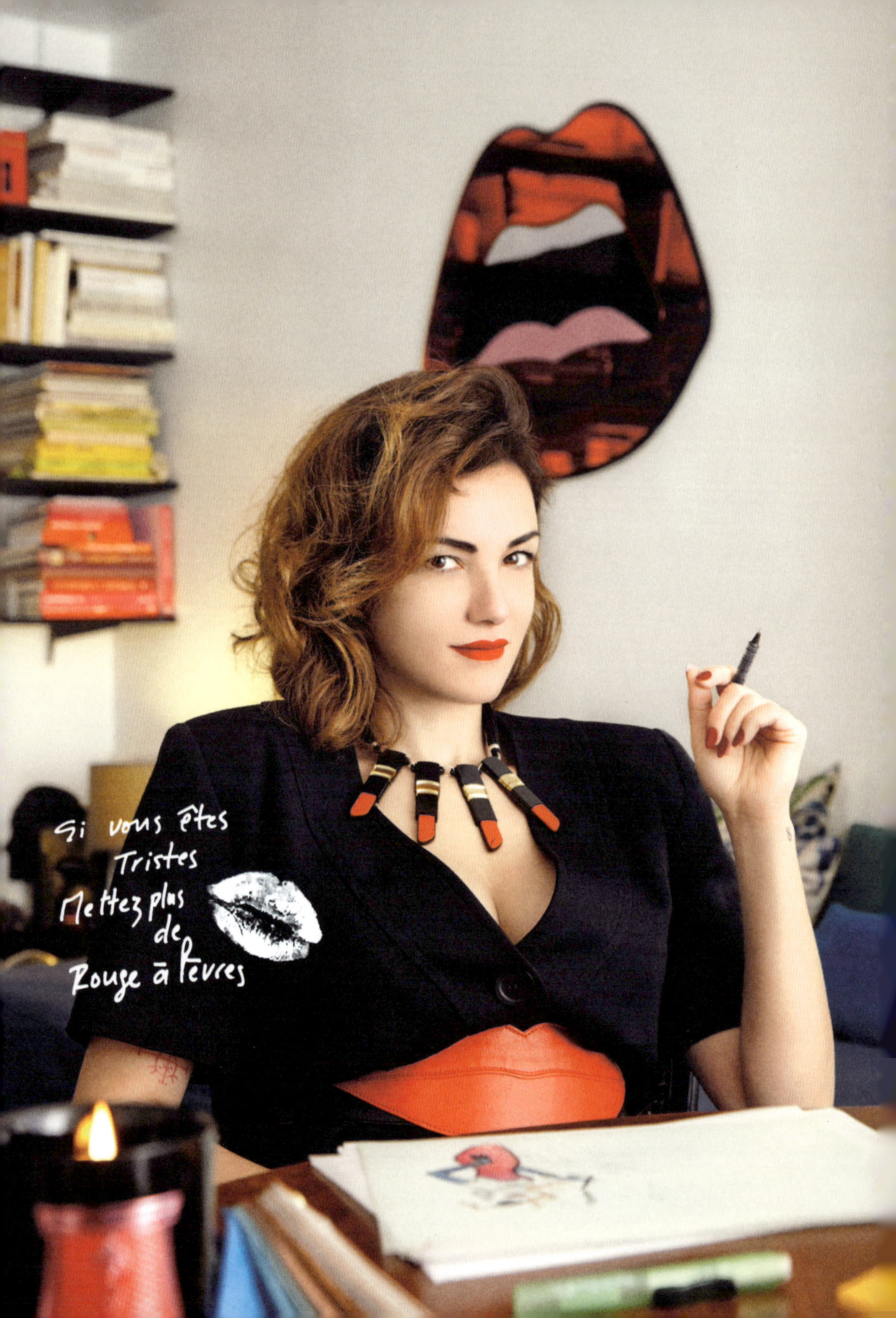
Si vous êtes
Tristes
Mettez plus
de
Rouge à levres

Yaz Bukey

ALTER: *Forever 16!*
BERUF: Designerin bei *sophistipop*
IHR ERSTER JOB: Radiosprecherin für den *Mickey Mouse Club*, im Alter von 12 Jahren
IHR LIEBLINGSFOTO: Meine Porträts vom Fotografenduo Tania und Vincent
STERNZEICHEN: Halb Löwe, halb Jungfrau. Ich bin am 23. August geboren und darum je nach Interpretation das eine oder das andere.
BESONDERE KENNZEICHEN: Chronische Schlaflosigkeit
SIE KÖNNEN NICHT LEBEN OHNE ... Meditation und Sport
WAS GENIESSEN SIE BESONDERS? Einen Cocktail am Pool
3 WICHTIGE TEILE AUS IHRER GARDEROBE: Meine Kleiderkollektionen von Hervé Leroux und Azzedine Alaïa und meine High-Heels-Sammlung (aktuell 350 Paare)
3 UNVERZICHTBARE KOSMETIKA: Mein roter Lippenstift Yaz Red von Shu Uemura, die BB Crème von Erborian und der Kompaktpuder von Shiseido
IHR PARFÜM: M/Mink von Byredo
IHRE VORBILDER: Meine Tante, Prinzessin Fausia von Ägypten
IHRE BETTLEKTÜRE: Ich lese lieber in Bildern.
IHR GLÜCKSBRINGER: Mein Chihuahua-Zwergpinscher Viktor
LESS OR MORE: *Why less when you can have more!* (Warum weniger, wenn man mehr haben kann?)
IHRE DEVISE: »Unverwüstlich!« Die Sängerin Cher wurde einmal gefragt, was übrig bleiben würde, wenn die Erde von einer Atombombe zerstört würde, und sie antwortete: «Cher und Kakerlaken!» Das ist auch meine Devise!
EIN RAT AN DIE LESERINNEN (Zitat links): Wenn Sie traurig sind, greifen Sie zu mehr Rot für die Lippen!

Stimmen Sie Friedrich Nietzsche zu, der meinte: «Der Teufel steckt im Detail»? Ja, aber ganz relaxed.
Ist die Mode eine so ernste Angelegenheit, dass Humor darin keinen Platz mehr findet? Als Kreative brauchen wir heutzutage dringend mehr Freiheit und Zeit. Und Humor hat man, oder man hat ihn nicht!
Was hat Sie dazu inspiriert, sich der Kreation von Accessoires zu widmen? Ich wünschte, das Accessoire (ich hasse dieses Wort) wäre wichtiger als das Kleid. Für mich ist das Kleid ein Hintergrund für das Accessoire.
Erinnern Sie sich an das erste Accessoire, das Sie kreiert haben? Eine mit Perlen durchwirkte Fuchsmaske
Ist es wichtig, beim Look Mut zu zeigen? Man muss sich zum Ausdruck bringen. Für mich ist der Mix der einzelnen Teile wichtig, um auszudrücken, wie ich mich heute fühle, ohne viel erklären zu müssen. Der Look ist ein Ganzes! Von Kopf bis Fuß, von der Frisur über das Make-up und den Accessoires bis zu den Absätzen.
Ein Kleiderdetail, das immer Ihre Aufmerksamkeit erregt? Die Schuhe. Zeige mir deine Schuhe, und ich sage dir, wer du bist!
Welche Farben animieren einen Look? Die Farben des Regenbogens!
Ein Accessoire, auf das Sie versessen sind? Mein Zigarettenetui
Rote Lippen sind immer ein Thema für Sie – gibt es noch ein anderes Make-up-Detail, für das Sie sich begeistern? Falsche Wimpern
Sie gehen nicht aus dem Hause ohne ... eine tadellose Maniküre

TAG

17

ICH

fotografiere

MICH SELBST

WIE MACHT MAN EIN VERNÜNFTIGES SELFIE?

DIE **KUNST** DER PERFEKTEN **SELBSTDARSTELLUNG**

Selfie: Das mit Digitalkamera, Smartphone, Tablet oder Webcam eigenhändig aufgenommene Foto von sich selbst wird meist in sozialen Netzwerken geteilt.

Sich selbst zu fotografieren ist in den vergangenen Jahren groß in Mode gekommen. Während wir uns früher dem Blick anderer aussetzen mussten, um ein Foto von uns zu erhalten, sind wir heute dank technologischer Hilfsmittel wie Smartphones in der Lage, ohne fremde Hilfe Selbstporträts zu machen. Einst eher den Jugendlichen und Prominenten vorbehalten, die Selfies im großen Stil über die sozialen Netzwerke verbreiten, ist das Selfie heutzutage für alle da! Das kann ausgesprochen narzisstisch wirken, weshalb der Trend viele Kritiker hat. Doch was könnte es in unserer von visueller Ästhetik dominierten Gesellschaft Besseres geben als die Möglichkeit, Kontrolle über das eigene Bild zu haben? Und außerdem – hat es nicht schon immer Selbstporträts gegeben? Warum sollen wir also darauf verzichten? Sich selbst lieben zu lernen fußt auf unserem Selbstbild. Und ohne einem krankhaften Narzissmus zu verfallen, ist es etwas ganz Natürliches, sich von seiner besten Seite zeigen zu wollen. Frauen, die sich furchtbar ungern auf Fotos sehen, leiden oft an mangelndem Selbstvertrauen. Nicht wegzuschauen und sein eigenes Bild wohlwollend zu betrachten ist häufig ein erster Schritt auf dem Weg zur Selbstakzeptanz. Das Selfie kann eine hervorragende Therapie sein, um sich selbst lieben zu lernen.

Seit unserer Kindheit werden wir aus den verschiedensten Gründen fotografiert: weil wir ein Passfoto brauchen, weil ein Klassenfoto gemacht wird oder weil wir Erinnerungen an einen fabelhaften Sommer festhalten wollen ... Und unzählige andere Gelegenheiten haben wir längst vergessen.

Mich persönlich hat es nie gestört, fotografiert zu werden, unter einer Bedingung: dass ich toll aussehe – und das gilt natürlich auch für die Fotos anderer.

Wenn ich vor oder hinter einer Kamera stehe, kommt mir immer ein indianisches Sprichwort in den Sinn: »Wenn man jemanden fotografiert, raubt man ihm die Seele.« Wenn dem so ist, sollten wir unsere Fotomotive stets mit höchstem Wohlwollen und sehr viel Liebe ins Visier nehmen. Sie optimal ins Bild zu setzen, ihre Qualitäten hervorzuheben, scheint mir das Mindeste zu sein, was man versuchen sollte. Das ist Teil meiner Lebensphilosophie: die Dinge – und Menschen – immer ins beste Licht zu rücken.

Wenn Sie also fotografiert werden oder selbst auf den Auslöser drücken, denken Sie immer daran, sich und andere von der besten Seite zu zeigen.

IM **SELFIE-MODUS**

Im Gegensatz zur landläufigen Meinung ist fotogen zu sein nicht ausschließlich ein Geschenk der Natur. Es gibt ein paar einfache Tricks, um auf Fotos gut getroffen zu werden.

1 SPIELEN SIE MIT DEM **LICHT**

Fotografieren ist in erster Linie ein gekonntes Spiel mit dem Licht. Am besten ist natürlich immer Tageslicht. Unter Vermeidung direkten Gegenlichts sieht Ihre Haut bei natürlichem Licht vorteilhafter aus als bei künstlichem Licht. Wenn Sie trotzdem in einem Innenraum fotografieren, stellen Sie sich in die Nähe einer Lichtquelle. Achten Sie aber darauf, dass Ihr Gesicht nicht überbelichtet ist, denn eine zu starke Ausleuchtung verwischt die Details und hellt das Foto zu sehr auf. Umgekehrt, wenn das Foto zu dunkel oder unterbelichtet ist, sieht man Sie nicht mehr. Machen Sie ein paar Probeaufnahmen, um die richtige Belichtung für Ihr Foto zu finden.

Bei Dunkelheit können Sie das Selfie ganz vergessen: Es gibt nicht genügend Licht, um ohne Blitz ordentlich zu fotografieren, und mit Blitz sehen Sie aus wie ein Vampir. Wenn Sie unbedingt nachts ein Foto machen wollen, dann nutzen Sie am besten das sanfte bläuliche Licht Ihres Computerbildschirms als Lichtquelle, das ergibt eine interessante Wirkung auf Ihrem Gesicht.

Vor dem Shooting bedient sich der Profifotograf häufig sogenannter Lichtdoubles. Das erlaubt dem Team, die Ausleuchtung bereits im Hinblick auf die Posen einzustellen, die die Models später einnehmen werden, wenn die Techniker ihre Vorbereitungsarbeiten abgeschlossen haben. Eine äußerst wertvolle Zeitersparnis!

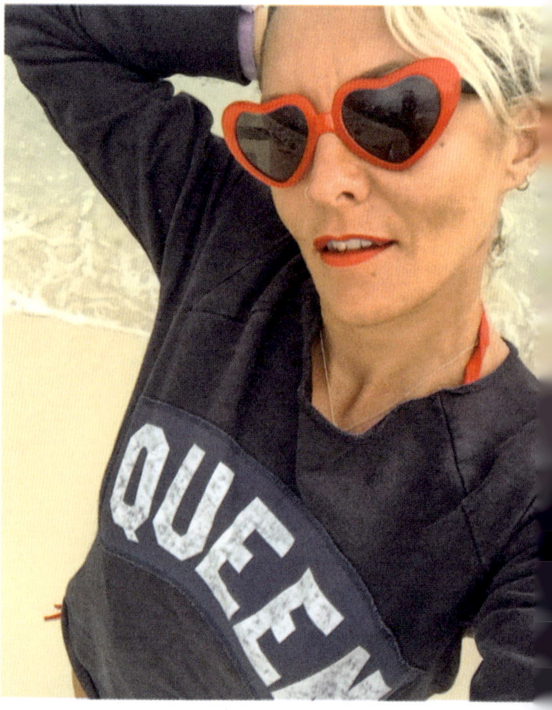

2 ACHTEN SIE AUF DEN **HINTERGRUND**

Die Umgebung ist sehr wichtig. Allzu viele Elemente im Hintergrund wirken störend. Wählen Sie einen nüchternen, minimalistischen, visuell sparsamen Hintergrund. Bei Ihnen zu Hause kann das zum Beispiel eine hell gestrichene Tür sein, unterwegs eine einfarbige Mauer. Vermeiden Sie es, sich vor eine sich bewegende Menschenmenge zu stellen oder an einen Ort, an dem ein wirres Durcheinander herrscht, denn das führt zu einem unruhigen Hintergrund und beeinflusst das Gesamtbild negativ.

»FOTOGRAFIEREN
IST EINE
EINSTELLUNG,
EINE
VERHALTENSWEISE,
EINE
LEBENSART.«

HENRI CARTIER-BRESSON

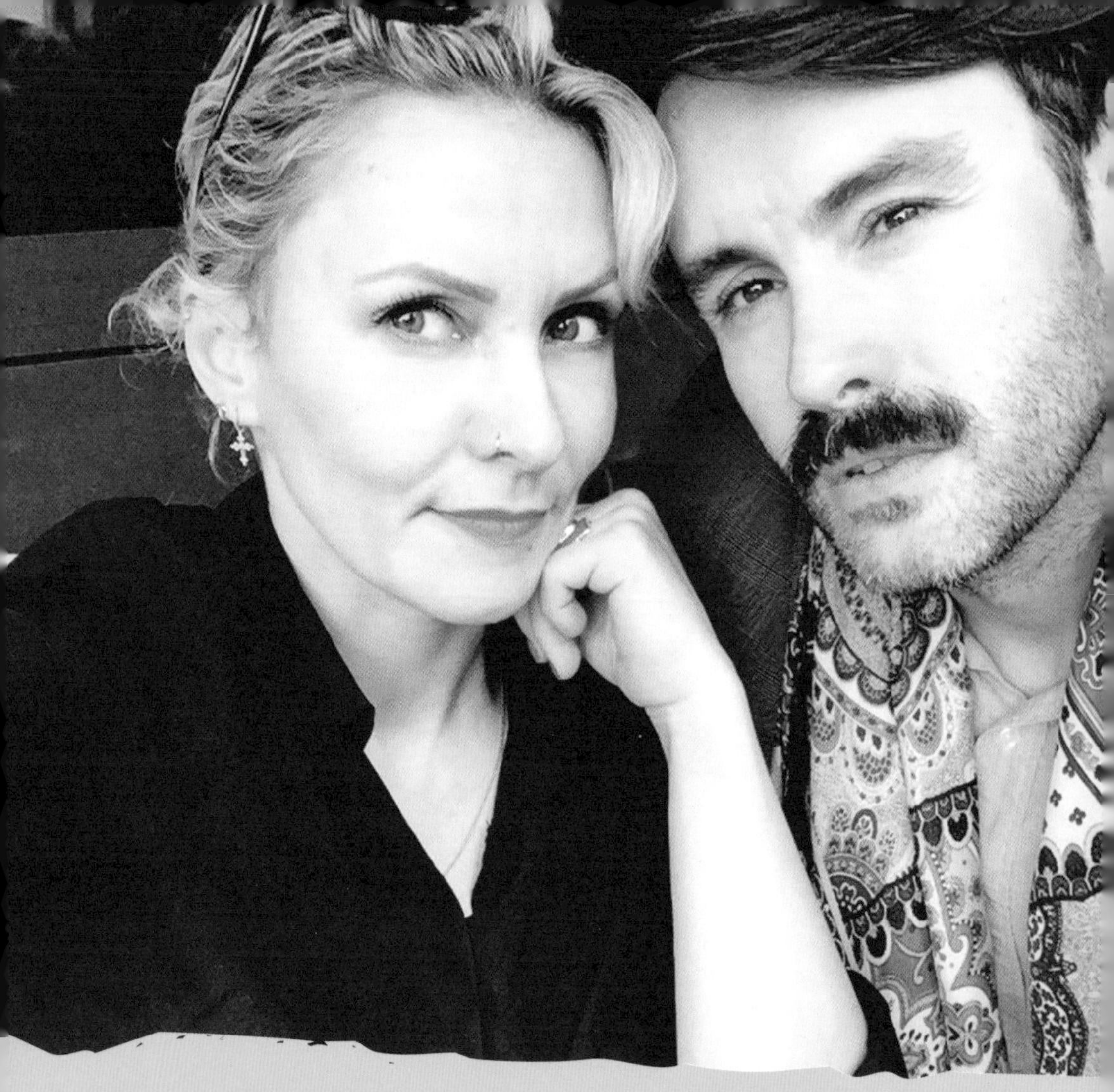

DAS ZIEL VON **SELFIES:** IHR GESICHT OPTIMAL INS BILD ZU SETZEN

- Schminken Sie sich (oder frischen Sie Ihr Make-up auf) und kontrollieren Sie Ihre Frisur.
- Verwenden Sie Mascara, um Ihrem Blick Intensität zu verleihen.
- Benutzen Sie Lippenstift oder Lipgloss.
- Ein bisschen Rouge verleiht Ihrem Gesicht Frische.
- Benutzen Sie einen Concealer, um Augenringe, Pigmentflecken oder Pickel zu kaschieren.
- Achten Sie auf Ihr Outfit: Setzen Sie auf Farben, die Ihren Teint gut zur Geltung bringen, und kleiden Sie sich eher zu gepflegt als zu nachlässig.

DER PROFITIPP

Prüfen Sie vor dem Spiegel, welche Ihre Schokoladenseite ist, und üben Sie entsprechende Posen. In den 1990ern verlangten die berühmten Topmodels, dass hinter dem Fotografen ein Spiegel platziert wurde, damit sie ihren Gesichtsausdruck überprüfen und gegebenenfalls korrigieren konnten. Wie erfahren Sie, dass Sie die ideale Pose für sich gefunden haben? Ganz einfach: durch die Komplimente, die Sie für Ihre Fotos bekommen.

3 FINDEN SIE DEN **OPTIMALEN BLICKWINKEL**

Alles ist eine Frage der Perspektive: Ein von oben aufgenommenes Foto verfeinert zwar Ihre Züge, verformt aber unter Umständen Ihr Gesicht, sodass Sie wie ein Alien aussehen (hohe Stirn, verkürztes Kinn), während ein von unten aufgenommenes Foto den Eindruck vermittelt, dass Sie ein Doppelkinn haben, und Ihre Körperformen breiter erscheinen lässt.

Den optimalen Blickwinkel erhalten Sie, indem Sie Ihr Smartphone oder die Digitalkamera mit gestrecktem Arm leicht über Schulterhöhe halten. Nehmen Sie sich Zeit für ein paar Tests, um die Position zu finden, die Ihnen am besten gefällt, in der Sie sich am schönsten finden. Die Dreiviertelprofilansicht ist bei den Models am beliebtesten und kommt auch bei Mode- und Beauty-Shootings am häufigsten zum Einsatz. Probieren Sie das doch auch einmal! Und vor allem, zoomen Sie nicht allzu sehr auf das Gesicht, sondern achten Sie auf eine insgesamt harmonische Bildkomposition!

4 BITTE **LÄCHELN!**

Weg mit der Leichenbittermiene und der gerunzelten Stirn! Nichts ist schöner als ein strahlendes Lächeln oder ein diskretes Schmunzeln. Erinnern Sie sich an die berühmten Klassenfotos, wenn der Fotograf rief: »Und jetzt sagt mal alle *Cheese!*«, und die sonst trotzigen Teenagergesichter sich in eine Reihe fröhlicher und lebhafter Porträts verwandelten?

Aber auch hier gilt *less is more*, also nicht übertreiben! Bleiben Sie natürlich. Ein übertrieben oder aufgesetzt fröhliches Gesicht wirkt verkrampft, und das verdirbt den guten Eindruck des Fotos. Nichts geht über Augenmaß.

Vergessen Sie bitte auch den Schmollmund, den man »Duckface« nennt – Sie wissen schon, diese Schnute, die sexy sein soll, den Frauen allerdings einen so dümmlichen Ausdruck verleiht – und von dem es in den sozialen Netzwerken nur so wimmelt.

Das Wesentliche liegt im Blick: Damit ein Foto gelingt, müssen Sie sich gefallen! Flirten Sie mit Ihrer Digitalkamera, seien Sie ohne Scheu: Im Selfie-Modus ist sie Ihre beste Freundin! Schauen Sie direkt ins Objektiv, und seien Sie selbstsicher.

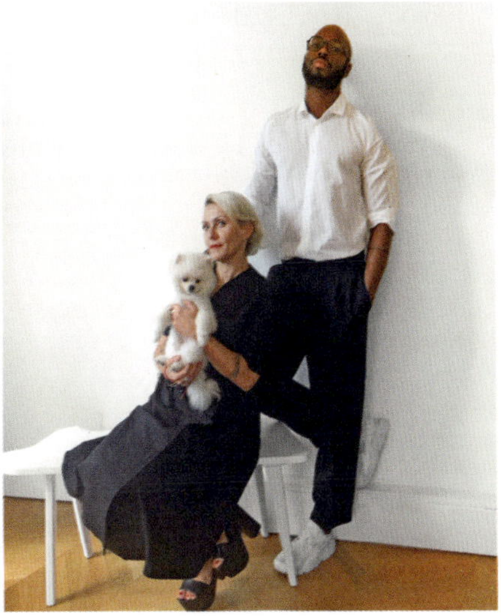

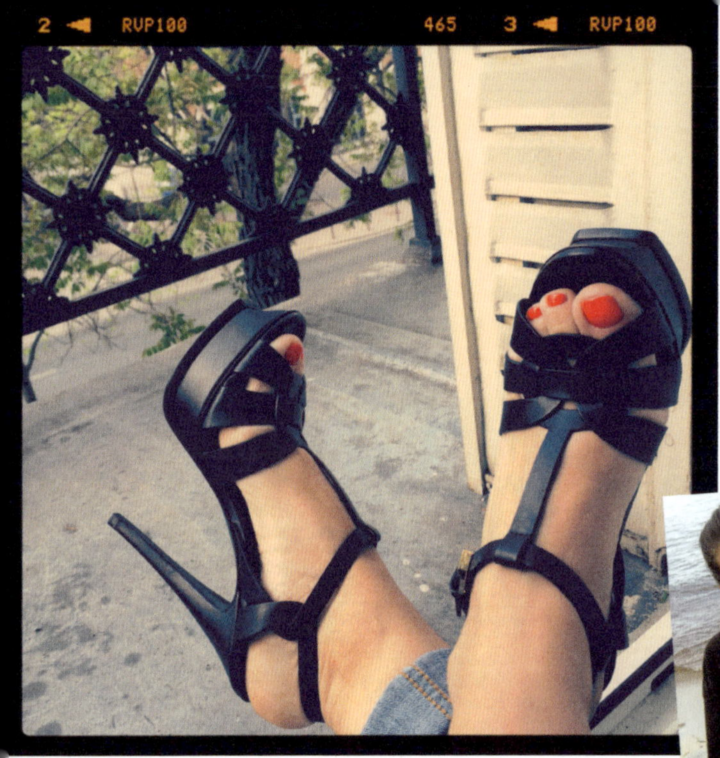

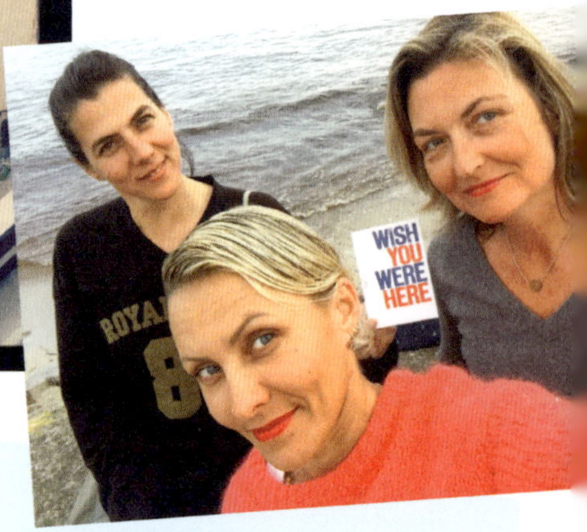

GRUPPEN-SELFIE aka USSIE

Man drängt sich ganz eng aneinander, damit alle auf dem Bild sind! Das ist der Moment, in dem jeder Einzelne sein bestes Profil zeigt. In einem solchen Fall ist der berühmte Selfie-Stick, wie man ihn häufig bei Touristen sieht, als Verlängerung des Arms eine äußerst wertvolle Hilfe!

5 RETUSCHIEREN **ERLAUBT**

Wenn die Ringe unter Ihren Augen allzu tief sind, Ihr Teint arg blass ist oder Sie mitten auf der Stirn einen Pickel haben, dann können Sie – sollen Sie sogar! – Ihr Foto retuschieren. Dafür gibt es zahlreiche Apps – FaceTune, zum Beispiel. Aber aufgepasst! Genau wie bei allem anderen gilt auch hier: Zu viel des Guten bewirkt das Gegenteil! Ein allzu stark retuschiertes Gesicht lässt Sie puppenhaft erscheinen.

6 BENUTZEN SIE **FILTER**

Sepia, Schwarz-Weiß, Vintage? Lassen Sie Ihrer Kreativität freien Lauf und bearbeiten Sie Ihr Selfie mit Filtern, die Ihr Foto optimal zur Geltung bringen. Alle Foto-Apps bieten inzwischen zahlreiche Filter an.

7 UND ZUM SCHLUSS: **POSTEN** SIE IHR SELFIE

Keine falsche Bescheidenheit! Wenn Ihnen ein schönes Selfie gelungen ist, sollten Sie es unbedingt teilen!

POSTEN SIE IHR SCHÖNSTES SELFIE AUF # beautychallenge21

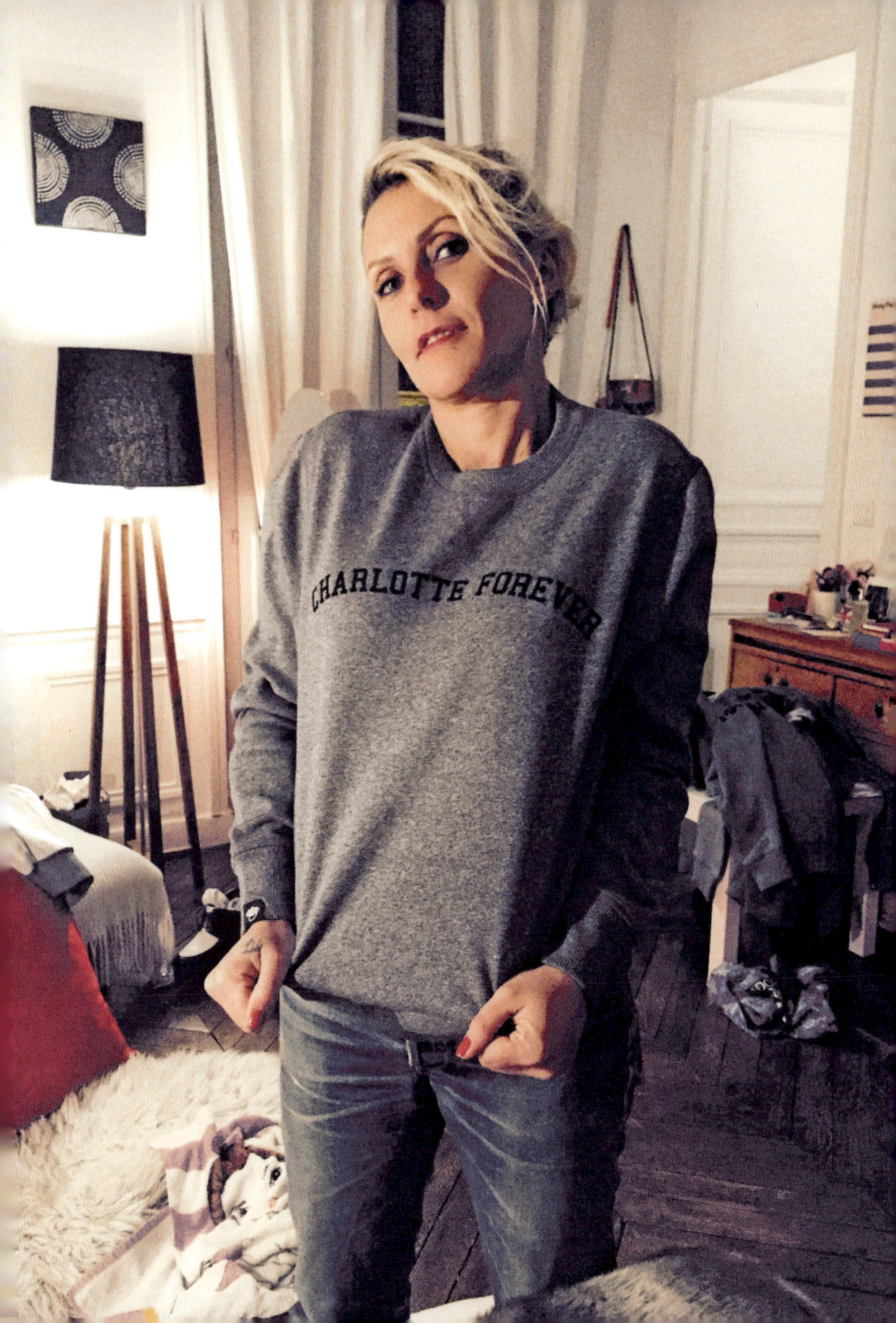
CHARLOTTE FOREVER

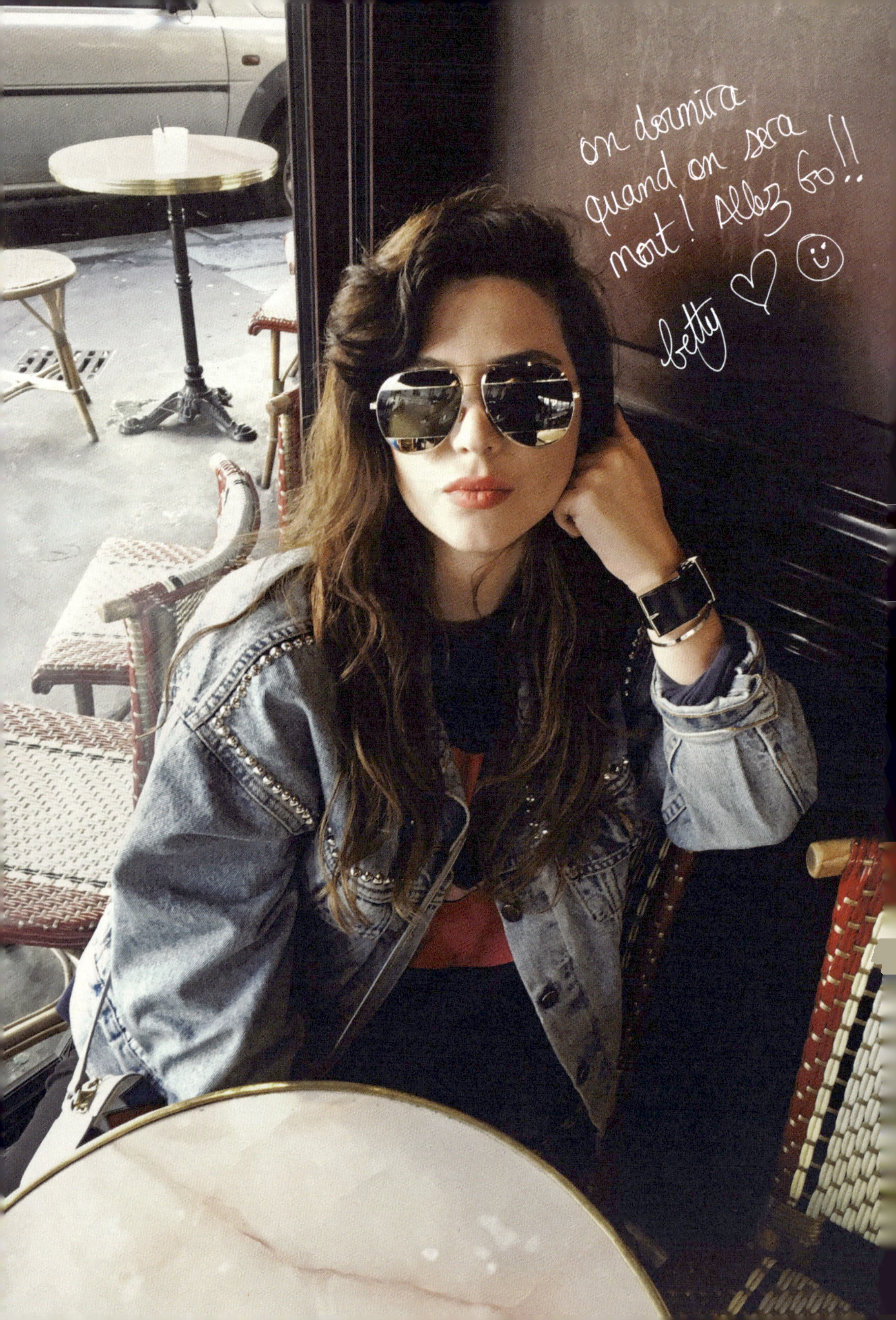
on dormira
quand on sera
mort ! Allez Go !!
betty

INSIDER-INFO

Betty Autier

ALTER: 33 Jahre
BERUF: Social Influencer/Instagrammerin
IHR ERSTER JOB: Verkäuferin bei Etam
IHR LIEBLINGSFOTO: Eines meiner ersten Fotos, das ich im Internet gepostet habe: die Augen vom Pony bedeckt und ein strahlendes Lächeln
STERNZEICHEN: Waage
BESONDERE KENNZEICHEN: Ich war zwanzig Jahre lang Vegetarierin, doch 2014 habe ich es aufgegeben.
SIE KÖNNEN NICHT LEBEN OHNE ... meine Freunde!
WAS GENIESSEN SIE BESONDERS? Einen Abend mit Freunden, der im Restaurant beginnt und bis zum Morgengrauen dauert.
3 WICHTIGE TEILE AUS IHRER GARDEROBE: Mein Vintage-Thriller-Jackett, meine paillettenbesetzten Boots von Giuseppe Zanotti und meine Bomberjacke von Schott
3 UNVERZICHTBARE KOSMETIKA: Mein Make-up von Estée Lauder, auf das ich total versessen bin, mein Puder-Rouge Orgasm von Nars und mein taupefarbener Lidschatten von M.Ä.C.
IHR PARFUM: Das wechselt. Zuletzt Fahrenheit von Dior
IHR VORBILD: Michael Jackson
IHRE BETTLEKTÜRE: *Die Psychologie des Überzeugens* von Robert Cialdini
IHR GLÜCKSBRINGER: Ein brasilianisches Senhor-do-Bonfim-Armband
MEHR ODER WENIGER? Mehr!!!
IHRE DEVISE: Ran an den Feind!
EIN RAT AN DIE LESERINNEN: Versuchen Sie, so wenig wie möglich anderen zu gefallen, und lernen Sie sich durchzusetzen. Man folgt am liebsten selbstsicheren Menschen!

Wie sind Sie auf die Idee gekommen, Bloggerin zu werden? Ich war Schauspielerin in der Schule von François Florent, und ich wollte die Fotos meines Books ins Internet stellen. Dabei habe ich ganz zufällig dieses Blogformat für mich entdeckt!
Sind Sie »Selfie-süchtig«? Ich mache sehr gern Selfies, aber ich bin nicht süchtig. Ich betrachte es als eine Art Gesellschaftsspiel und mache da gerne mit.
Was ist das Selfie: Egotrip oder Selbstliebe? Ich würde sagen, es ist eine Art, sich zu lieben und sein Image kontrolliert zu gestalten. Eine ordentliche Portion Egotrip tut uns allen gut!
3 goldene Regeln für ein gutes Selfie:
1. Eine natürliche Lichtquelle benutzen.
2. Das Smartphone etwas anheben, denn eine Aufnahme von oben schmeichelt den Gesichtszügen.
3. Unbedingt ein Duckface machen! Das ist unerlässlich!
Mit Instagram und Snapchat sind wir alle zu Bloggern geworden. Hat das für Sie etwas verändert? Durch Instagram und Snapchat wurden die traditionellen Blogs links überholt. Ich habe meinen Blog aufgegeben und finde die neuen Kommunikationsmittel intuitiver und unterhaltsamer.
Für welchen großen Fotografen würden Sie gern posieren? Ich habe meinen Traum schon verwirklicht, für Terry Richardson Model zu stehen.

Zitat links: Schlafen können wir noch, wenn wir tot sind! Let's go!

TAG 18

ICH WERDE *Shopping*-PROFI

UND VERMEIDE DIE ÜBLICHEN FEHLER

VON DEN **GROSSEN DESIGNERN** LERNEN

»Wer sagt, dass Geld nicht glücklich macht, hat nur keine Ahnung, wo man richtig gut einkaufen kann.«

Bo Derek

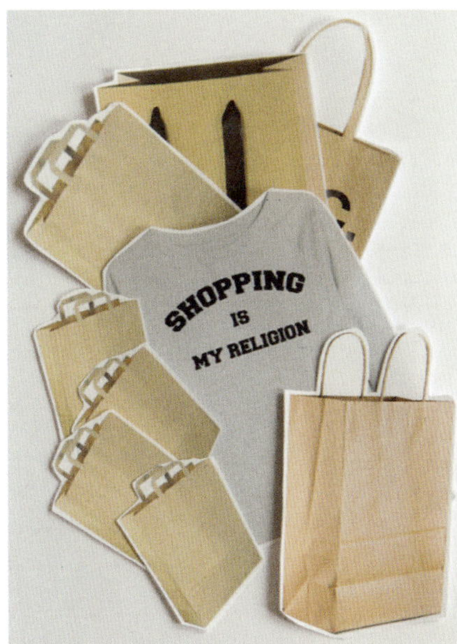

Shopping ist das Business unseres Jahrhunderts. Welche Frau hat noch nie davon geträumt, einmal im Leben eine Shoppingtour zu machen wie Julia Roberts in *Pretty Woman?* Klar gibt man Geld aus, aber Shoppen ist vor allem ein weiblicher »Sport«, eine unerschöpfliche Quelle von Wohlfühlmomenten zwischen Mutter und Tochter oder unter Freundinnen. Shoppen ist weit mehr als die pure Notwendigkeit, Kleidung zu kaufen, es ist die Verwirklichung eines Traums. Man betritt eine superschicke Boutique und probiert ein Kleid an, das man sich möglicherweise gar nicht leisten kann – einfach nur zum Vergnügen.

Nichts geht über solche Tage, wenn ich Topmodels beim Einkleiden begleite, um einen bestimmten Look auszuwählen, den sie bei einer Abendveranstaltung oder auf einem *Red Carpet* präsentieren werden. Und ich habe einige wunderbare Erinnerungen daran, zum Beispiel als Azzedine Alaïa uns bei einer Anprobe in seinem Atelier höchstpersönlich begrüßte.

Shoppingvergnügen ist nicht unbedingt eine Frage des großen Gelds, denn man kann heutzutage dank Internet – ich denke dabei insbesondere an Onlineplattformen für Privat- und Outlet-Verkäufe, Saison-Clearings, Secondhand-Onlineshops – ganzjährig 1A-Schnäppchen ergattern. Aber wie soll man angesichts dieses riesigen Angebots den Überblick behalten?

DIE **GOLDENEN REGELN**

1 ICH WEISS, WAS **MIR STEHT**

Das ist die allerwichtigste Regel. Wie wir bereits sagten (siehe *Tag 1: Meine Bestandsaufnahme)*, besteht das Geheimnis eines guten Einkaufs darin, sich selbst zu kennen. Es ist wichtig, dass wir einen ehrlichen, objektiven Blick auf uns werfen und unsere Stärken und Schwächen gelassen zur Kenntnis nehmen. Es geht nicht darum, sich selbst und seine Körperformen zu bezwingen, sondern im Gegenteil: Vorzüge zu betonen und Schwachstellen geschickt zu kaschieren. Ich habe bereits verschiedentlich in diesem Buch betont, dass selbst die erfolgreichsten Topmodels keinen perfekten Körper haben. Deshalb seien Sie realistisch, machen Sie sich nichts vor. Es hat keinen Sinn alles in Größe 36 zu kaufen, wenn Sie eigentlich wenigstens eine Kleidergröße mehr brauchen. Sie müssen nicht dünn sein, sondern sich schön und elegant fühlen. Ein Kleidungsstück in der falschen Größe zu kaufen ist Zeit- und Geldverschwendung! Sich gut zu kennen bedeutet auch, sich der Formen und Farben bewusst sein, die uns gut stehen. Denken Sie an die Komplimente, die Sie für bestimmte Kleider erhalten! Auf die können Sie sich oft besser verlassen als auf Ihr Spiegelbild. Deshalb ist es nützlich, in Begleitung einer – wahren – Freundin auf Shoppingtour zu gehen, die Sie bei der richtigen Auswahl berät.

2 ICH LASSE MICH NICHT **BEEINFLUSSEN**

Sie sollten den Ratschlägen der Verkäuferinnen manchmal misstrauen, denn sie wollen Sie oft zu einem Kauf überreden und lassen Sie dabei das Wesentliche vergessen, nämlich: Brauchen Sie dieses Kleid tatsächlich? Steht es Ihnen wirklich so unverschämt gut wie behauptet?

Aus diesem Grund lege ich Ihnen ans Herz, sich von einer Freundin begleiten zu lassen und sich vor allem Zeit zu nehmen, Ihre Entscheidung zu überdenken. Glauben Sie mir: Diese tolle Hose, deren Kauf Sie gar nicht geplant hatten, ist ganz gewiss auch morgen noch erhältlich. Merken Sie sich das Teil und das Geschäft, und wenn Sie ein paar Tage später immer noch davon überzeugt sind, dann kehren Sie in die Boutique zurück oder bestellen die Hose online. Shoppen verläuft nicht immer nach Plan, das ist ganz normal. In der letzten Saison etwa ist mein Blick im Schaufenster an einem Paar Wedges von Jimmy Choo hängen geblieben. Ich wusste, es war total unvernünftig, habe die Boutique aber dennoch betreten. Zwanzig Minuten später, bezaubert vom warmherzigen Empfang, der angenehmen Atmosphäre, anregender Musik und einem Gläschen Champagner, bin ich mit zwei Paar Schuhen wieder hinausgegangen. Ja, das kann passieren!

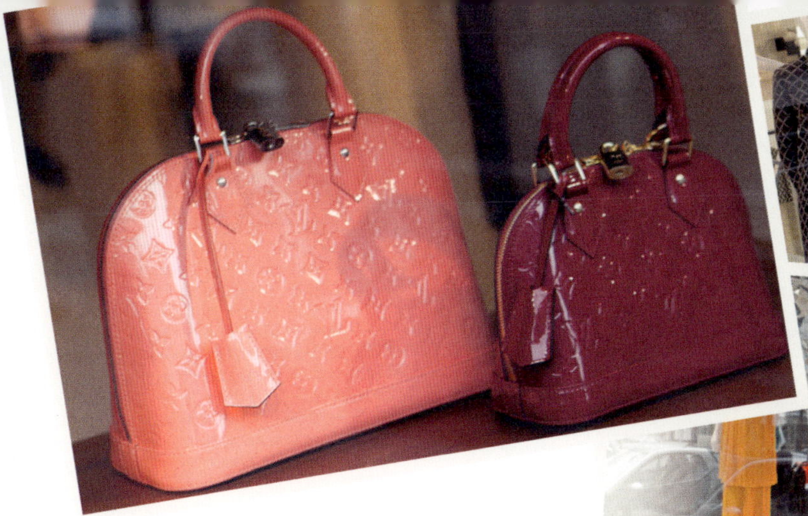

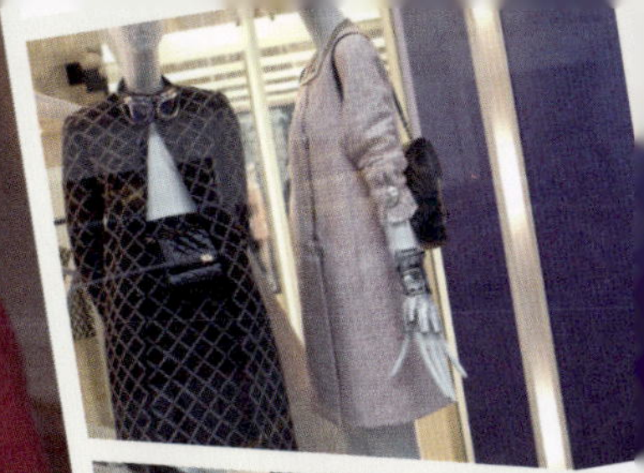

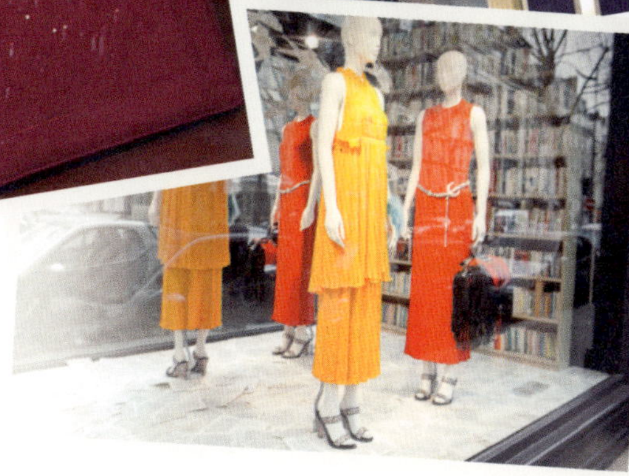

09 10 11 12 13 14 15 16 17 **18** 19 20 21

3 ICH **ÜBERLEGE**, BEVOR ICH KAUFE

Gar keine Frage: Ein Spontankauf macht Spaß, hebt die Stimmung und ist kurzfristig berauschend. Bedenken Sie jedoch, dass eine Garderobe nach und nach zusammengestellt wird und sich dann kontinuierlich aber langsam erneuert (siehe *Tag 5: Eine übersichtliche Garderobe)*. Wie ein Kunstsammler stöbern Sie nach fehlenden Teilen oder ersetzen Vorhandenes. Es ist ein Prozess, der Zeit und Geduld erfordert. Ein Tipp: Sehen Sie sich auf den Websites Ihrer Lieblingsdesigner um, das ist eine enorme Zeitersparnis. In den Onlineshops von Multilabel-Händlern wie Net-a-Porter oder Asos entdecken Sie eventuell neue Fashion-Labels. Die Fachpresse, vor allem Magazine wie *ELLE*, bietet Shoppingtipps in Hülle und Fülle, die Ihnen bei der Auswahl helfen können, bevor Sie zur Tat schreiten. Abgesehen von Saisonmoden und Trends ist es grundsätzlich interessanter, Kleidungsstücke zu kaufen, die auf längere Sicht gut zueinander passen und mit denen Sie sich Schritt für Schritt Ihre eigene Identität schaffen können.

4 ICH **MISSTRAUE** DER SCHNÄPPCHENJAGD

Wir alle sind von Plakaten, Zeitschriften und Newslettern überstimuliert, von täglich neuen, zeitlich begrenzten Sonderverkäufen unter Druck gesetzt, von Schnäppchenpreisen angelockt und von Privatangeboten überfordert. Und am Ende der Saison kommen noch die klassischen Schlussverkäufe auf den Shoppingmeilen hinzu. Günstig einkaufen ist eine prima Sache, aber kaufen Sie nicht irgendetwas, nur weil es gerade günstig ist! Sie haben, genau wie ich, bestimmt schon mindestens einmal im Schlussverkauf ein Kleid in einer Farbe erstanden, die Ihnen überhaupt nicht steht, oder in einer nicht optimal passenden Größe. Und warum? So ein Teil nützt doch gar nichts. Der Preis ist ein wichtiges Entscheidungskriterium, darf aber auf keinen Fall das einzige sein. Sie sollten sich besser in Geduld üben und für die Tasche Ihrer Träume etwas mehr ausgeben, dann aber jahrelang Freude daran haben, statt sich auf ein vermeintlich günstiges Modell zu stürzen, das Ihnen eigentlich gar nicht so gut gefällt und bald wieder ausrangiert wird.

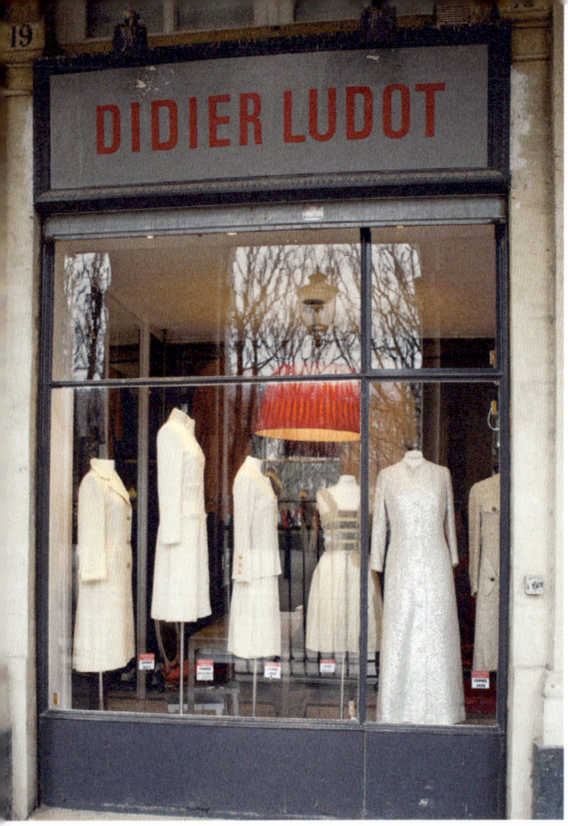

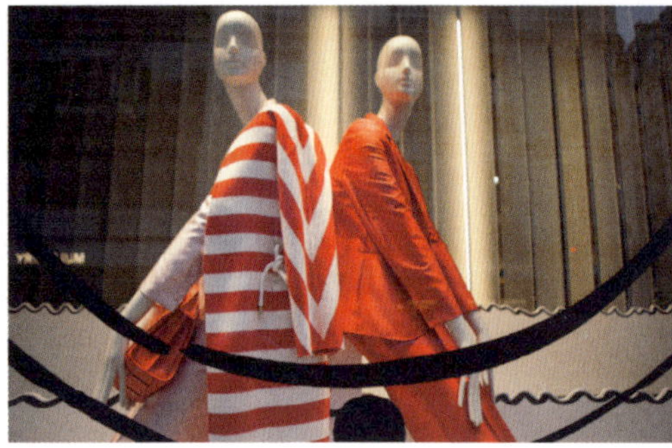

5 ICH LERNE, **VINTAGE** ZU KAUFEN

Gratuliere, wenn Sie schon ein alter Hase in diesem Bereich sind! Sie haben also bereits das unglaubliche Vergnügen entdeckt, Kleidungsstücke ausfindig zu machen, die Sie an keiner anderen Frau sehen werden. Wer Vintage immer noch mit schmuddeligen, merkwürdig riechenden Secondhandfummeln gleichsetzt, sollte sich eines Besseren belehren lassen. Natürlich gibt es Lager, in denen Sie gebrauchte Kleidung nach Gewicht kaufen können, aber zum Glück hat sich der Vintage-Markt sehr gut entwickelt. Immer mehr Boutiquen bieten Kleidungsstücke in hervorragendem Zustand an, nach Kategorien oder Farben sortiert, während zahlreiche und namhafte Designermarken (Ralph Lauren, Urban Outfitters oder auch APC mit ihren berühmten Jeans) sogar spezielle Kollelktionen mit aufgearbeiteten Vintagekleidern entwickeln. Zögern Sie nicht und schauen Sie sich das an!

6 ICH MIXE **CHEAP** UND **CHIC**

Was ist von *Fast Fashion* zu halten? Seien wir ehrlich: Was wären wir ohne Zara und H&M? Ich kenne nur sehr wenige Frauen, auch Fashion Addicts, die niemals Kleidung großer Ketten kaufen. Natürlich ist es ethisch gesehen fragwürdig, dass diese Billigmodelle ganz klar auf Imitationen – manchmal ganz unverfroren Kopien – von »echten« Designer-Modellen beruhen. Man muss aber zugeben, dass das Stil-Preis-Verhältnis, das sie anbieten, unschlagbar ist. Ich will Sie nicht ermutigen, Ihre komplette Garderobe in solchen Fast-Fashion-Palästen zusammenzustellen, einerseits weil die Klamotten bekanntlich nicht lange halten, andererseits weil der Gesamteindruck die Herkunft dann doch verrät.

Sie wissen schon, was ich meine: Die Kunst liegt im richtigen Mix, dann geht sogar ein günstiges Teil mal als Designerstück durch. Kaufen Sie für Ihre Basics vorzugsweise Markenkleidung und ergänzen Sie Ihre Garderobe dann mit stylishen und trendigen Modellen zu günstigen Preisen.

Jetzt sind Sie in der Lage, richtig gute, durchdachte, sinnvolle Kleiderkäufe zu tätigen, ohne ein Vermögen auszugeben. Diese goldenen Regeln hindern Sie natürlich nicht daran, ab und zu über die Stränge zu schlagen und sich etwas zu gönnen, denn das macht doch eigentlich die Faszination des Shoppings aus, nicht wahr?

IHRE SCHÖNSTE ERRUNGENSCHAFT?
 # beautychallenge21

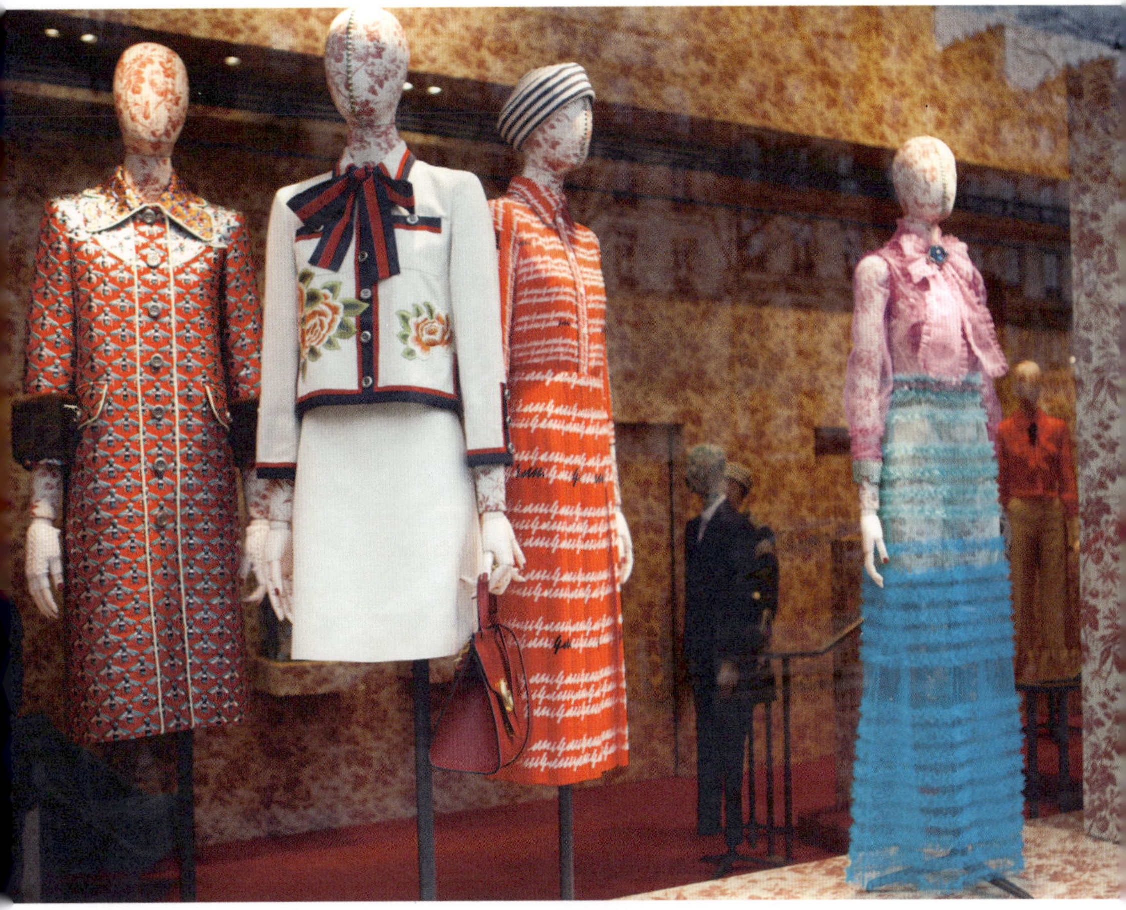

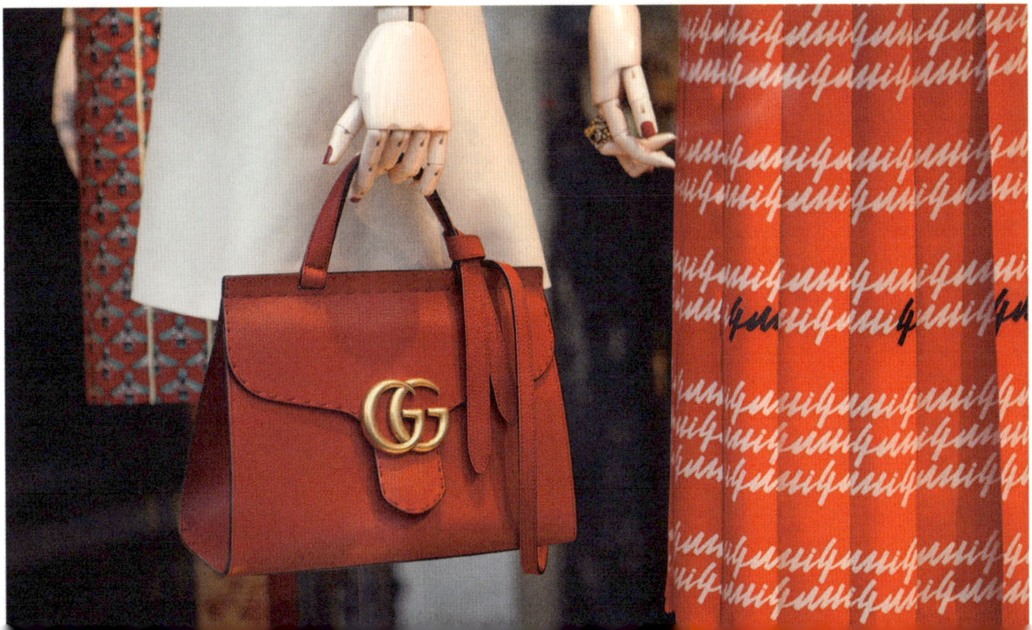

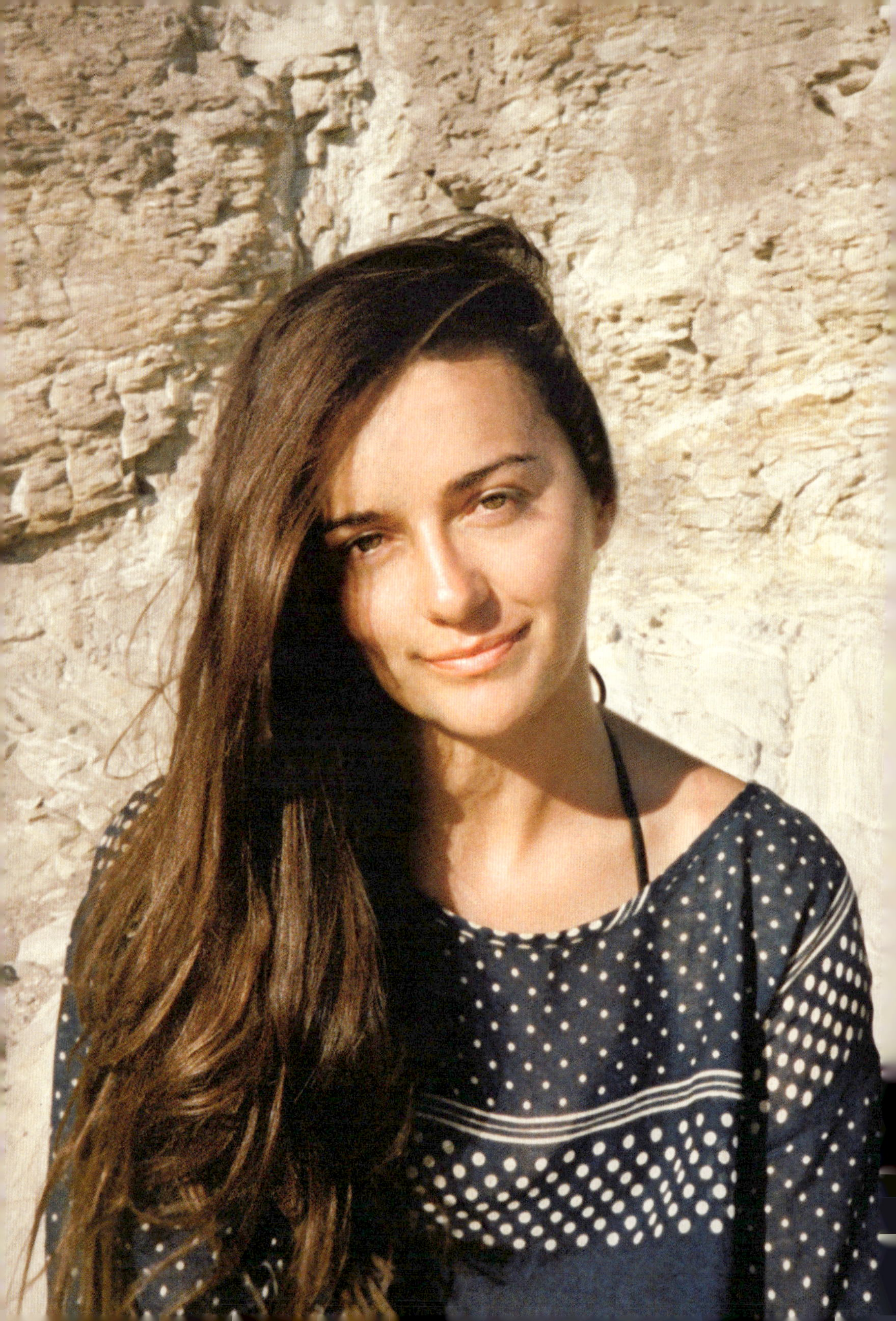

Kris Zero

ALTER: 34 Jahre
BERUF: Moderedakteurin und Stylistin
IHR ERSTER JOB: Stylistin für ein Cover des *Anthem Magazine* mit dem Model Athena Currey. Danach habe ich für *teen VOGUE, 10* und *MUSE* gearbeitet.
IHR LIEBLINGSFOTO: Alle Fotos, auf denen ich am Strand liege, denn das ist mein Lieblingsort.
STERNZEICHEN: Jungfrau
BESONDERE KENNZEICHEN: Dichte Augenbrauen
SIE KÖNNEN NICHT LEBEN OHNE ... Reisen
WAS GENIESSEN SIE BESONDERS? Surfen, kochen oder – wenn ich mehr als einen Tag zur Verfügung habe – reisen. Ich bin gern in der Natur oder mit Freunden zu Hause.
3 WICHTIGE TEILE AUS IHRER GARDEROBE: Ich weiß nicht, ob es wirklich meine Lieblingsstücke sind, aber sehr wichtig sind für mich zweifellos ein Poncho von Proenza Schouler, ein Sweatshirt von The Elder Statesman und sämtliche Modelle von Ulla Johnson.
3 UNVERZICHTBARE KOSMETIKA: Ich bin ein großer Fan natürlicher Produkte: für die Hautpflege alle Produkte der Linie Living Libations. Ich liebe die Lippenstifte von Fat and the Moon, und was das übrige Make-up betrifft, mag ich die ganze Produktpalette von RMS Beauty.
IHR PARFUM: Ätherische Öle, vor allem Sandelholz
IHRE BETTLEKTÜRE: Die Zeitung meiner Träume
IHRE VORBILDER: Kinder, denn sie können wirklich im Hier und Jetzt leben.
IHR GLÜCKSBRINGER: Ein Muschelring, den ich seit Jahren trage
WENIGER ODER MEHR? Weniger (deutlich weniger)
IHRE DEVISE: Lebe jeden Augenblick.
EIN RAT AN DIE LESERINNEN: Seien Sie ganz Sie selbst! Ihr Stil wird lebhafter und interessanter sein, als wenn Sie versuchen, jemand anders zu imitieren.

Onlineshopping oder in der Boutique einkaufen? Schwierig zu entscheiden. Ich wechsle gern ab.
Haute Couture oder Prêt-à-Porter? Ich glaube nicht, dass man sich für das eine oder das andere entscheiden muss. Das hängt natürlich auch vom Budget ab. Und man sollte die Vintage-Mode nicht vergessen!
Spontaner oder geplanter Einkauf? Keine Impulsivkäufe, aber auch keine allzu geplanten Käufe. Ich mag schon auch das spontane Shopping, etwa dem Charme eines Kleidungsstücks im Schaufenster zu erliegen und davon überzeugt zu sein, dass man es lieben wird und unbedingt haben muss!
Was man beim Shopping nie tun sollte: Allzu sehr dem Trend folgen
Ihre Lieblingsboutique: *Just One Eye*
Das letzte Stück, das Sie gekauft haben: Eine Handtasche
Ihr bester Shoppingtipp: Setzen Sie Zeit und Energie für das ein, was Sie wirklich brauchen. Wir haben alle von einigem zu viel und von anderem zu wenig.
Warum ist Shopping wichtig? Die eigentliche Frage lautet doch, warum Mode wichtig ist. Weil sie erlaubt, uns auszudrücken, einen äußeren Eindruck von uns zu hinterlassen. Und für viele Menschen ist die Mode eine individuelle Kunstform.

TAG

19

ICH VERFEINERE MEINEN

Lifestyle

ÜBER DIE BEDEUTUNG DES PERSÖNLICHEN UMFELDS

MEIN **ZUHAUSE** ZEIGT, WER **ICH BIN**

»Dasein ist eine Tatsache, Leben eine Kunst.«

Frédéric Lenoir

Lifestyle ist ein weiter Begriff und beschreibt doch etwas sehr Persönliches. Ich will Ihnen auf keinen Fall vorschreiben, wie Sie leben sollen, aber ich werde mich hier bemühen, Ihnen ein paar Techniken und Fragestellungen an die Hand zu geben, mit denen Sie Ihrem eigenen Lifestyle auf die Spur kommen.

Art de vivre oder die Kunst des Lebens. Drehen wir die Begriffe doch einmal um: »Leben für die Kunst«. Das ist eine Vorstellung, die mir gefällt: Man sucht um sich herum nach Ästhetik, Raffinesse, Harmonie und Qualität und hebt sich damit von der Masse ab. Glauben Sie mir, das tut gut.

Wenn man darüber nachdenkt, profitiert unser Umfeld mehr als wir selbst von unseren Anstrengungen, schön und stilvoll zu sein. Es ist wichtig, immer im Blick zu behalten, dass unser Umfeld, und hier ganz besonders unsere Wohnungseinrichtung, die Ausweitung des Bildes ist, das wir seit Beginn dieser Beauty Challenge von uns selbst schaffen oder ausarbeiten wollen.

Wie bereits erwähnt (siehe *Tag 5: Eine übersichtliche Garderobe)*, ist es von Bedeutung, das Interior Design von Haus oder Wohnung auf sich selbst abzustimmen, um eine gemütliche, anregende und optisch ansprechende Umgebung zu gestalten. Auch wenn man nicht sehr viel Zeit zu Hause verbringt, muss man den täglichen Stress nicht noch mit einem unordentlichen, schlecht ausgeleuchteten, wenig funktionalen oder gar beklemmenden Wohnambiente verstärken.

Ich habe schon vor langer Zeit aufgehört, Aufräumen als lästige Haushaltspflicht zu empfinden. Jedes Wochenende nehme ich mir Zeit, für meinen Körper, meine Haare oder meine Haut, aber auch für mein Zuhause, indem ich es mir wie in einer Art Ritual zurückerobere. Ich versöhne mich wieder mit diesem Ort, der sich im Lauf der Woche dank meiner Kinder und Katzen in ein Chaos verwandelt hat, wo sich überall Zeug auftürmt und die Küchenschränke sich ebenso schnell leeren, wie der Wäschekorb sich füllt.

PRAKTISCHE **TRICKS**

1 SCHAFFEN SIE **RAUM**

Das ist eine der wichtigsten Grundregeln für die Innendekoration. Wir sind tagsüber im Alltagstrubel gefangen. Schenken wir also unserem Kopf die Ruhe, die er braucht, indem wir ihm optische Entspannung anbieten. Ohne gleich ein Ordnungsfreak zu sein schätze ich es, wenn mein Haus aufgeräumt und jedes Ding an seinem Platz ist – das erspart mir das Suchen und verleiht ein Gefühl von Sicherheit.

Eine Sammlung von Gegenständen ist eine prima Deko-Idee, wenn sie geplant und durchdacht ist. Allerdings ist das beliebige Sammeln nur um des Sammelns willen sinnlos, schafft Chaos, belegt den begrenzten zur Verfügung stehenden Platz und bringt Unruhe. Manchmal muss man einfach die Leere kultivieren.

Wenn Sie im Grunde Ihrer Seele eine Jägerin und Sammlerin sind, dann investieren Sie in hübsche Körbe und Schachteln, um all das darin zu verstauen, was nicht ausreichend dekorativ ist, um es offen zu präsentieren.

2 MEHR **LICHT!**

Egal ob im Theater, im Kino oder zu Hause, Licht spielt eine große Rolle bei der Inszenierung. Damit kann man ausgewählte Bereiche oder Gegenstände besonders hervorheben, für eine warme Atmosphäre sorgen oder sie im Gegenteil abkühlen. Die teuerste Inneneinrichtung wird nicht einladend wirken, wenn das Beleuchtungskonzept nicht gut durchdacht und geplant ist.

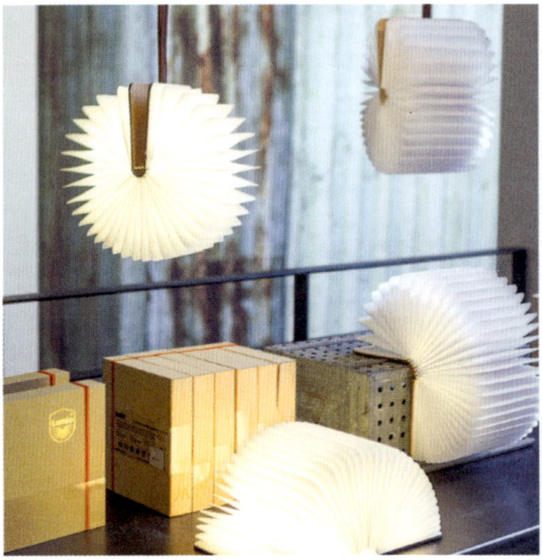

Wie bei Fotos (siehe *Tag 17: Ich fotografiere mich selbst)* ist natürliches Licht am besten, aber es gibt zahlreiche Lösungen, wenn das Tageslicht nicht ausreicht. Installieren Sie lieber mehrere indirekte Lichtquellen als eine zu grelle zentrale Leuchte. Mehrere gedämpfte Lichtquellen machen Ihr Zuhause gemütlich.

Vergessen Sie dabei nicht, dass einige Zimmer, wie die Küche oder natürlich das Bad, bei Bedarf intensiver ausgeleuchtet werden müssen. Wenn Sie angesichts Ihres Spiegelbilds nicht erschrecken wollen, setzen Sie auf weißes, indirektes Licht, jedenfalls keine Strahler! Damit sieht man nur schrecklich aus, und das Schminken wird so auch nicht einfacher.

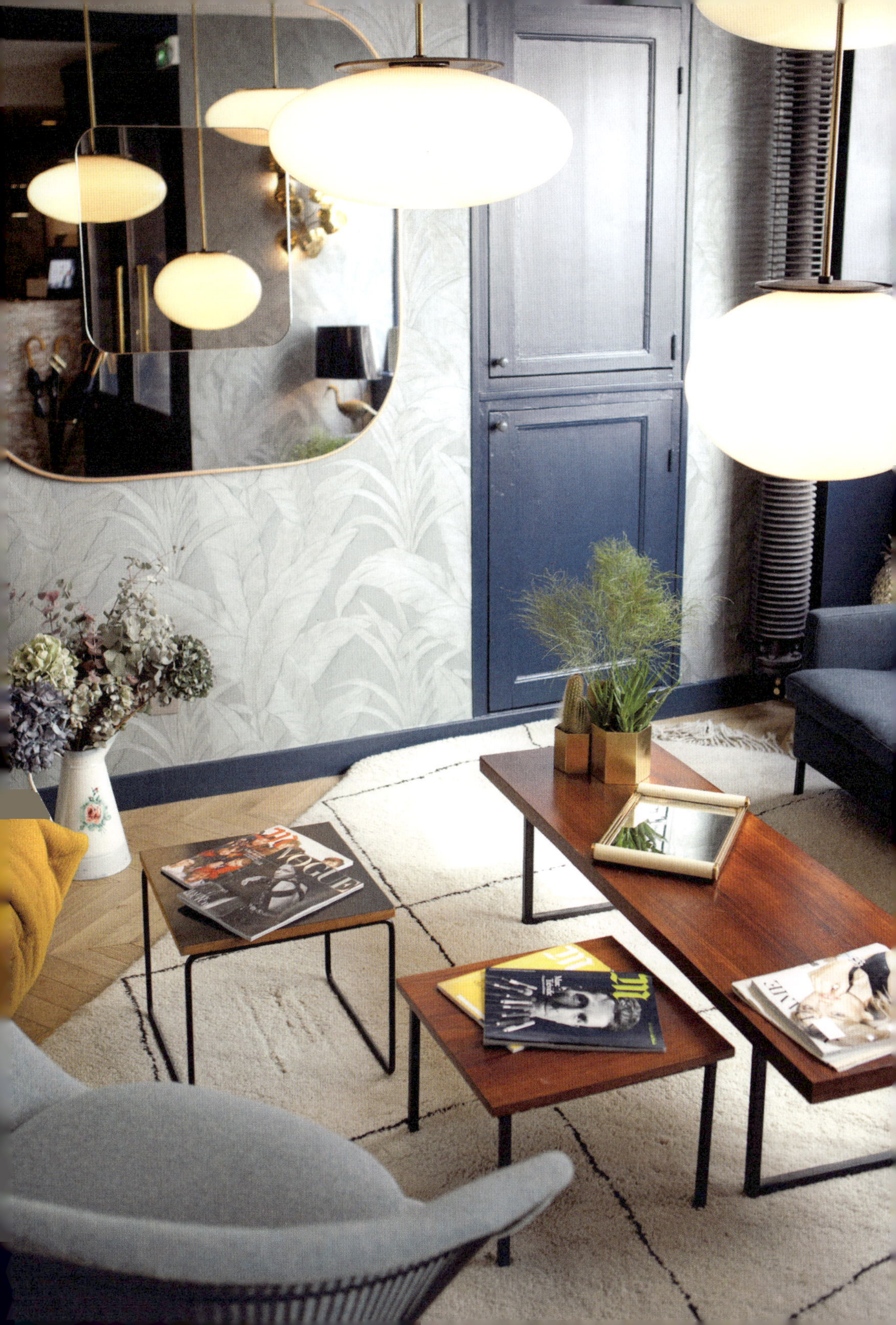
VOGUE

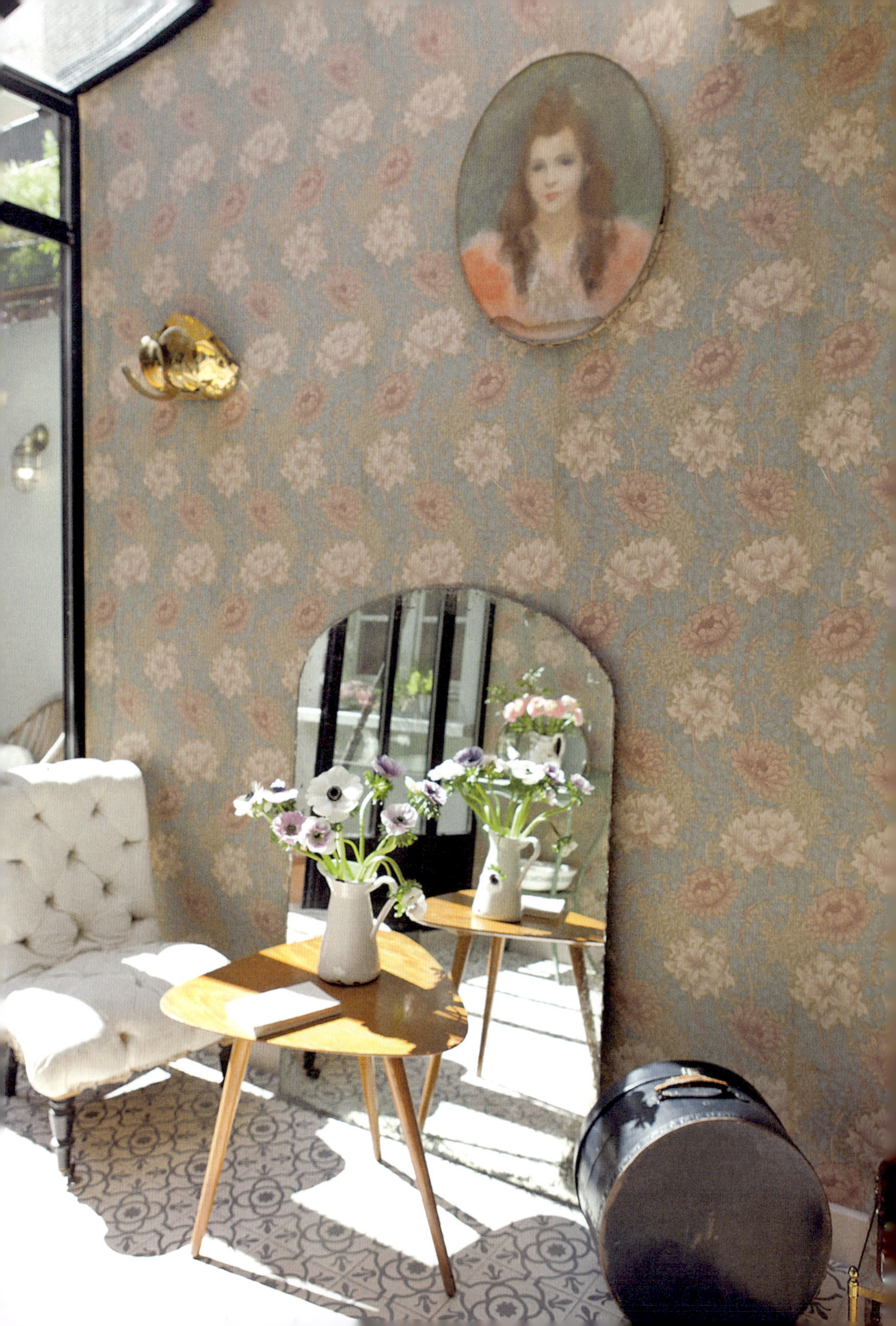

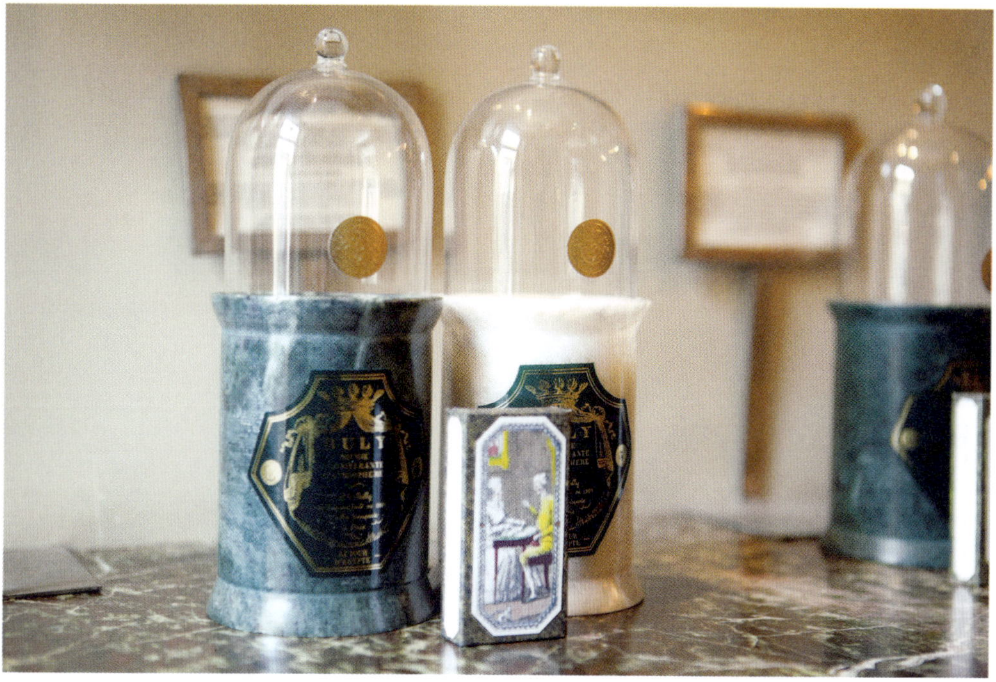

3 SORGEN SIE FÜR **DUFT**

Wie bereits erwähnt: Ein leicht duftendes Heim hebt die Laune (siehe *Tag 11: Ich rieche gut*). Wie aber verleiht man seinem Zuhause eine angenehme olfaktorische Note? Duftkerzen wie von Diptyque, Cire Trudon oder L'Officine Universelle Buly sind großartig. Man kann natürlich auch Räucherstäbchen, z.B. von Santa Maria Novella (bei MDC Cosmetic Berlin), oder Armenisches Räucherpapier verglimmen lassen. Oder geben Sie ein paar Tropfen ätherisches Öl auf das Tuch, mit dem Sie Ihre Möbel abstauben. Mit ätherischem Öl im Zerstäuber kann man auch prima Bad, Bettwäsche und Kleiderschrank einen angenehmen Duft verleihen, der nicht synthetisch riecht. Für eine kräftigere olfaktorische Note können Sie auch – sparsam – Raumparfums einsetzen, etwa von Parfums de Nicolaï.

4 **TRÖDELN** SIE

Obwohl ich, wenn man es auf jeden einzelnen Dekoartikel ausweitet, kein besonders großer Fan von Personalisierung bin, finde ich die Idee an sich doch interessant. Es ist absolut sinnlos, ein perfekt gestyltes Heim zu haben, wenn man darin nicht die Seele und Persönlichkeit seiner Bewohner spürt. Um die unpersönliche Überperfektion à la Wohnzeitschriften zu vermeiden oder um Ihren Ikea-Möbeln ein i-Tüpfelchen aufzusetzen, gehen Sie auf die Suche nach Dingen, die Ihr Zuhause einzigartig machen und zu Ihrem Image passen. Wie bei Kleidung und Accessoires (siehe *Tag 18: Ich werde Shoppingprofi*), stöbern Sie ausgiebig, um die »seltene Perle« zu entdecken, den Hingucker schlechthin, das Geld hierfür ist gut investiert! Stöbern Sie auf Flohmärkten oder bei Ebay, das sind wahre Fundgruben.

01 02 03 04 05 06 07 08 09 10 11 12 13 14 15 16 17 18 **19** 20 21

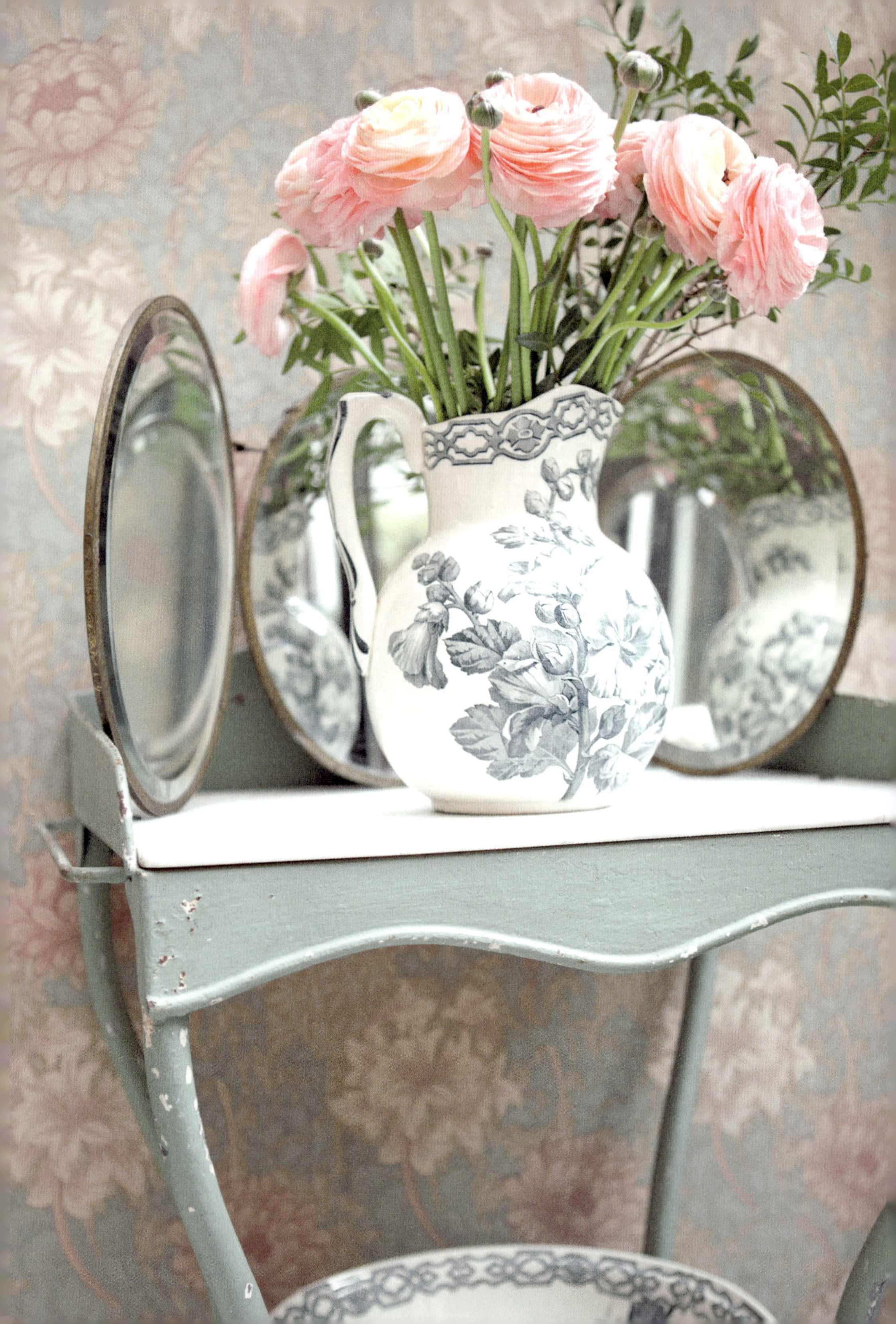

CHRISTELS KLEINES RITUAL

Vor dem Einschlafen schalte ich alle Bildschirme ab (Smartphone, Fernseher, PC usw.) und höre klassische Musik. Das bringt mich ganz zu mir selbst und entspannt ungemein.

5 KAUFEN SIE **BLUMEN**

Zimmerpflanzen sind gut, vorausgesetzt, man hat einen grünen Daumen! Allerdings kann Dauergrün mit der Zeit ein wenig monoton wirken. Für mich gibt es nichts Romantischeres als einen Blumenstrauß, der einem geschenkt wird oder den man sich zur Not selbst schenkt. Sich jede Woche einen hübschen Strauß passend zur Jahreszeit zu gönnen oder auf einem Spaziergang ein paar Blumen zu pflücken, verändert gleich die ganze Wohnung. Sie sind nicht nur schön anzusehen, sondern verleihen Ihrem Zuhause eine lebendige Note: Verzichten Sie nicht darauf!

6 HÖREN SIE **MUSIK**

Licht trägt entscheidend dazu bei, ein bestimmtes Ambiente zu schaffen und Leben in ein Zuhause zu bringen, doch unterschätzen Sie nicht die Wirkung von Musik. Stille ist manchmal wichtig, aber sie kann auch traurig stimmen oder beklemmend wirken. Musik hat eine anerkannt beruhigende Wirkung, egal, ob fröhlich oder wehmütig, gesetzt oder schwungvoll: Wählen Sie etwas Passendes zur Stimmung. Stellen Sie sich bei einem Onlinemusikdienst Playlists für Erholungspausen zu Hause zusammen. Wenn Sie Vintage-Fan sind, schaffen Sie sich einen echten Plattenspieler und Vinyls an, die Ihrem Heim zudem einen sehr angesagten Retrochic verleihen.

7 **INSZENIEREN** SIE

Ihr Zuhause ist Ihr ganz persönliches Theater. Werden Sie also zur Regisseurin Ihres Heims, um es wohnlicher und behaglicher zu machen. Schaffen Sie Bereiche für jedes Familienmitglied. Wir alle brauchen einen Rückzugsort, der nur uns gehört, an dem wir ganz ungestört sein können. Wenn man mit jemandem zusammenwohnt, ist es umso wichtiger, Platz für Privatsphäre zu schaffen, egal ob das ein abgeschlossener Raum ist oder ein Bereich im Arbeitszimmer, im Bad oder im Ankleideraum (siehe *Tag 5: Eine übersichtliche Garderobe*). Ebenso wichtig ist es allerdings, an kommunikative, soziale Räume zu denken. Es ist gut, wenn sich alle um einen Tisch versammeln oder man gemeinsam im Wohnzimmer chillen kann. Denken Sie also an gemütliche Sitzecken mit weichen Polstern, da lässt man die Seele am liebsten baumeln.

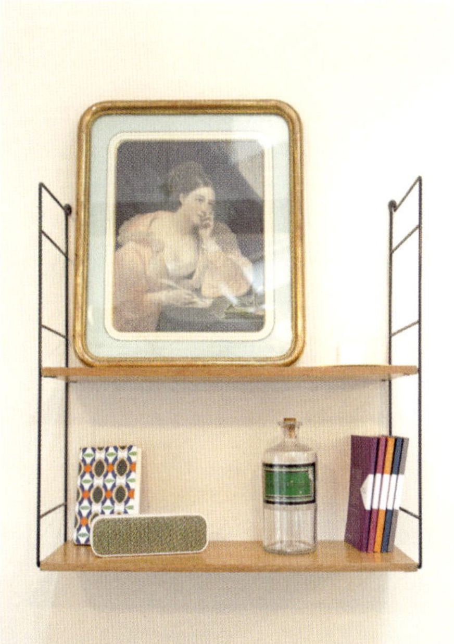

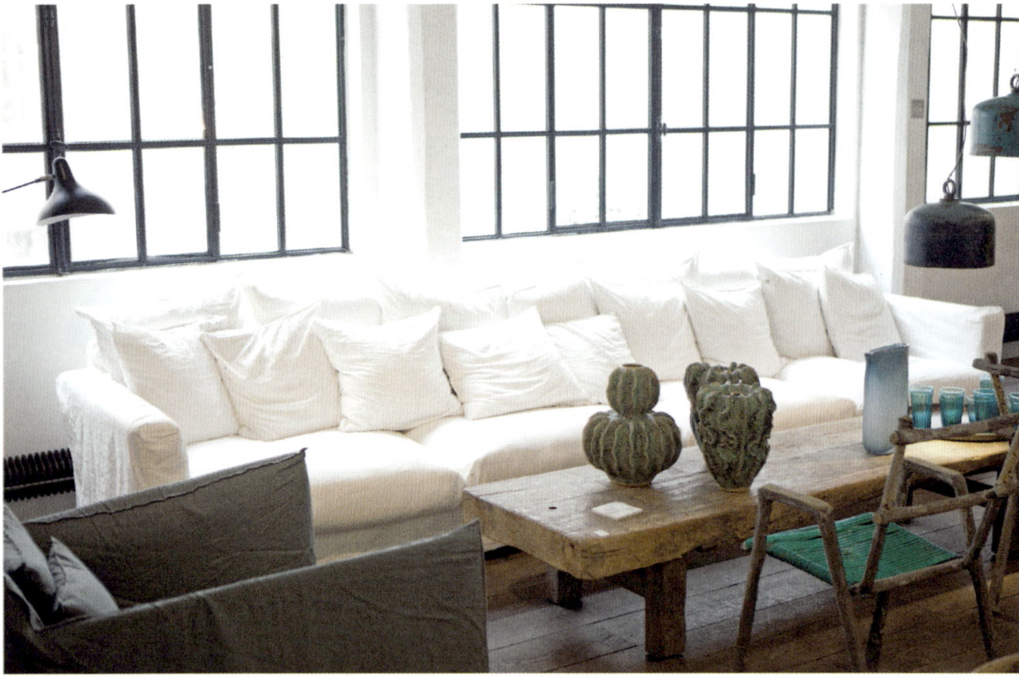

8 LADEN SIE EIN

Ganz egal, ob Ihre Wohnung hinreichend geräumig für ein opulentes Diner ist oder sich nur für eine kleine Aperitifrunde eignet, denken Sie immer daran, dass Ihr Zuhause auch für Gäste behaglich sein soll. Sammeln Sie Einzelteile von edlem Geschirr oder kiloweise Tafelsilber – das gibt es vergleichsweise günstig auf Flohmärkten –, zünden Sie Kerzen an und öffnen Sie eine gute Flasche Wein. Wenn Sie erst auf die letzte Minute zu einem Stehempfang einladen und wenig Vorbereitungszeit haben, kann man sich tausend leckere Sachen nach Hause liefern lassen. Verwöhnen Sie Ihre Gäste mit vielen kleinen Details und Aufmerksamkeiten. Auch das ist Lebenskunst. Was nützt der eigene durchchoreografierte Lifestyle, wenn man sich nicht anderen gegenüber charmant und großzügig zeigt? Wenn Freunde und Familie das »Ambiente« stören, haben Sie etwas falsch verstanden.

9 GEHEN SIE AUS

Wenn Sie nach all den Tipps gar keine Lust mehr haben, Ihr Zuhause zu verlassen, habe ich mein Ziel erreicht. Aber die Kunst zu leben besteht auch darin, schöne Orte zum Ausgehen zu finden, sich zum Mittagessen zu verabreden, ein romantisches Dinner zu zweit zu genießen oder mit Freunden einen Cocktail zu trinken. Mein Rat: Nehmen Sie die Sache selbst in die Hand, lassen Sie sich keinen Ort aufdrängen, an dem Sie sich nicht wohlfühlen. Zum Abendessen suchen Sie sich ein schummeriges kleines Lokal, zum Mittagessen finden Sie bestimmt eine sonnige Terrasse oder besuchen diese neue Hipsterbar. Wozu soll man sich fein machen, wenn man ein Lokal besucht, in dem alle entspannt Casual Look tragen? Um solche Fehlgriffe zu vermeiden, sammeln Sie angesagte Adressen, suchen Sie sich Stammlokale, in denen Sie sich wohlfühlen. Sie bestimmen die Trends!

IHR SCHÖNSTES ARRANGEMENT, BITTE!
 # beautychallenge21

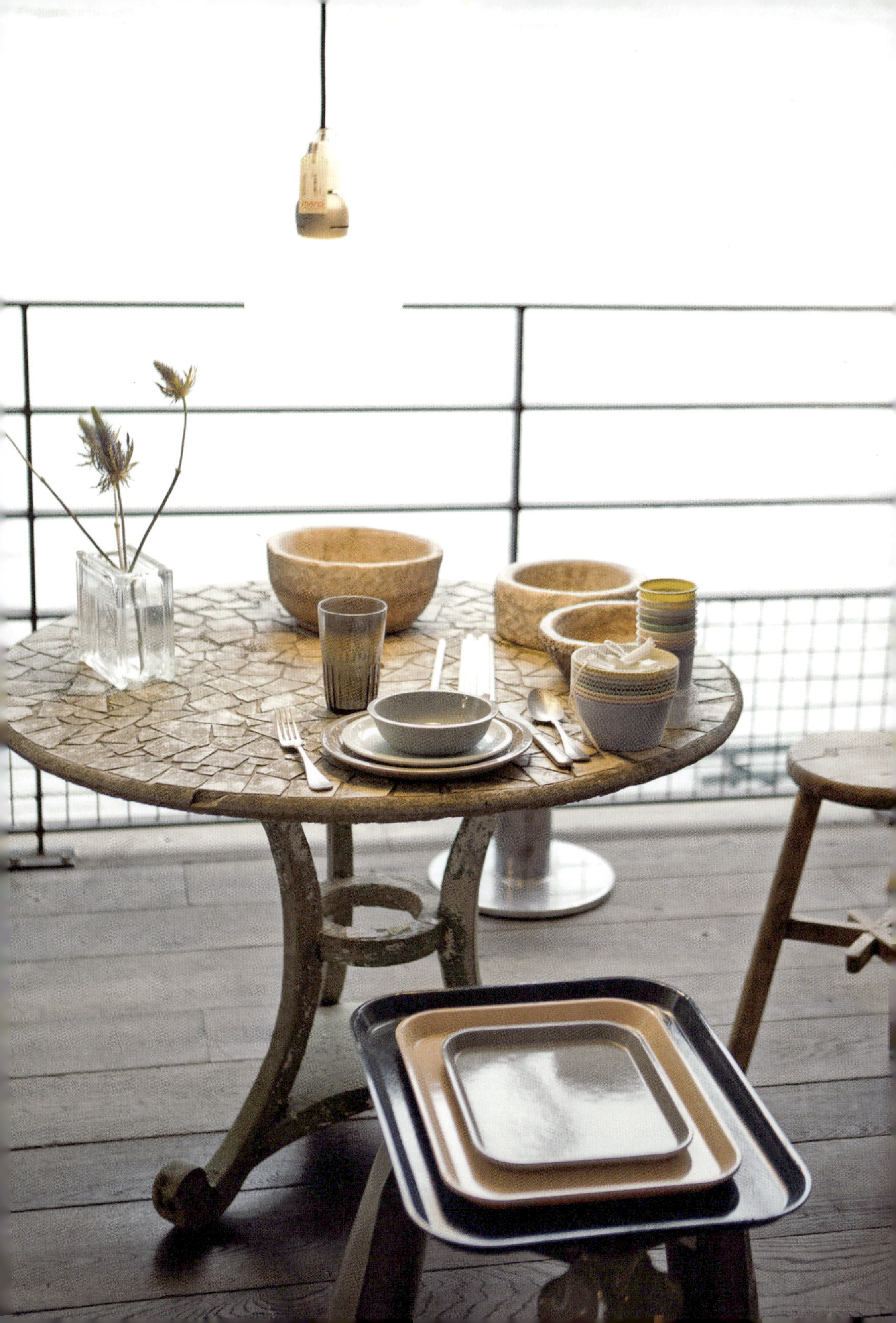

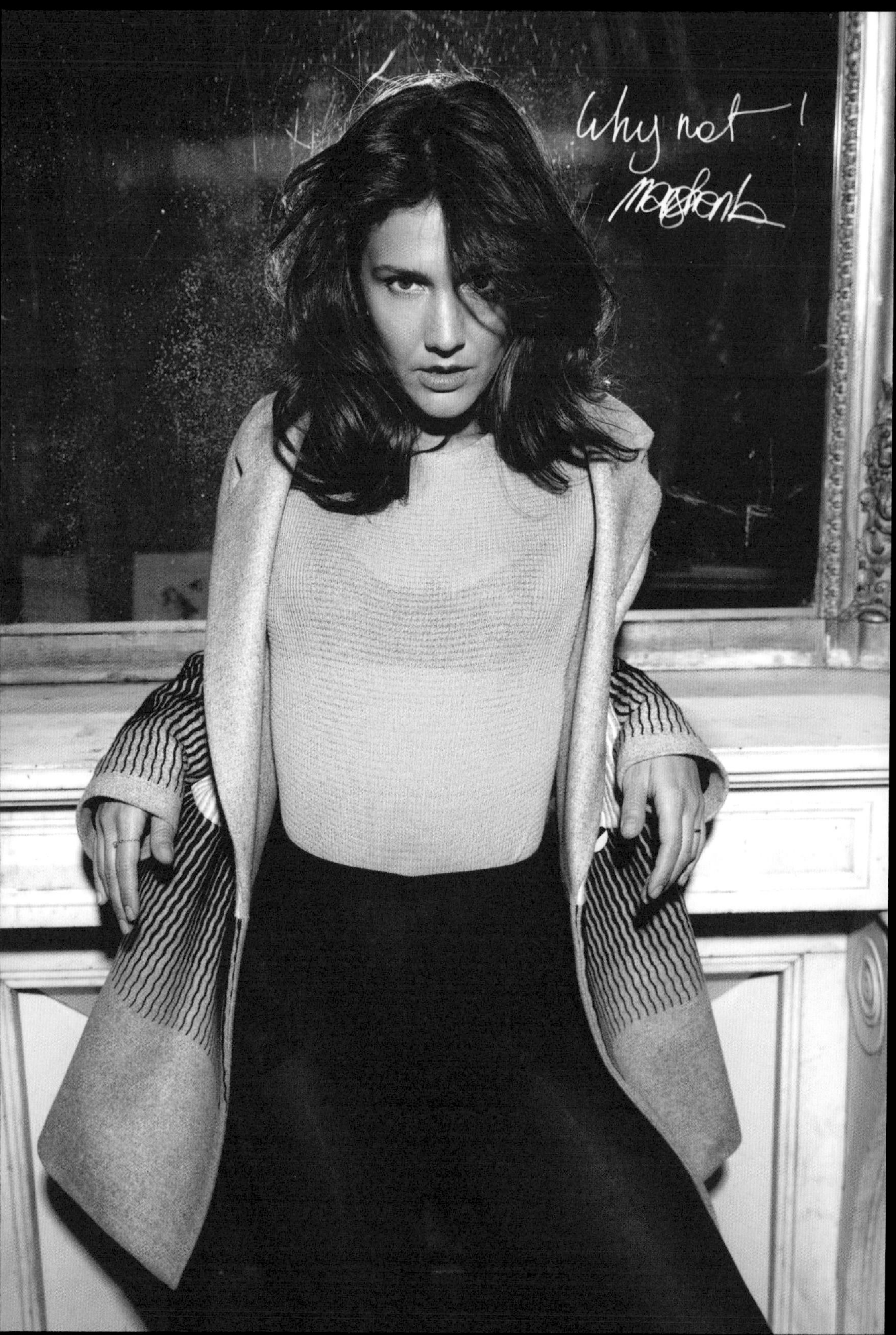
Why not!

Margherita Missoni

ALTER: 34 Jahre
BERUF: Eigentümerin und Designerin bei Margherita Kids
ERSTER JOB: Praktikantin bei *VOGUE Paris*, mit fünfzehn Jahren
IHR LIEBLINGSFOTO: Ein zwanzig Jahre altes Porträt von Gilles Bensimon
STERNZEICHEN: Fische
BESONDERES KENNZEICHEN: Meine Augenbrauen
SIE KÖNNEN NICHT LEBEN OHNE … Eiscreme
WAS GENIESSEN SIE BESONDERS? Ein heißes Bad, angereichert mit zwei Kilo Salz
3 WICHTIGE TEILE AUS IHRER GARDEROBE: Ein YSL-Trenchcoat, ein space-dyed Kaschmirpullover von Missoni und eine Levi's 501
3 UNVERZICHTBARE KOSMETIKA: Lucas' Papaw Ointment, das Feuchtigkeitsöl Huile Prodigieuse® Or von Nuxe und ein Cremerouge
IHR PARFUM: Songes von Annick Goutal
IHR VORBILD: Tina Modotti (italienischstämmige Schauspielerin, Fotografin und politische Aktivistin)
IHRE BETTLEKTÜRE: *Just Kids* von Patti Smith
IHR GLÜCKSBRINGER: Ein Anhänger mit Babylocken von meinen Kindern, ein Geschenk von meinem guten Freund Zac Posen
MEHR ODER WENIGER? Letzteres: weniger
IHRE DEVISE (Zitat links): Warum nicht!
EIN RAT AN DIE LESERINNEN: Gib allem eine Chance.

Beeinflussen sich Ihr persönlicher Stil und Ihr Lifestyle gegenseitig? Absolut
Wie bezeichnen Sie Ihren Lebensstil? Unbeschwert
Widmen Sie Ihrer Inneneinrichtung ebensoviel Aufmerksamkeit wie Ihrem Look? Ja, natürlich
Sieht Ihr Heim aus wie aus einer Zeitschrift, oder lassen Sie es leben? Es lebt!
Wie macht man sein Zuhause zu einem gemütlichen Refugium? Richten Sie es an Ihren Lebensgewohnheiten aus.
Ihre besondere Empfehlung für das Wohnungsdesign? Tapeten

TAG

20

ICH LESE

Magazine

UND ERWEITERE MEINEN HORIZONT

WIR TUN AUCH WAS FÜRS **KÖPFCHEN!**

Magazin: reich bebilderte, unterhaltende oder populär unterrichtende Zeitschrift; Herkunft vom englischen *magazine*, eigentlich Sammelstelle (von Neuigkeiten)

www.duden.de

Neugierig sein, sich weiterbilden – das heißt auch, etwas für die eigene Schönheit tun, denn was nützt ein toller Körper, der innen leer ist? Etwas im Kopf haben, nachdenken, lesen, schreiben, sich um das innere Strahlen bemühen, auch dazu muss man anregen, wenn man Schönheitstipps gibt. Eine makellose Haut und schicke Kleidung sind nicht alles, wenn man punkten will. Ich erinnere mich an ein Buch, das mich in meiner Entwicklung zutiefst geprägt hat: *Das Bildnis des Dorian Gray* von Oskar Wilde. Dieser faszinierende Roman hat mir gezeigt, dass es unmöglich ist, das Körperliche getrennt von der Seele zu betrachten.

Eileen Ford, Gründerin der ersten Modelagentur der Welt, gab den von ihr rekrutierten Mädchen, von denen sie einige sogar bei sich wohnen ließ, wertvolle Ratschläge, damit diese ihre Bildung vervollkommnen konnten. Strenge, Disziplin, aber auch Lesen waren Teil des von ihr vorgegebenen Programms, für das Naomi Campbell, Christy Turlington oder andere Supermodels ihr danken dürfen.

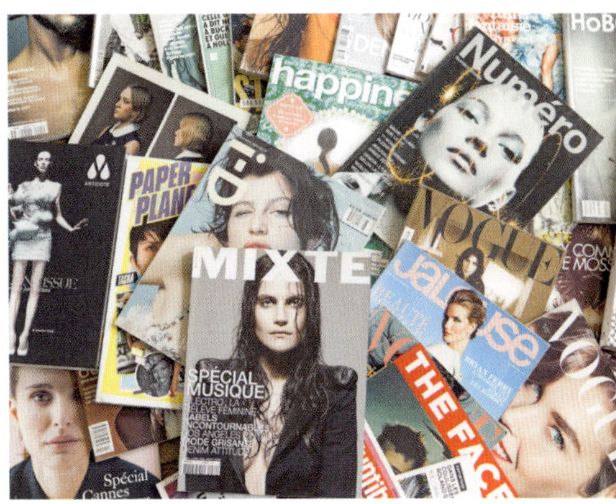

Obwohl heutzutage Informationen dank Internet überall und in hoher Dichte erhältlich sind, halten sich die Printmedien hartnäckig am Markt, das sollte man über all dem Surfen und den Onlinerecherchen nicht unterschätzen. Das Web kann man als gesunde Konkurrenz und als Katalysator zur Weiterentwicklung der Druckerzeugnisse sehen, hin zu mehr Qualität.

WELCHE **MAGAZINE** SOLL ICH **KAUFEN?**

Ungefähr mit dreizehn begann ich, regelmäßig Modemagazine zu lesen: *ELLE* natürlich, *20 ANS, GLAMOUR*, aber auch Zeitschriften aus dem Ausland wie *The Face* oder *i-D*. Ein reicher Fundus der Inspiration.

Zugegeben, heutzutage ist das Angebot in diesem Bereich riesig; es gibt so viele Modemagazine, dass die Auswahl schwerfällt. Gehen wir Schritt für Schritt vor. Zunächst muss man zwischen zwei großen Gruppen von Magazinen unterscheiden:

DIE WOCHENMAGAZINE Die klassische Erscheinungsform von Modezeitschriften. Der regelmäßige Veröffentlichungstermin schafft eine enge Kundenbindung, die Leserinnen bleiben in kurzen Abständen informiert. Vor einigen Jahren erschien *ELLE* immer am Montag, um nichts auf der Welt hätte ich das verpassen wollen. Welch schöner Start in die Woche, ich fühlte mich umsorgt von einer Clique von »Freundinnen«, den Redakteurinnen, die mir so viele wertvollen Tipps gaben. Das Gleiche gilt für *Madame Figaro*, mehr ein Lifestylemagazin, das immer noch fester und angenehmer Bestandteil meines Samstagmorgenfrühstücks ist. Wochenmagazine liebe ich nach wie vor, und komme was da wolle, *ELLE* bleibt immer *ELLE*, eine echte Institution. Ich muss allerdings zugeben, dass das Internet mittlerweile eine ernsthafte Konkurrenz darstellt, denn bis auf eine Sonderausgabe oder einige ausgeschnittene Seiten – wer hat sich nicht eine Rezeptsammlung aus *ELLE* angelegt? –, sind *Zeitschriften* nicht dazu gedacht, aufgehoben zu werden. Es ist also verführerisch, sie gleich online zu lesen, das kostet etwas weniger und ist auch ökologisch sinnvoller, nicht wahr?

MONATSZEITSCHRIFTEN Kann man diesen Absatz anders beginnen als mit der *VOGUE*? Seit der ersten Veröffentlichung 1909 in New York hat dieses Magazin – damals noch im Zweiwochenrhythmus – sich als ***die*** Modebibel etabliert. Wie ein richtiger Kult mit seinen berühmten »Hohepriesterinnen der Mode«, Diana Vreeland und Anna Wintour für die amerikanische Ausgabe, Edmonde Charles-Roux und Carine Roitfeld für die französische oder Anna Piaggi und Franca Sozzani für die italienische Ausgabe. Und wie könnte hier das großartige Magazin *Numéro* unerwähnt bleiben, das Babeth Djian 1999 aus der Taufe gehoben hat?

Im Gegensatz zu den Wochenzeitschriften, die sich dem Thema Mode etwas realistischer nähern und in denen man Shoppingtipps findet, wie man Teures mit Bezahlbarem mixen kann, bekennen sich *VOGUE* und *Numéro* ganz offen zum puren Luxus, der für Normalsterbliche so gut wie unerschwinglich ist. Aber das macht nichts, denn so bleibt Raum für Träume. Eigentlich eine tolle Idee: Man muss nur ein wenig in diesen Magazinen blättern, und schon kann man dem Alltag für ein paar Sekunden entfliehen. So wie ein Roman Sie auf ein Abenteuer mitnimmt, schlagen *VOGUE* und *Numéro* Ihnen eine Reise vor, in der die Mode sich von ihrer besten Seite zeigt, eine

»DIE *VOGUE*
IST EIN
MODEMAGAZIN,
UND EIN
MODEMAGAZIN
HANDELT VON
VERÄNDERUNG.«

ANNA WINTOUR

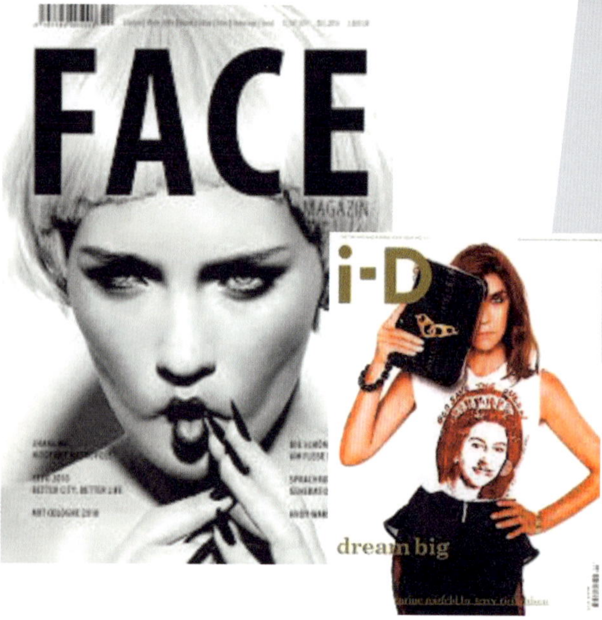

MEINE GOLDENE REGEL

Es ist unmöglich, alle zu kaufen, bleiben Sie daher einem Titel treu, den Sie auch sammeln. Dann werden Sie den Inhalt umso mehr schätzen.

Art Märchen, das von den größten Stylisten, Models und Fotografen inszeniert wird. Die Magazine, unerschöpfliche Quellen der Inspiration, die ich sammle, speisen immer noch meine kreative Welt.

Wenn Ihnen *VOGUE* oder *Numéro* mit ihrem manchmal sehr ostentativen Luxus nicht so zusagen, dann wählen Sie für sich doch mehr an der Szene orientierte Monatszeitschriften. Hier punkten die Briten mit ihren beiden Klassikern *i-D* und *Dazed& Confused*, aber auch die Amerikaner mit dem legendären *Interview*, das 1969 von Andy Warhol gegründet wurde, oder der Zeitschrift *W.*

Neue Formen sorgen für Familienzuwachs in der Branche.

MOOKS Mook ist ein Kofferwort aus *Magazine* und *Book.* Diese Zeitschriftenkategorie reüssiert seit ein paar Jahren, gerade als Gegenentwurf zum Netz. Sie kommen dreimal, zweimal oder sogar nur einmal im Jahr heraus und sehen mit ihrem Kunstband ähnlichen Look richtig cool aus. Sie haben ein beeindruckendes Format, sind wie richtige Bücher gebunden und auf hochwertigem Papier gedruckt. Sie sind zwar etwas teurer (15 bis 25 Euro, manchmal sogar mehr), taugen aber auch zum Sammeln und sind ideale Coffee Table Books (siehe *Tag 19: Ich verfeinere meinen Lifestyle).* Bestimmt haben Sie auch in zehn Jahren noch Freude daran, in diesen Bildbänden zu blättern. Puristen kaufen die gleiche Ausgabe gar mehrfach, wenn sie mit verschiedenen Covern erscheint. Es gibt heute zahlreiche Mooks, jedes Jahr kommen neue Titel dazu. Zu meinen Favoriten zählt das französische *Egoïste*, 1977 von Nicole Wisniak gegründet, sehr großformatig und mit zielgruppenorientierter Werbung. Antiquariatsausgaben erzielen inzwischen astronomische Preise. Ich liebe auch *Self Service* und die berühmten *Polaroids* von Ezra Petronio, das schöne Magazin *Antidote*, das mein Freund Yann Weber herausgibt, und ich bin stolz darauf, dass ich ihm bei seinem Start vor einigen Jahren helfen konnte, indem ich ihm meine besten Models vermittelte. Besonders empfehlen kann ich auch das sehr beliebte und frische *Magazine Love* von Katie Grand, die einen recht witzigen Blick auf die Mode wirft. Und schließlich sollte ich das sehr inspirierende *CR Fashion Books* von Carine Roifeld persönlich nicht vergessen!

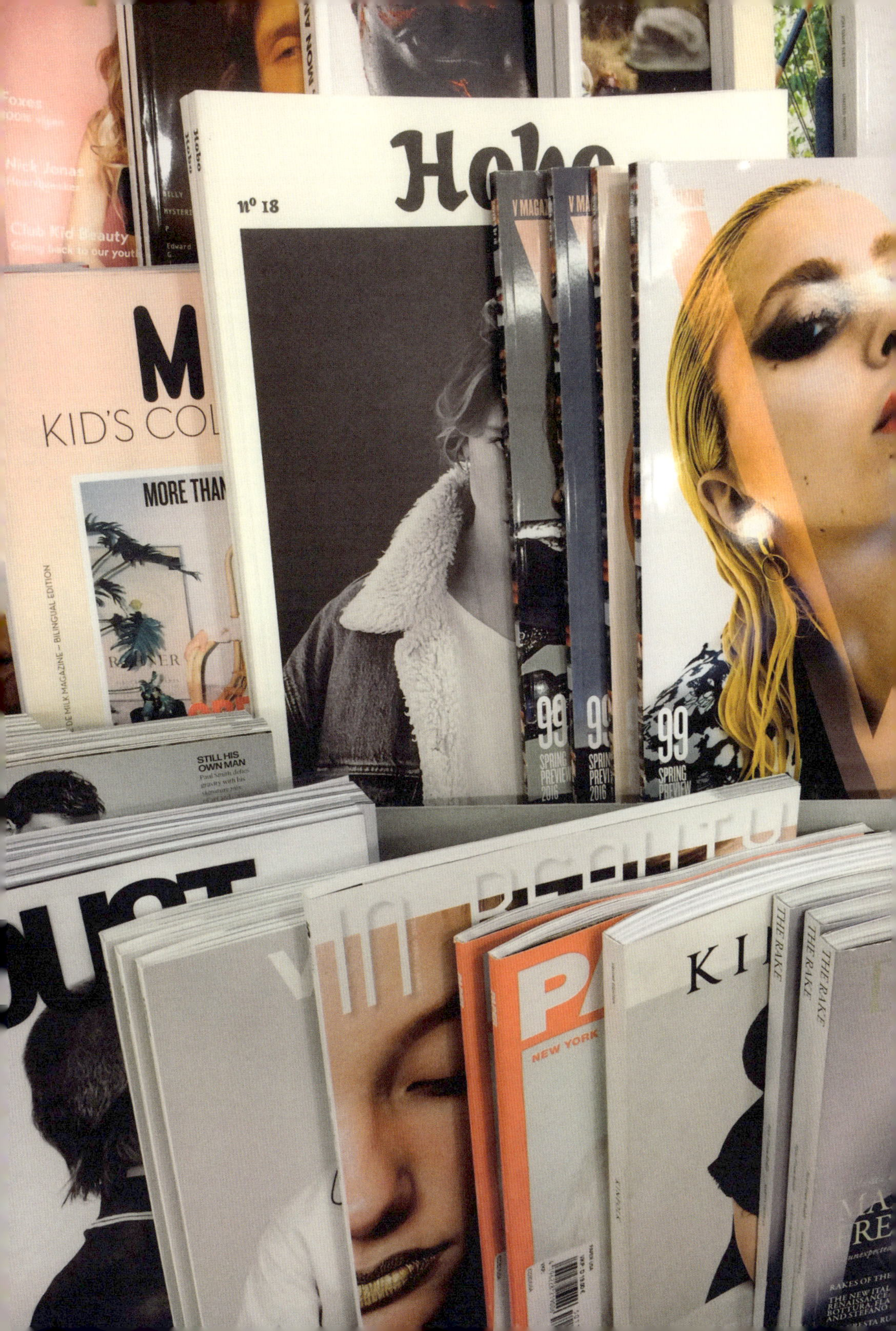

Hobo
nº 18
M
KID'S COL
MORE THAN
STILL HIS OWN MAN
V MAGAZ
99
SPRING PREVIEW 2016
NEW YORK
KI
THE RAKE

Die Illustrationen von Garance Doré
bereichern ihren Blog.

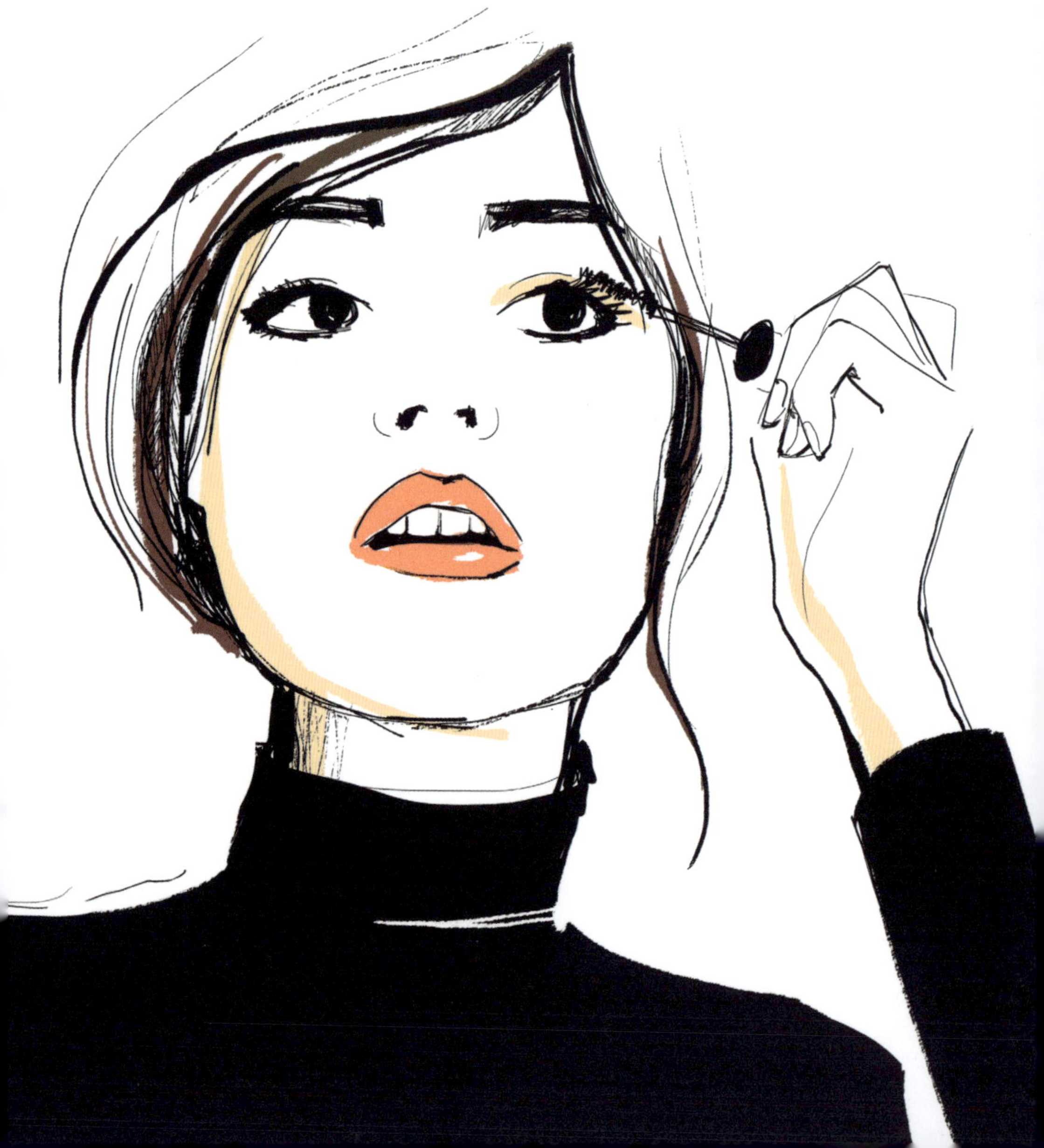

WIE FINDET MAN DAS **PASSENDE** FÜR SICH IM **INTERNET?**

Auch wer, wie ich, nicht zur Generation der Digital Natives gehört, die mit dem Internet aufgewachsen ist, dem ist natürlich klar, dass in Sachen Mode heutzutage kein Weg am World Wide Web vorbeiführt. Egal, ob Redaktionelles, Fotos, Kollektionen oder Einkaufsmöglichkeiten: Hier finden Sie alles!

ONLINEMAGAZINE Die Onlineversionen der Printmedien sind insofern interessant, weil hier die Informationen ständig auf den neuesten Stand gebracht und zum Teil umfangreicher behandelt werden. Alle Modemagazine haben inzwischen Smartphone-Apps, um Sie ununterbrochen, z.B. in öffentlichen Verkehrsmitteln, mit brandaktuellen Infos zu versorgen. Dort können Sie schon einmal die Seiten, die Sie interessieren, auswählen und herunterladen, um sie später zu lesen, wo und wann immer Sie wollen, auch offline!

• Quasi die Bibel der Modelagenturen ist die Seite https://models.com. Es ist eine Art Jahrbuch, in dem man die Models aufgelistet findet, aber auch Modekampagnen, allerdings nicht immer die aktuellen.

• Die Seite der amerikanischen *VOGUE* www.vogue.com ist wie eine Lexikon gestaltet, in dem man alle Bilder der Modeschauen nach Saison geordnet findet.

• www.nowfashion.com: Um sich die Modeschauen live anzusehen, als ob man selbst dabei wäre.

• www.fashioncopious.com: Wenn Sie keine Modekollektion verpassen und jede neue Werbekampagne ansehen wollen.

BLOGS Als die ersten aufkamen, gab es aufgeregte Debatten, weil die Presseleute um ihre Jobs fürchteten. Heute haben sich die Wogen geglättet, und dank der sozialen Netzwerke sind wir ja inzwischen alle zu Bloggerinnen geworden. Einige besondere Blogs schaffen es dennoch, ihre Leser dauerhaft bei der Stange zu halten: www.garancedore.com, www.thesartorialist.com, der mehrsprachige www.leblogdebetty.com oder die sehr scharfzüngige Tavi Gevinson mit ihrem www.rookiemag.com.

ICH **ENTWERFE** MEIN EIGENES **MAGAZIN**

Wie gerade erwähnt, haben die sozialen Netzwerke uns alle zu Bloggerinnen gemacht. Wir können dort täglich nach Lust und Laune Fotos und Nachrichten posten. Das ist unser eigenes Magazin, unser Fenster zur Welt. Achten Sie aber darauf, welche Bilder Sie von sich verbreiten, denn im selben Maß, wie Sie inzwischen reflexhaft die Profile der Leute checken, die Sie demnächst treffen werden, sind unsere Profile zur Visitenkarte von uns selbst geworden. Das sollten Sie immer im Hinterkopf behalten!

ES STEHEN **MEHRERE PLATTFORMEN** ZUR AUSWAHL

TUMBLR: Sehr geschätzt von Kreativen, die hier Texte, Bilder, Videos, Links oder Tonaufnahmen posten. Slogan: »Komm wegen deiner Interessen. Bleib wegen deiner Entdeckungen.«

PINTEREST: Mehr »girly« als Tumblr, ist Pinterest auch ein Online-Moodboard. Dank dieser bedienungsfreundlichen App können die User in Internet-Fotoalben etwas zu verschiedenen Themen posten und sich mit anderen austauschen. Das beschreibt schon der Name: wieder ein Kofferwort aus *pin* und *interest*, sozusagen eine virtuelle Pinnwand. Man findet liebevoll gestaltete Fotoalben.

INSTAGRAM: Diese App, die es seit 2010 gibt, erlebt seit einiger Zeit einen regelrechten Boom, VIPs tummeln sich hier ebenso wie große Marken, um schnell und mittels Bildern zu kommunizieren. Indem man Konten von Leuten abonniert, die dort Inhalte posten, wird man zum Follower! Instagram ist in der Modebranche zu einem ernst zu nehmenden Stimmungsbarometer geworden, aber es ist auch ein ausgezeichnetes Mittel, um seine Netzbekanntschaften zu pflegen.

SNAPCHAT: Die Modebranche hat diese Handy-App seit Neuestem für sich entdeckt. Nachdem sie ursprünglich eigentlich für Teenager gedacht war, sind inzwischen auch die Erwachsenen süchtig nach ihr. Die größten Magazine wie *W* haben dort ein Konto eröffnet. Deren Minivideos lassen uns die Modewelt noch intimer und persönlicher erleben.

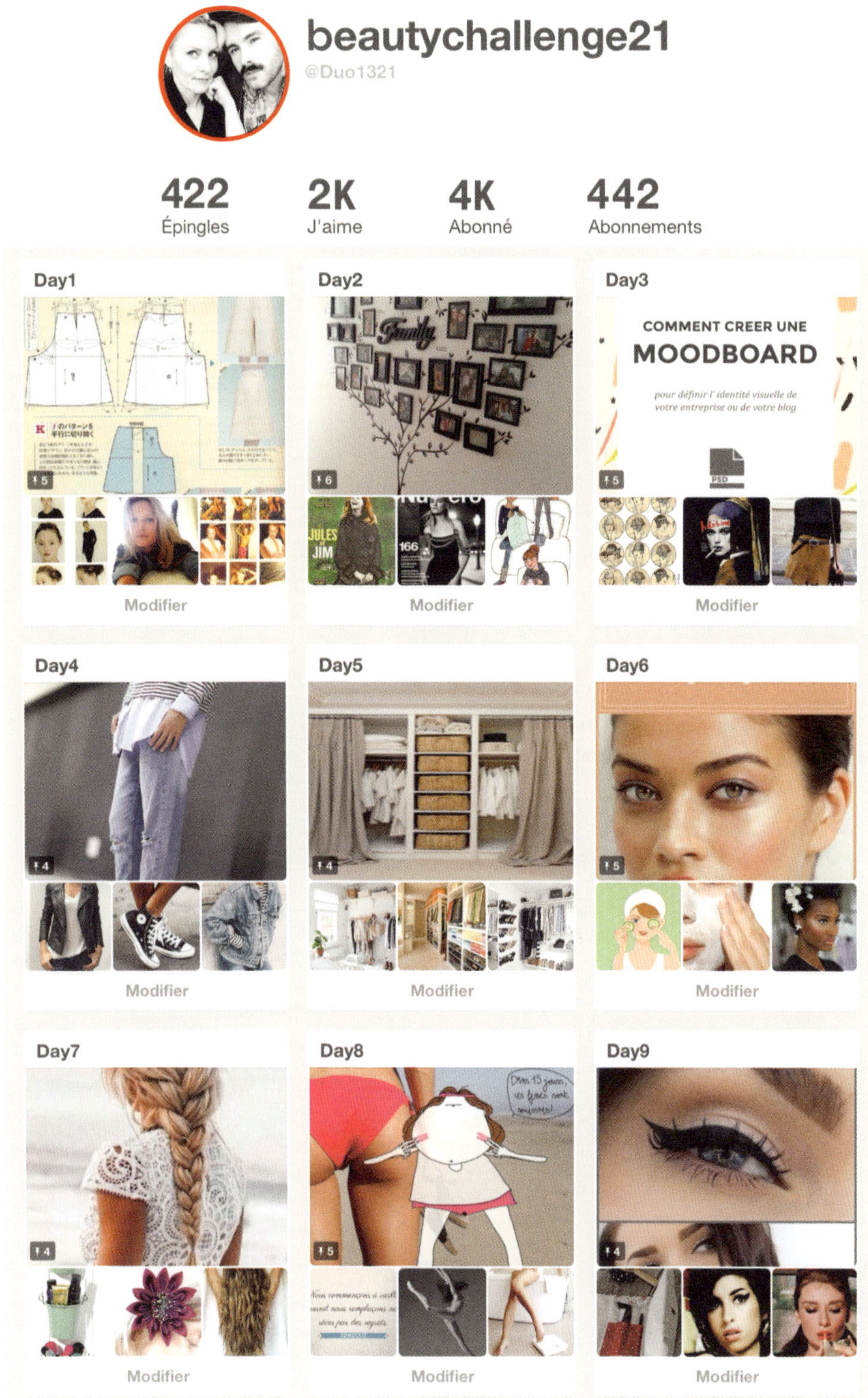
beautychallenge21
@Duo1321
422
Épingles
2K
J'aime
4K
Abonné
442
Abonnements
Day1
Modifier
Day2
Modifier
Day3
COMMENT CREER UNE
MOODBOARD
pour définir l' identité visuelle de
votre entreprise ou de votre blog
Modifier
Day4
Modifier
Day5
Modifier
Day6
Modifier
Day7
Modifier
Day8
Modifier
Day9
Modifier

ZU VIEL MODE **TÖTET DIE MODE!**

Selbst der größte Fashion Addict braucht mal eine Pause. Alle großen Kreativen werden Ihnen sagen, dass man sich nicht weiterentwickeln kann, wenn man nicht über den Tellerrand hinausschaut, und dass man seine Inspirationsquellen ständig erneuern und seine Horizonte erweitern muss. Um also Ihre Mode- und Stylingwelt zu bereichern, suchen Sie auch außerhalb nach neuen Impulsen!

HÖREN SIE **MUSIK**

Auf Seiten wie Deezer oder Spotify kann man sich sofort Musikdateien anhören. SoundCloud ist eine Musiktauschplattform, auf der ich gern unterwegs bin.

SURFEN SIE IM **WEB**

Durch das Internet gibt es keine Entschuldigung mehr für Unwissenheit! Oder, um den französischen Marschall Ferdinand Foch etwas abgeändert zu zitieren: »Es gibt keine gebildeten Frauen, es gibt nur Frauen, die sich bilden.« Bildung und Wissenserwerb sind lebenslängliche Arbeit!

GEHEN SIE INS **KINO**

Um rauszukommen und zu träumen. Kino ist das wahre Leben!

GEHEN SIE INS **MUSEUM**

Um eine Reise ins Reich der Fantasie zu machen, um die Sinne anzuregen, bislang unbekannte Emotionen hervorzurufen. Kunst zeigt nicht nur Schönheit, sondern auch verzerrte Sichtweisen. Sie verändert die, die sich von ihr gefangen nehmen lassen. Kunst ist eigentlich zweckfrei und hat doch einen hohen Nutzen, sie ist ein Luxus, auf den kein Mensch verzichten sollte.

LESEN SIE

Um sich zu entspannen oder um den Geist anzuregen, um dem Alltag zu entfliehen oder ein Sachthema zu verstehen. Egal, ob es sich um Romane, Biografien oder klassische Werke handelt, stöbern Sie in Buchhandlungen oder Bibliotheken, um etwas Schönes für sich zu finden.

GEHEN SIE INS **THEATER** ODER IN DIE **OPER**

Um Gefühle live zu erleben und sich zu zerstreuen. Wir hängen viel zu oft vor verschiedenen Bildschirmen. Wie gut tut es da, ein paar schöne Stunden mit Menschen aus Fleisch und Blut zu teilen.

MACHEN SIE SICH **NOTIZEN**

Schreiben heißt, sich zu erinnern, Ideen und Gedanken in Worte zu fassen. Ganz egal, ob Sie einem Tagebuch Ihre Geheimnisse anvertrauen oder sich einfach nur etwas im Kalender notieren – nehmen Sie sich die Zeit, auf Papier festzuhalten, was Sie beschäftigt.

TAG

20

Was planen Sie in puncto »Kultur und Bildung« im 21-Tage-Programm?

WAS HABEN SIE HEUTE ENTDECKT?

beautychallenge21

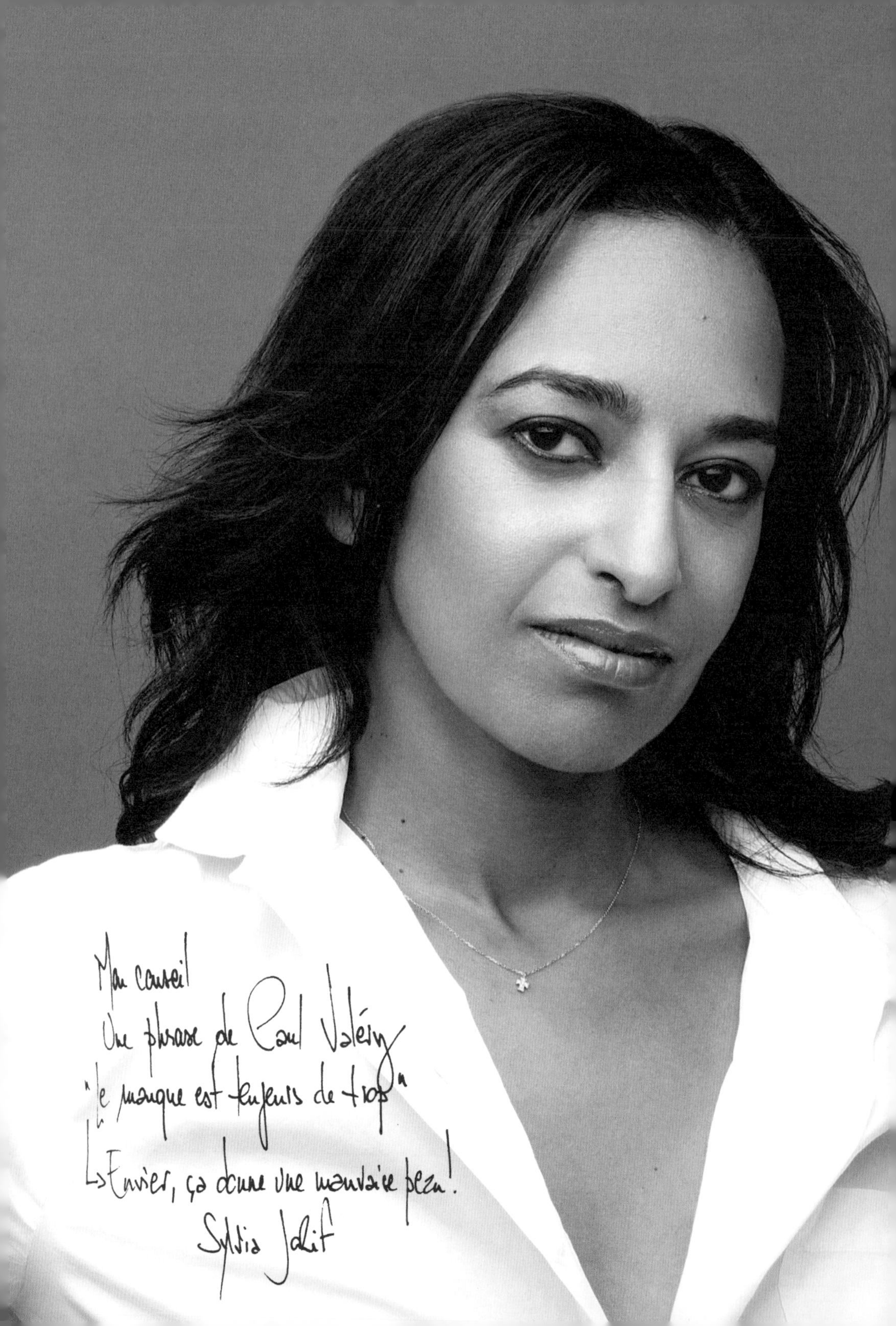
Mon conseil
Une phrase de Paul Valéry
"Le manque est toujours de trop"
↳ Envier, ça donne une mauvaise peau!
Sylvia Jalif

Sylvia Jorif

ALTER: 47 Jahre
BERUF: Journalistin bei *ELLE*
ERSTER JOB: Im Studium Lektorin im Verlag Éditions François Bourin
IHR LIEBLINGSFOTO: Kindheitsfotos aus Trouville-sur-Mer, wo wir jedes Jahr die Ferien verbrachten
STERNZEICHEN: Zwillinge
BESONDERES KENNZEICHEN: Meine Augenbrauen
SIE KÖNNEN NICHT LEBEN OHNE ... meine Kontaktlinsen, weil ich extrem kurzsichtig bin.
WAS GENIESSEN SIE BESONDERS? Ein gutes Glas Wein mit Freunden, mit meinem Sohn eine Stadt entdecken, einen Strandspaziergang
3 WICHTIGE TEILE AUS IHRER GARDEROBE: Ein kleines Schwarzes, Vintage ganz allgemein, ein marineblauer Mantel oder Caban, eine Schultertasche
3 UNVERZICHTBARE KOSMETIKA: die Tagescreme UltraSENSITIVE Beruhigende Pflege von Eucerin, die aufbauende Haarmaske mit Keratin von RDN (Rino de Nicolo) und eine Tube Homéoplasmine-Salbe
IHR PARFUM: Verschiedene, je nach Jahreszeit. Im Sommer Premier Figuier von L'Artisan Parfumeur oder Infusion de Fleur d'Oranger von Prada; im Winter Paris von Balenciaga oder N° 5 von Chanel
IHR VORBILD: Marilyn Monroe
IHRE BETTLEKTÜRE: Unmöglich, ein einziges Buch zu nennen! *Die Blauen Blumen* von Raymond Queneau, *In Swanns Welt* von Marcel Proust und alle Bücher meines Vaters, Richard Jorif, besonders *Les Persistants Lilas*
IHR GLÜCKSBRINGER: Ein Passbild meines Sohnes, als er vier Jahre alt war, das ich immer noch in meinem Portemonnaie habe, und eine kleine silberne Jungfrau Maria, die meiner Großmutter gehörte
MEHR ODER WENIGER? Weniger ist mehr.
IHRE DEVISE: Wie Balu der Bär im *Dschungelbuch* von Walt Disney: »Probier's mal mit Gemütlichkeit!«

Papier- oder Digitalmagazin? Eindeutig Papiermagazin. Eine Zeitschrift ist ein fassbares Ding: Man hält sie in der Hand, nimmt sie mit für unterwegs, man legt sie weg, nimmt sie wieder hoch, blättert darin herum ... Man braucht Zeit dafür, sie lädt zu einer Pause ein.
Das erste Modemagazin, das Sie sich gekauft haben? Zweifellos *ELLE*, als ich Teenager war und in den 1980er-Jahren die Topmodels entdeckte.
Heben Sie die Magazine nach dem Lesen auf oder werfen Sie sie weg? Beides. Ich behalte normalerweise die ersten Ausgaben einer Zeitschrift, wenn sie noch voller Begeisterung, der Energie des Beginns und guter Vorsätze stecken.
Ihr Lieblingsmagazin? Je nach Woche *ELLE*, aber auch *Harper's Bazaar,* weil das Papier so schön knistert und wegen der leuchtenden Fotos, das ist sehr angenehm.
Eine Modeserie, die Sie besonders geprägt hat? In *ELLE* die außergewöhnliche Serie von Jean-Paul Goude über die Olympischen Spiele von Atlanta 1996.
Eine kultige Modekampagne? Die Gucci-Kampagne 2004 von Guido Mocafico: Schlangen in faszinierenden Farben, die sich um Taschen und Schuhe winden.
Für oder gegen das Retuschieren von Fotos? Pro, solange es darum geht, ein paar Störer im Bild zu korrigieren, ein bisschen die Wirklichkeit aufhübschen, ja. Kontra, wenn die übertriebene Retusche zu magere Frauen zeigt und die Leserinnen damit befremdet. Die Wirklichkeit unrealistisch machen, nein.

Zitat links: Mein Ratschlag
Ein Zitat von Paul Valéry
»Was man vermisst, ist ohnehin zu viel.«
Neid macht bloß unreine Haut!

TAG

21

ICH GEBE

niemals

AUF

WAS DENN AUCH?

BEWAHREN WIR UNS EINE **POSITIVE LEBENSEINSTELLUNG**

»Never, never, never give up.«

Winston Churchill

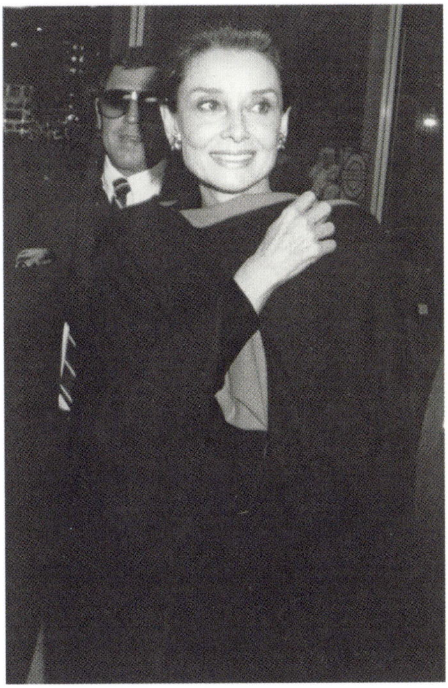

Audrey Hepburn

Was sollten wir denn überhaupt aufgeben? Etwa die Freude am Leben, Lieben, Sich-für-alles-Interessieren, am Teilen und Austausch, die Freude, anderen und sich selbst zu gefallen?

Ich fand ältere Menschen schon immer faszinierend, und ich habe keine Angst vor dem Altern. Alter ist ein Luxus, den viele Menschen niemals genießen dürfen.

Benoîte Groult, französische Journalistin, Schriftstellerin und Feministin, erzählt in dem Roman *Salz des Lebens* eine Geschichte von Frauen und generationenübergreifenden Beziehungen. Mit damals 86 Jahren hat sie sehr feinfühlig das merkwürdige Phänomen beschrieben, das sie selbst so oft erlebt hat: auf der einen Seite die Wahrnehmung durch andere, die einen Mensch in einem alten Körper vor sich sehen, und auf der anderen Seite die Lebendigkeit ihres Geistes, der immer noch so frisch war wie damals in ihrer Jugend. Wir werden heutzutage deutlich älter als unsere Vorfahren, deswegen ist es so wichtig, die ganze Zeit unseres Lebens zu genießen und zu träumen. Alles ist möglich, jederzeit, und wenn wir manchmal auf Hindernisse stoßen, haben wir in uns die nötigen Ressourcen, um sie zu überwinden. Wenn man Hundertjährige betrachtet, stellt man fest, dass ihnen allen Vitalität, Siegeswille, eine große geistige Offenheit und ein wunderschönes Lächeln gemein ist!

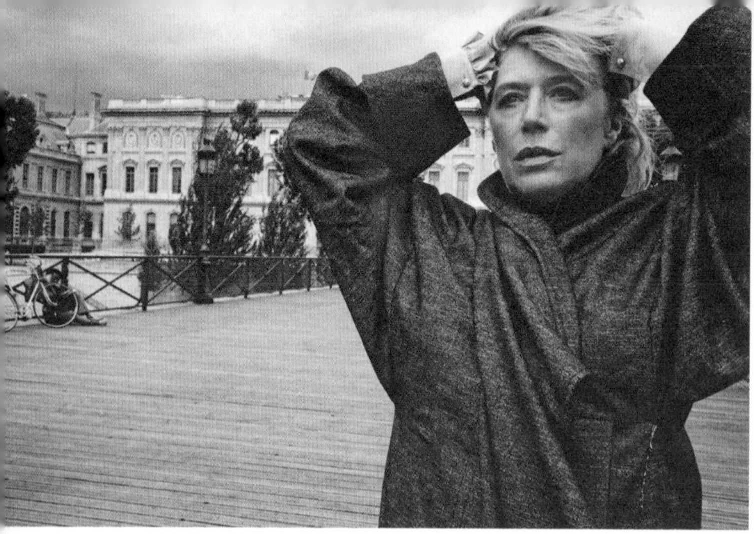

Lauren Hutton

Marianne Faithfull

Natürlich sind Ernährung und insgesamt ein gesunder Lebenswandel wichtig, wir haben es das ganze Buch über immer wieder betont. Essen nicht hinunterzuschlingen, leichte Gerichte zu wählen und Zucker und Fette auf ein Minimum zu reduzieren, trägt zu einem längeren Leben bei, ebenso das Meiden von Alkohol und ein strenges Tabakverbot. Mag Sport mit 20 Jahren nur ein Hobby sein, wird aktive körperliche Bewegung mit dem Alter immer entscheidender für eine gute Figur, um gelenkig zu bleiben, um die Knochen und Gelenke durch eine starke Muskulatur zu stützen, ganz zu schweigen von der Ruhe und Entspannung, die sie unserem Körper und unserem Geist schenkt. Wenn Sie jetzt denken, dass es dafür längst zu spät sei oder es Ihnen allzu schwer fallen würde, ist das verständlich, aber totaler Unfug! Nehmen Sie zum Beispiel Jane Fonda, die sich ihren göttlichen Körper erst mit 42 Jahren antrainiert hat! Man muss nur wollen – zögern Sie nicht länger: Setzen Sie sich täglich ein Trainingsziel und lassen Sie nicht locker. Ganz allmählich wird Aktivität zu einer Gewohnheit, wenn nicht sogar zu einem Bedürfnis.

Ehe ich einige Ratschläge aufliste, wie man das reife Alter mit Elan angehen kann, möchte ich zunächst mit einem Vorurteil aufräumen, das einigen von uns Sorgen bereitet, teils sogar Grund für Neurosen ist. Solange ich zurückdenken kann, hat mich stets eine Behauptung erschreckt, die Sie bestimmt auch schon gehört haben: Männer altern angeblich besser als Frauen. Was für ein schreckliches Urteil für uns Frauen und was für eine traurige Vorstellung, die Zukunft mit einer so negativen Aussicht anzugehen. Ich bin davon überzeugt, dass nichts davon wahr ist, nein, Frauen altern bestimmt nicht schlechter als Männer. Mag auch die Frische der Gesichtszüge, die Elastizität der Haut und die Spannkraft des Körpers mit der Zeit nachlassen, man kann dennoch mit sehr viel Stil altern. Nichts hindert Sie am Versuch, sich eine schlanke Figur zu bewahren – Coco Chanel ist ein gutes Vorbild – oder vielleicht im Gegenteil gewisse Rundungen zu pflegen. Es gibt kein »Verfallsdatum«, man kann auch mit achtzig noch schön und elegant sein. Hören Sie nicht auf Menschen, die Ihnen einreden wollen, dass man sich keine Modeverrücktheiten mehr erlauben darf, oder die meinen, man müsse sich, kaum sind die fünfzig überschritten, für einen Kurzhaarschnitt entscheiden. Pfeifen wir auf diese überkommenen Vorstellungen und freuen wir uns auf die inspirierende, lebensfrohe Frau, die wir eines Tages sein werden: jene ältere Dame, die sich den wachen Geist von damals bewahrt hat, als sie zwanzig war.

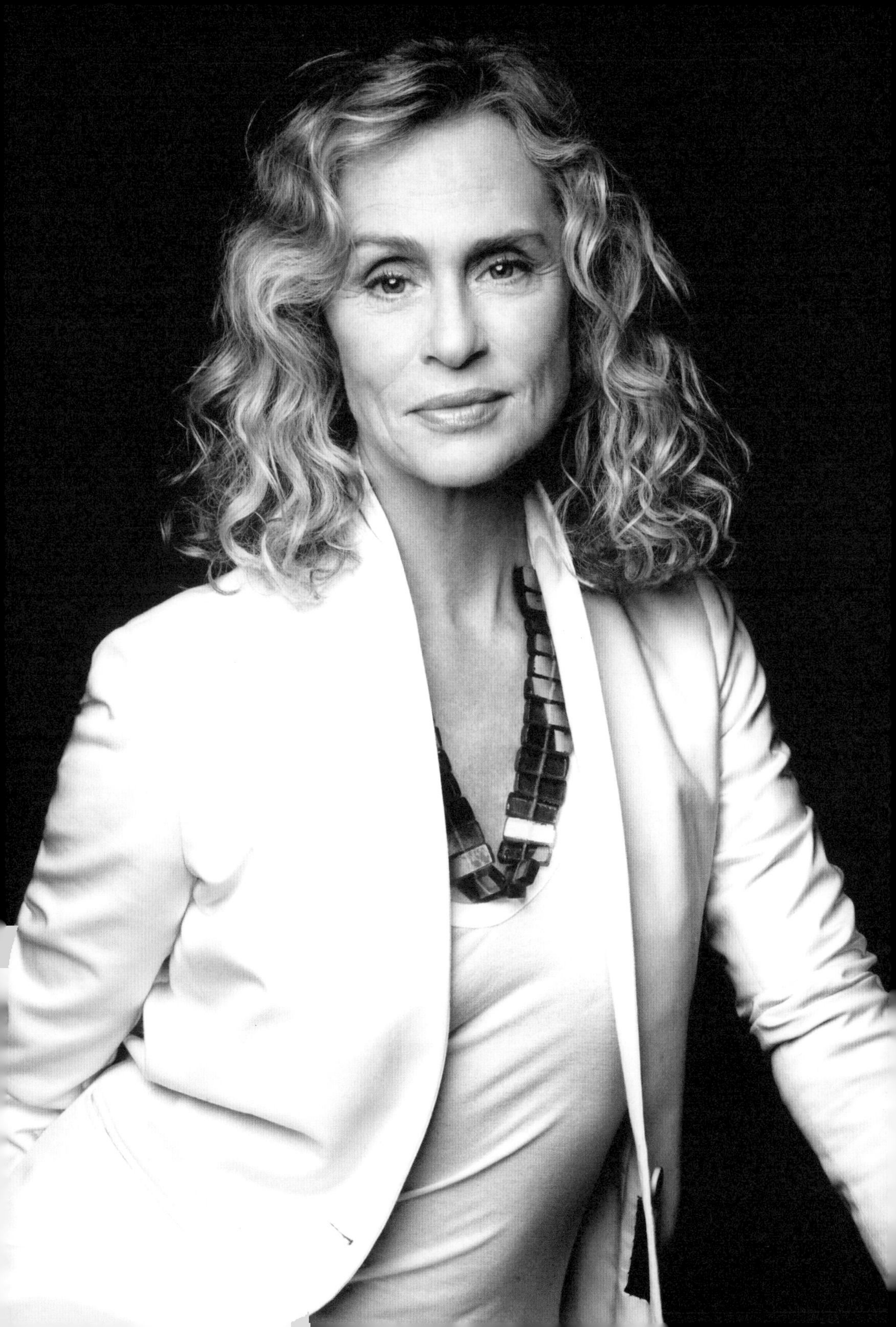

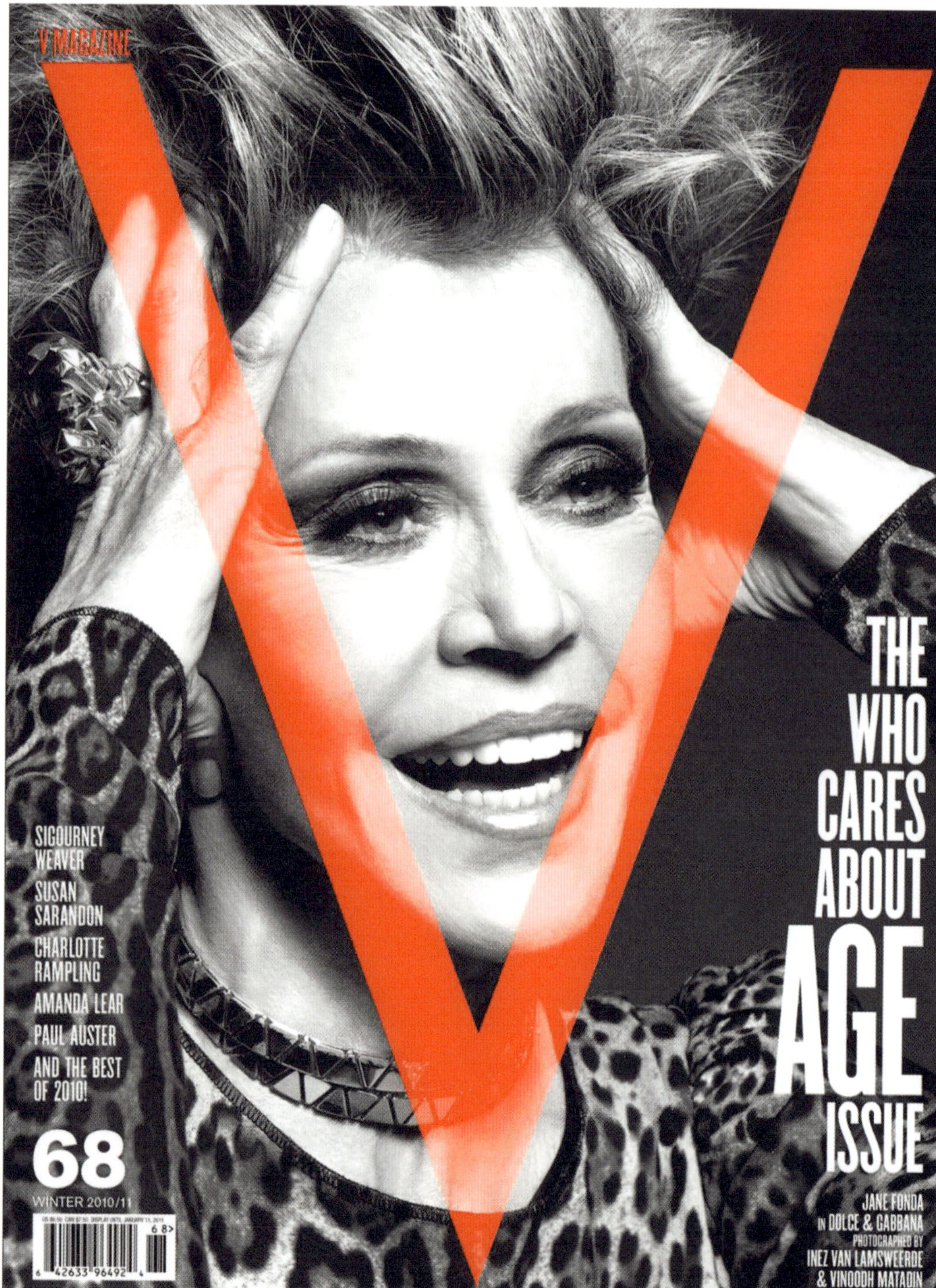
V MAGAZINE
V
THE WHO CARES ABOUT AGE ISSUE
SIGOURNEY WEAVER
SUSAN SARANDON
CHARLOTTE RAMPLING
AMANDA LEAR
PAUL AUSTER
AND THE BEST OF 2010!
68
WINTER 2010/11
JANE FONDA IN DOLCE & GABBANA
PHOTOGRAPHED BY INEZ VAN LAMSWEERDE & VINOODH MATADIN

WIE KANN ICH **GUT LEBEN** UND **POSITIV ALTERN?**

GENIESSEN SIE!

Den Augenblick. Jeder Moment ist einzigartig und kommt nicht wieder.

INTERESSIEREN SIE SICH!

Seien Sie auf alles neugierig. Wir können in jedem Alter Neues lernen, ein Instrument spielen oder Malen zum Beispiel. Entdecken Sie Ihr Umfeld, entdecken Sie die Welt.

REISEN SIE!

Andere Kulturen kennenlernen, andere Landschaften sehen ist eine Bereicherung

SEIEN SIE POSITIV!

Stehen Sie der Welt wohlwollend gegenüber, in Harmonie mit sich und den anderen. Gut leben heißt, im Einklang mit sich selbst zu sein und Dinge mit Liebe zu machen.

SEIEN SIE RESPEKTVOLL!

Wir sind verantwortlich für die Welt, die uns umgibt, und wenn jeder mit darauf achtet, werden wir alle besser und länger leben. Respektieren Sie sich und andere, das ist soziale Kompetenz.

ARBEITEN SIE!

Arbeiten heißt, eine oder mehrere Aufgaben zu erledigen, um sich seinen Lebensunterhalt zu verdienen, aber das ist es nicht allein. Egal, ob es sich um einen Brotjob oder, für die Glücklicheren unter uns, um eine persönliche Leidenschaft handelt, eine Aufgabe zu haben, ist wichtig für den Menschen, nur durch sie kann er überleben und sich einen gewissen Komfort erlauben. Erledigen Sie Ihre Arbeit gewissenhaft und mit Freude, dann werden Sie daraus doppelten Gewinn ziehen. Seien Sie auch bei der Arbeit proaktiv!

LIEBEN SIE SICH!

Sich selbst zu lieben, sich Zeit für sich selbst zu nehmen, sich ein Quäntchen Egoismus zu gönnen, um sich vor den Widrigkeiten des Lebens zu schützen, ist ein Grundsatz des Daseins.

LIEBEN SIE DIE ANDEREN!

Seien Sie gut zu Ihren Nächsten. Es mag als Ratschlag ein wenig biblisch klingen, aber altruistisch und großzügig zu sein, macht Sie zu einem besseren Menschen und verschönert Ihre Beziehungen zu anderen.

SCHREIBEN SIE DIE LIEBE GROSS!

Ohne Liebe ist man nichts, ohne dieses wunderbare Gefühl, das uns alles gibt, sobald man es empfindet. Seien Sie verliebt in Ihren Partner, in Ihre Freunde, Ihre Kinder! Jede Beziehung ist einzigartig und wertvoll, pflegen Sie sie darum. Liebe macht uns schön. Das ist ein universelles Gefühl, für das wir über uns selbst hinauswachsen. Es ist der stärkste Antriebsmotor des Lebens.

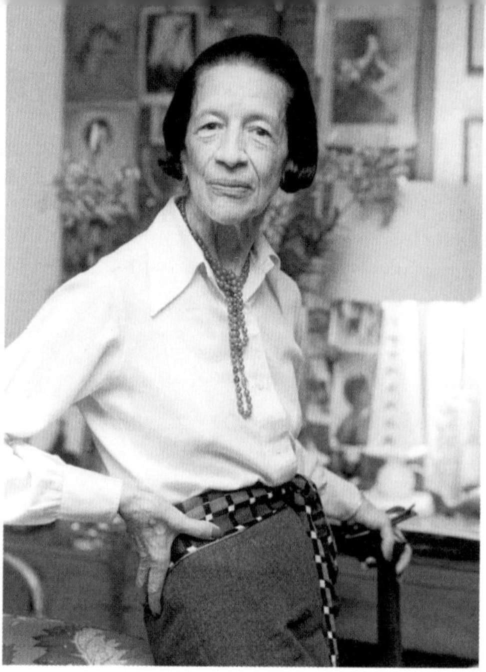

Diana Vreeland

BITTE LÄCHELN!

Beginnen Sie jeden neuen Tag mit Freude. Das Leben ist ein Geschenk, warten Sie nicht damit, dies zu bemerken, wenn es zu spät ist. Im Laufe unseres Lebens begegnen wir Freud und Leid, wir erleben Unglaubliches oder machen auch mal sehr harte Zeiten durch, doch wenn Sie es schaffen, sich in allen Lebenslagen ein Lächeln zu bewahren, dann ist dies eine Haltung, die Ihnen über vieles hinweghilft und Sie glücklicher machen wird.

Beklagen Sie weder ein Ja noch ein Nein. »Never explain, never complain«, wie Königin Victoria einst zum zehnjährigen Prinzen von Wales sagte. Positive und fröhliche Menschen ziehen andere Menschen und Gutes an.

WIDERSETZEN SIE SICH!

Seien Sie lieber empört als resigniert. Lehnen Sie sich gegen Missstände auf! Nehmen Sie nicht alles als schicksalhaft gegeben hin. Selbst ist die Frau! Es liegt an Ihnen, den Lauf der Dinge zu verändern, wenn sie Ihnen nicht passen. Seien Sie die Protagonistin Ihres Lebens. Entscheiden Sie selbst, was gut für Sie ist, und lassen Sie sich dabei nicht von anderen beeinflussen. Ein Nein zu anderen heißt manchmal Ja zu sich selbst. Behaupten Sie sich. Sie sind einzigartig, also stellen Sie Ihre Besonderheiten in den Vordergrund!

UND SCHLIESSLICH: **TRÄUMEN SIE!**

Hören Sie niemals auf zu träumen. Meine Mutter hat immer zu mir gesagt: »Das Leben hat mehr Fantasie als wir.«

Und das stimmt, man weiß nie, was die Zukunft für uns bereithält, deswegen muss man immer wach und aufmerksam sein. »The best is yet to come!« Menschen, die in Würde altern, haben es geschafft, sich ihre Kinderseele zu erhalten. Die Fähigkeit, über alles zu staunen, immer zu einem Neuanfang bereit. An das Leben glauben wie an den Weihnachtsmann, Wünsche haben, neugierig sein, lachen, lieben, sich frei fühlen – das ist das Geheimnis ewiger Jugend.

Aus all diesen Gründen und um ein langes, schönes Leben zu haben:
GEBEN SIE NIEMALS AUF!

TAG

21

MANTRAS

Ich widme mich mit Liebe und positiver Einstellung

....

Ganz besonders liebe ich

....

Ich bin dankbar für

....

Ich habe ein wunderbares

....

Der Tag heute war

....

Meine Superheldin ist

....

Ich mache aus meinem Leben

....

ICH LIEBE MICH!

POSTEN SIE IHR MANTRA DES TAGES UND IHR FOTO »NACH 21 TAGEN«!
 # beautychallenge21

Dieses Werk ist Julien Bouyssou gewidmet.

DIE AUTOREN DANKEN

Karuna Balloo, Olivia Blanckaert (Leonor Greyl), Harmony Boucher, Sara Brucker, Julie Chartier (Nice Work), Moïra Conrath, Amélie Cruchet (BPI), Gene Colon (La Roche Posay), Laura Di Maggio (La Prairie), Tamara Dolgieva (Lucien Pagès), Osana Ekue, Tiffanie Ereno (Serge Lutens), Fay, Caroline Fragner (Karl Lagerfeld), Muriel Frauciel (Yves Saint Laurent Beauté), Claude-Olivier Four, Julie Gaillard, Yona Grinbaum (Burberry), Jean-Albert Herman (Station-Service), Louise Hugault, Laure Hugonin (DM Media), Johanna (Les jardins de Nana), Alessandra Kapeluche, Pauline Klay, Jeremy Kouyaté, Tex Lacroix (Wrung), Selim Ladjimi (Sonia Rykiel), Marie Langlais (Guerlain), Marie-Laure Laporte (L'Oréal Luxe), Gaëlle Lassée, Léa Lauriol (Dior Parfums), Valerie Lecomte, Kimo & Tao Legia, Emily Le Moult (Caudalie), Tristan Lenormand, Jean-François und Marie-Josée Loperena, Sophie Loperena, Pierre Macaigne (Lucien Pagès), Jeannine und Raymond Martin, Kate Mascaro, Carol Mason, Xavier Mauranne, Philippine Meites (Kiehl's), Catherine Miran, Christiane und Thierry Monnier, Max Monnier, Franck Mura, Ottavia Palomba, Françoise Pereira (Burberry), Françoise Pia, Lilo Quinel, Karyn Robert, Isabelle Safarian (Shiseido), Jonathan Sanchez, Vanessa Scoffier (Hôtel Henriette), Loïc Seailles (Puig), Johanne Sebag, Aymeline Valade, Gaëlle Vassilev (Caudalie), Jean-Luc Vatasso, Marie-Andrée Vatasso, Andréa Visini (Pressing)

... UND DEN INSIDERN

Betty Autier, Yaz Bukey, Nathalie Crois-Coitton, Babeth Djian, Priscille d'Orgeval, Ana Girardot, Camille Hurel, Sylvia Jorif, Karolína Kurková, Noémie Lenoir, Karly Loyce, Margherita Missoni, Elisa Nalin, Soo Joo Park, Johanna Senyk, Daria Strokous, Victoire de Taillac, Mathilde Thomas, Aymeline Valade und Kris Zero.

Die Textilblumenkreationen von Karuna Balloo, die auf Seite 152 abgebildet sind, finden Sie auf ihrer Webseite www.karunaballoo.fr

Die Autoren danken auch allen, die ihre Türen für Inneneinblicke geöffnet haben: S. 58 (Koffer), 150 (Hut Maison Michel), 208, 214 und 215: Merci, 111, boulevard Beaumarchais, 75003 Paris, www.merci-merci.com
S. 209, 210, 212 und 213: Hôtel Henriette, 9, rue des Gobelins, 75013 Paris, www.hotelhenriette.com
S. 105 und 211: Officine Universelle Buly 1803, 6, rue Bonaparte, 75006 Paris, www.buly1803.com

Hinweis
Die Informationen und Ratschläge in diesem Buch sind von den Autoren und vom Verlag sorgfältig erwogen und geprüft, dennoch kann eine Garantie nicht übernommen werden. Eine Haftung der Autoren bzw. des Verlags und seiner Beauftragten für Personen-, Sach- und Vermögensschäden ist ausgeschlossen.